全国中医药行业高等教育“十四五”创新教材

针刀医学

（供针灸推拿学、中医骨伤科学、中医学等专业用）

主　编　万　飞（重庆医药高等专科学校）
张　义（北京中医药大学）

全国百佳图书出版单位
中国中医药出版社
·北　京·

图书在版编目（CIP）数据
针刀医学 / 万飞，张义主编 .—北京：中国中医药出版社，2023.8
全国中医药行业高等教育“十四五”创新教材
ISBN 978-7-5132-8173-7

Ⅰ . ①针…　Ⅱ . ①万…　②张…　Ⅲ . ①针刀疗法—中医学院—教材
Ⅳ . ① R245.31

中国国家版本馆 CIP 数据核字（2023）第 089773 号

中国中医药出版社出版
北京经济技术开发区科创十三街 31 号院二区 8 号楼
邮政编码　100176
传真　010－64405721
万卷书坊印刷（天津）有限公司印刷
各地新华书店经销

开本 787 × 1092　1/16　印张 17.25　字数 383 千字
2023 年 8 月第 1 版　2023 年 8 月第 1 次印刷
书号　ISBN 978－7－5132－8173－7

定价　69.00 元
网址　www.cptcm.com

服务热线　010-64405510
购书热线　010-89535836
维权打假　010-64405753

微信服务号　zgzyycbs
微商城网址　https://kdt.im/LIdUGr
官方微博　http://e.weibo.com/cptcm
淘宝天猫网址　http://zgzyycbs.tmall.com

如有印装质量问题请与本社出版部联系（010－64405510）

全国中医药行业高等教育“十四五”创新教材

《针刀医学》编委会

主　　审　郭长青（北京中医药大学）
李石良（中日友好医院）
周天寒（重庆医药高等专科学校）

主　　编　万　飞（重庆医药高等专科学校）
张　义（北京中医药大学）

副 主 编　郭　妍（首都医科大学附属北京中医医院）
葛恒清（中国中医科学院江苏分院）
许学孟（广州中医药大学）
修忠标（福建中医药大学）
陈贵全（西南医科大学）
万全庆（浙江中医药大学）

编　　委（以姓氏笔画为序）
万荷天一（重庆医药高等专科学校）
王　蕊（四川中医药高等专科学校）
李　辉（中日友好医院）
申海滨（重庆医药高等专科学校）
李忠龙（北京医院）
杨　振（安徽中医药高等专科学校）
吴　皓（中国中医科学院广安门医院）
陈新胜（重庆中医药学院附属九龙坡医院）
张启宝（重庆医药高等专科学校附属陈家桥医院）
郭　亮（重庆市中医骨科医院）
唐伟伟（陆军军医大学附属第二医院）

编写说明

20世纪中叶新中国成立以来，中医学尤其针灸推拿学和西医学有机结合，在70年代形成了一门新的学科体系——针刀医学。随着针灸推拿学和西医学的发展，针刀医学与西医学的结合更加紧密，诊疗技术逐步向可视化、精准化发展；医疗机构应用推广逐步从中医院扩大到综合性医院；从事人群逐步扩大，包括三甲医院与基层医疗机构甚至个体诊所，国际化趋势进一步明显等。本书定位于高校师生与基层临床医生或初学针刀医学者使用，结合高等教育的特点，综合临床针刀医师和针刀医学教师的授课意见编撰，可满足五年制针灸推拿学、中医骨伤科学、中医学等专业教学需要，也可供三年制高职高专针灸推拿专业、中医骨伤专业、中医学专业等相关专业师生参考使用。

全书分为上、中、下三篇。上篇介绍针刀医学概述、针刀医学基础理论、针刀器械及其治疗作用等基础理论；中篇介绍体表标志和常见治疗点定位、针刀治疗常用诊断技术、基本针刀操作技术、针刀治疗一般流程等应用基础；下篇介绍针刀治疗慢性软组织损伤、骨关节病、周围神经卡压综合征、其他各科杂病等临床应用内容。

本教材的主要特色为注重学生素质教育、实践能力和创新能力的培养，突出中医学特色，遵循针刀医学“针刀为主，手法为辅，药物配合，器械辅助”的原则，体现针刀医学学科发展的研究成果，突出针刀医学、解剖学、影像学、针灸推拿学、康复医学、骨伤科学等多学科交叉，强化中医思维，适应教学需求，把握教学内容和课程体系的改革方向，为学生知识、能力、素质协调发展创造条件。本教材图文并茂，收录了大量的影像学图谱和实体解剖图，多来自郭长青教授主编的《针刀医学》（新世纪第二版）和李石良教授编著的《针刀应用解剖与临床》，特此表示感谢。

本教材的编写分工如下：第一章绪论由张义编写；第二章针刀医学基础

理论由张义、郭妍、葛恒清编写；第三章针刀器械及其治疗作用由万飞、张义、李忠龙编写，第四章体表标志和常见治疗点定位由许学孟、郭妍、王蕊、万荷天一编写；第五章针刀治疗常用诊断技术由修忠标、唐伟伟、李辉编写；第六章针刀治疗一般流程由许学孟、郭亮、杨振、吴浩编写；第七章针刀治疗概述由陈贵全、张义、万荷天一编写；第八章针刀治疗慢性软组织损伤由万飞、葛恒清、万荷天一编写；第九章针刀治疗骨关节病由万飞、申海滨、张启宝编写；第十章针刀治疗周围神经卡压综合征由万飞、修忠标、万荷天一编写；第十一章针刀治疗各科杂病由万飞、万全庆、陈新胜编写。

本教材的编写和出版获得了以下项目的资助和支持：①重庆市教委教育教学改革项目：针刀医学人才培养模式研究与实践（渝教高发〔2020〕9号）；②重庆市卫生健康委员会2019年重庆市中医药重点学科（针灸推拿学）建设项目（渝中医〔2019〕11号）；③2020年度重庆市科卫联合中医药重点项目：胯骨错缝源性寰枢关节紊乱中医诊疗标准化研究与应用推广（2020zy014056）；④国家中医药管理局周天寒全国名中医传承工作室建设项目（国中医药人教函〔2022〕245号）；⑤2022年度重庆市教委科技局联合项目：重庆市教委科学技术研究计划项目“胯骨错缝源性膝关节骨性关节炎中医诊疗标准化研究与应用推广”（KJQN202202827）、“胯骨错缝源性痛经中医诊疗标准研究与应用推广”（KJQN202202828）；⑥重庆医药高等专科学校建设项目：脊柱相关疾病中医药防治协同创新中心（ygz2019501）、川渝共建中西医结合治疗脊柱相关疾病重点实验室（ygz2021501）、针刀医学重点学科（ygz2021301）。⑦2023年度重庆市教委科学技术研究计划重大项目：超声影像可视化肌骨导航下肩关节囊内外松解术治疗粘连期肩周炎（冻节肩）关键技术研究（KJZD-M20230280）。

在本教材编撰过程中，我们力求概念准确、材料可靠、论述严谨、结构紧密、层次清楚、文句流畅，突出三基（基本理论、基本知识、基本技能）和五性（思想性、科学性、先进性、启发性、适用性）。但由于时间仓促和能力所限，不足之处在所难免，恳请各位读者提出宝贵意见，以便今后进一步修订提高。

《针刀医学》编委会

2023年3月

目 录

上篇 基础理论

中篇 应用基础

下篇 临床应用

上篇 基础理论

第一章 绪论

古代中医外科文献常见“针刀”或“刀针”并称，这里的“针刀”“刀针”和现代的针刀不是一个概念，而是当时针灸器械和外科手术器械的统称，多用于排脓放血。如南宋严用和《济生方·痈疽论治》载：“疽之证甚恶，多有陷下透骨者，服狗宝丸，疮四边必起，依前法用乌龙膏、解毒散讫，须用针刀开疮孔，其内已溃烂，不复知痛，乃纳追毒丹于孔中，以速其溃。”明代吴昆《医方考·笔针》载：“《名医录》云：李王公主患喉痈，数日痛肿，饮食不下。召到医官，尽言须用刀针溃破。公主闻用刀针，哭不肯治。痛迫，水谷不入，忽有一草泽医曰：某不用刀针，只用笔头蘸药痈上，霎时便溃。公主喜，令召之。方两次上药，遂溃出脓血一盏余，便宽，两日疮无事。令供其方，医云：乃以针系笔心中，轻轻划破而溃之尔，他无方也。”

现代的针刀，特指针刀疗法，此疗法于1976年由朱汉章教授发明，来源于一种民间疗法，经过40多年，已发展成为一门基于现代针灸学和外科技术发展而成的新兴交叉学科——针刀医学，其具有相对独立的理论依据、治疗手段和研究范畴。

第一节 概 述

1976年，朱汉章教授发明了针刀技术，后逐渐发展成为针刀医学。近年来，针刀医学理论不断充实、技术不断完善、临床经验不断丰富，为学科发展奠定了理论和实践基础。

一、针刀医学的概念

针刀是将针灸针和手术刀有机融为一体的医疗器械；是集合了针灸针和手术刀两者的特点，以针刺的理念刺入人体组织，然后完成切开、牵拉及机械刺激等一系列治疗操作的器械。现代针刀器械并非来自古代镵针、铍针等带刃针具，也与这些古代带刃针具的用途和使用方法无相似性。《灵枢・九针论》曰："镵针者，取法于巾针，去末寸半，卒锐之，长一寸六分，主热在头身也……铍针，取法于剑锋，广二分半，长四寸，主大痈脓，两热争者也。"镵针形如箭头，主要用于浅刺出血，治疗头身热病及皮肤疾患等。铍针是形如宝剑，两面有刃的针具，用于刺破痈疽，排出脓血。而针刀大多用于对软组织的松解，以治疗运动系统慢性损伤或经筋痹证，所以两者是没有关联的。

针刀疗法是以针刀医学理论为基础，以针刀为治疗工具，以针的方式刺入人体，在人体内发挥针和刀的治疗作用的疗法。

针刀医学是以中医基础理论为指导，结合西医学及自然科学成果并加以创新，以针刀为主要工具治疗疾病的医学。

针刀医学是医学的一个新兴分支学科，并非脱离中、西医学凭空产生的一门新医学，而是为了满足临床需求，以现有的医学研究成果和自然科学成果为基础，创新发展而成的一个相对独立的新的医学分支学科；是研究针刀疗法的作用效应、作用机理及作用规律的学科。

二、针刀医学的内容

（一）应用解剖学研究

解剖学是一门古老而成熟的学科，解剖学在当代的发展主要是满足临床的各种需求。虽然国内外学者在解剖方面已经做了大量研究，形成了诸如正常人体解剖学、局部解剖学、表面解剖学、触诊解剖学、断层解剖学、手术入路解剖学等，但这些研究并不是针对针刀治疗，虽然可以为针刀治疗提供帮助，但仍不能完全解释针刀治疗机理和指导针刀操作。因此，针对针刀医学临床实际需求开展针刀医学应用解剖学，如立体解剖学、动态解剖学、微观解剖学等的研究是非常有必要的，而且是针刀医学的重要内容。

针刀医学所需的应用解剖学包含两方面的内容，即解释针刀治疗机理和指导针刀治疗操作。针刀医学常以软组织为切入点，治疗过程的基础是穿刺，因此要从软组织与神经、血管、骨、关节的关系的角度去解释疾病的发生和针刀治疗的机理。

（二）针刀器械研究

针刀器械是针刀治疗所依赖的主要工具，对于针刀治疗来说具有至关重要的作用。最初的针刀器械由注射针头发展而来，经过朱汉章教授及广大医学工作者的共同努力，针刀器械不断得到改良，研发形成了多种不同材质、不同类型、不同用途，不同流派的针刀器械。不断满足了临床需求，方便了治疗操作，提高了治疗效果，减少了不良反应。如专门用于治疗腱鞘炎的镰形针刀和推割刀，用于骨减压的骨减压针刀，以及用于临床带教的双柄针刀、刻度针刀等。

与此同时，人们也在不断探索针刀治疗辅助设备。针刀治疗床、针刀治疗椅、针刀专用手术套装等辅助设备的出现，能够有效地提高针刀治疗的有效性、便利性和安全性。为了提高针刀刺入的准确性，有人提出了不同的针刀可视化方案，例如利用计算机模拟人体组织介导进针路径，以及利用 X 线或超声介导进针路径等。

（三）针刀适应证研究

每一种疗法都有其特定的适应证范围，对于适应证的把握是治疗的前提。根据已经发表的针刀文献来看，针刀疗法的适应证非常广泛，优势病种相对集中为肌肉骨骼和结缔组织疾病。

针刀医学是一门新兴学科，人们对其适应证和优势病种的认识尚不统一。针刀疗法的适应证和优势病种还有很大的拓展潜力，随着研究的深入，其适应证和优势病种也处于动态变化中。因此，采取科学的研究方法，本着大胆假设、小心论证的科学态度来看待针刀治疗的适应证，不断筛选适应证和优势病种是针刀医学的重要任务。

（四）针刀应用技术研究

针刀应用技术是针刀治病的具体手段，包括针刀治疗方案的优化及标准化方案的制定和修订。针刀诊疗技术是针刀治病的重要手段，包括术前诊断、术前准备、定点方式、进针方式、操作手法、术后手法和康复等方面。针对不同的适应证和优势病种，不断优化针刀治疗的流程和方案，是针刀医学的重要任务。随着针刀器械的逐步改良和诊疗方案的不断优化，会逐渐形成针对特定疾病的标准化方案，甚至对标准化方案进行修订。

（五）针刀基础研究

基础研究是认识自然现象，揭示自然规律，获取新知识、新原理、新方法的研究活动。基础研究虽不能直接解决临床问题，但它是临床应用技术的基石，直接决定着应用技术的发展水平。只有不断加深对人体病变规律及针刀治疗的作用效应、作用机制和作用规律的了解、把握，才能不断优化针刀应用技术，更好地解决临床问题并解决更多的临床问题。针刀疗法最常见的适应证是慢性软组织损伤，经过不断的基础研究，人们对软组织的生理功能、病变规律有了一定的认识，指导针刀治疗的正是这些来自基础研究的成果。此外，人们也在逐渐展开针刀疗法对病变组织、器官的作用效应、作用机制和作用规律的研究，其结果也必然成为针刀治疗的指导理论。

三、针刀医学的特点

（一）填补了现有治疗方法的空白

针刀医学的出现，在一定范围内填补了保守疗法和外科手术之间的空白。对运动系统慢性损伤而言，一般采用制动、非甾体类抗炎药、针灸推拿、局部封闭等保守疗法。若保守疗法效果不佳则只能选用手术疗法，但采用手术疗法患者痛苦比较大，对组织的损伤也比较大。针灸针针刺伤口很小，但切开和分离作用很弱；手术刀切开分离作用很强，但创伤比较大。而针刀是针灸针和手术刀的结合，针刀能够完成一定的切开和分离等操作，又不会带来普通外科手术的创伤。因此，针刀在吸收了二者长处的同时，避免了二者的不足。可以说，针刀疗法是介于保守疗法和外科手术之间的一种准手术疗法，弥补了在治疗运动系统慢性损伤方面保守疗法和手术疗法之间的空白，为运动系统慢性损伤的治疗带来了一种新的选择。

（二）具有显著的创新性

针刀医学既是对现代针灸学的复古，也是对传统针灸学的创新。

针刀治疗的本质是经皮微创软组织松解术，传统针灸学中具备这种治疗作用，但是在近现代随着针具和刺法的不断演变，传统针灸学当中的软组织松解技术逐渐淡出了人们的视野。针刀医学的兴起在客观上使得这一传统针灸学中已不广为人知的技术重新为人所知，从这一角度来说针刀医学是对现代针灸学的复古。

针刀医学从现代的视角认识并治疗疾病，对经筋学说和经筋刺法进行了现代解读。古代针具以钝性松解为主，效果较弱且痛苦较大。针刀前端的平刃具有较强的锐性松解作用，且比传统针具针对性更强。另外，古代针灸学没有系统的解剖学指导，松解效果在一定程度上又与组织创伤成正比，因此在古代做软组织松解具有较高的盲目性、风险性；而现代的针刀治疗有丰富的解剖学知识指导，因此安全性、有效性均有所提高。所以说针刀医学也是对传统针灸学的创新。

（三）推动了对经筋的认识

针刀医学发展了对经筋病的认识，推动了经筋疗法的进步，推进了针灸学的发展。现代针灸学对经筋和经筋病的重视程度远不及对经脉的重视程度，现代的针具和刺法并未发挥出治疗经筋病的最佳效果。针刀器械和针刀治疗技术不但提供了新的视角去认识经筋和经筋病，同时从西医学的角度对传统针具和经筋刺法的实质进行了解释。根据临床规律研制开发的针刀器械和针刀治疗技术，提高了人们对经筋理论的重视程度，推动了传统经筋疗法的发展，使之更加符合时代，同时在客观上推动了针灸学的发展，在未来可能成为针灸学发展的重要动力。

（四）对中医技术现代化有示范作用

针刀医学立足于中西医交汇点，成为中医技术现代化的典范。中医经筋痹证与西医学的运动系统慢性损伤相对应，经筋刺法与西医学的软组织松解术相对应，针刀医学是中西医殊途同归的交汇点。针刀医学立足于中西医的交汇点，从中西医各自的角度看待同一种疾病，通过中西医各自的技术相互融合形成新技术，对于中医现代化具有示范作用。

第二节　针刀医学发展简史

一、针刀医学的产生

针刀医学的产生源于一个偶然的病例。1976年春，朱汉章教授接诊了一位外伤后掌指关节和指间关节屈伸功能障碍的患者，他判断病因可能是掌筋膜、肌腱等组织在损伤后发生粘连所致，遂用9号注射针头直接刺入有压痛并且变得僵硬的瘢痕组织上，进行耐心松解，出针后用手法屈伸掌指关节和指间关节。经过治疗后，患者的手指可以伸屈自如了。在这个病例的启示下，朱汉章教授想到了采用针型工具松解软组织粘连和挛缩的方法。他经过反复设计和试验，成功研制了新工具，其主体呈针形，直径1mm左右，头端有用于切开的平刃，尾端有用于捏持的扁平形针刀柄。该工具以类似针刺的方式刺入组织，在组织内既可以对粘连和挛缩进行小范围切开松解，也可以对其进行撬拨松解。该工具以类似针刺的方式刺入组织进行软组织松解，也就是针灸针和手术刀的结合，因此最后定名为针刀。

有了合适的工具，针刀疗法这种经皮软组织松解术得以成规模地开展。经过不懈的努力和探索，以朱汉章教授为首的一批临床医生在早期积累了一定的临床经验。1978年，这一全新的探索领域被江苏省卫生厅列入省重点卫生科研课题。1979年，朱汉章教授把几年来探索所得的经验和教训编辑成册，即15万字的《小针刀疗法》初稿。1980年，针刀科研课题通过江苏省卫生厅组织的严格验收。1984年该项目通过专家鉴定，标志着针刀疗法的正式诞生。同年，在江苏省卫生厅、江苏省科协和江苏省科技报的支持下，在南京的玄武湖畔创立了第一家以针刀疗法为特色的金陵中医骨伤科医院，开始了大规模的临床应用阶段。

二、针刀医学的发展

针刀疗法从1987年面向全国推广以来，从农村基层开始，逐渐向县、市、省级城市发展。从事针刀疗法的医生人数越来越多，其中既有乡村医生，也有医院的专家。针刀治疗从局部单一的软组织损伤病种开始，向多部位、复杂的软组织损伤性疾病、某些内脏疾病进展。大批医务工作者通过针刀疗法的临床应用取得多项研究成果，促使理论和临床操作技术日趋完善。

针刀医学的发展也表现在相关理论的不断充实。1992年，《小针刀疗法》由中国中医药出版社出版，朱汉章教授首次提出针刀诊疗的四大基本理论的雏形。2002年，朱汉章教授所著《针刀医学原理》由人民卫生出版社出版，明确和细化了指导针刀诊疗的基础理论，正式阐述了针刀医学的四大基础理论和六大组成部分。四大基础理论提出了关于闭合性手术理论，重新诠释了外科手术的含义和内容，阐述了对慢性软组织损伤和骨质增生的新认识。六大组成部分构成了针刀诊疗的大体框架。

2002年，“针刀医学（小针刀疗法）”获得教育部科技进步二等奖。2003年由国家中医药管理局组织的“针刀疗法的临床研究”成果鉴定会，将“针刀疗法”正式命名为“针刀医学”，与会专家建议将针刀医学作为一门新兴学科纳入大学的正规教育。2004年，由教育部组织、有4位院士参加的关于“针刀医学原创性及其推广应用的研究”鉴定会，进一步肯定了“针刀医学在理论、操作技术、器械方面都是原创性的成果，特别是在诊疗技术方面达到了世界领先水平”。2005年，“针刀治疗骨性关节炎的临床试验研究”再次获得教育部科技进步二等奖。同年，“针刀松解法的基础研究”获国家重点基础研究“973”计划资助。此后，多项关于针刀医学的科研课题获得国家自然基金、教育部和国家中医药管理局的资助，正式开启了对针刀医学的规范性实验研究。

2004年新世纪全国高等中医药院校创新教材《针刀医学》（上、下册）由中国中医药出版社出版，2007年新世纪全国高等中医药院校规划教材《针刀医学教材系列》（共5本）由中国中医药出版社出版。北京中医药大学等一批高校开展了针刀方向本科教育或开设针刀课程，并且开始招收针刀方向硕士研究生和博士研究生。2006年2月，以“针刀医学发展与中医现代化”为主题的第272次香山科学会议在北京召开。目前，针刀医学方向分别成为教育部重点学科和国家中医药管理局重点学科主要研究方向，成为国家中医药管理局重点研究室主要研究方向；中医针刀学已纳入山东省中医药重点学科建设。截至2016年，国家知识产权网站上能检索的各种针刀专利达300多种。

三、针刀医学的推广和普及

（一）传播培训

1987年第一期全国小针刀疗法培训班在南京举办，从此针刀疗法开始向全国正式推广应用。1987年以来，这项新技术随着改革开放的步伐，也走出国门，开始为世界人民的健康服务。朱汉章教授及其学生通过出国讲学和学术交流等方式，很快在泰国、马来西亚、新加坡、俄罗斯、乌克兰、日本、美国、印度尼西亚、澳大利亚、墨西哥、意大利、智利、巴西、南非等40多个国家及我国香港、澳门、台湾地区建立针刀治疗中心和医疗点，并培养外籍医生500多人。在全面推广应用和大量的临床实践及深入的理论探讨和学术交流的基础上，早期著作《小针刀疗法》经修订，于1992年6月由中国中医药出版社出版中文、英文两种版本，后该书被翻译成5种文字，在17个国家出版发行。1997年大型系列教学录像片《针刀医学》（共15集）出版发行，该片集普及班、提高班、研修班等内容为一体，以具体病例为中心，以针刀操作为主体，采用电化形象教学手段，为针刀操作规范化作出了新的贡献。

（二）学术交流

1990年中国小针刀疗法研究会成立，并在深圳召开了首届全国小针刀疗法学术交流会。这个学术团体的成立，标志着小针刀学术思想开始形成。此后国内外各地相继成立各级各类针刀医学会，1990年中华中医药学会针刀医学分会成立，2004年世界中医药学会联合会针刀专业委员会成立，2009年中国针灸学会微创针刀专业委员会成立，

2013 年中国中医药研究促进会针刀专业委员会成立，2015 年中国民族医药学会针刀专业委员会成立。国内 30 个省、直辖市、自治区相继成立针刀医学省级学会，国外有 20 余个国家和地区也相继成立针刀医学会。

（三）推广应用

截至 2022 年，发表在医学期刊上的针刀疗法文献达到 1.5 万篇以上，涉及病种已达 300 余种。针刀治疗技术被广泛地应用于临床，该诊疗技术已列入国家的公费医疗和医疗保险项目，并于 1998 年批准针刀适应证范围内的 78 种疾病的针刀治疗的收费标准。

（四）高等教育

随着针刀医学的不断推广和普及，针刀医学已被引进高等医学教育。针刀医学所创立的基本理论和技术方法受到医学界的广泛关注，针刀医学的新理论、新方法已被 60 多种医学专著和教科书引述。针刀医学教材被纳入高等教育体系，多所高等中医及西医院校本科、专科层次开设了针刀医学课程。2003 年开始成立针刀医学系，同年开始招收针刀医学方向硕士研究生，2006 年开始招收针灸推拿学针刀方向本科生，2007 年开始招收针刀医学方向博士研究生，2009 年开始招收针刀医学方向博士后，2018 年开始招收针灸推拿专业针刀方向专科生。

（五）标准制定

2018 年 11 月 1 日，中华中医药学会《针刀医学临床　基础术语》《针刀医学临床通用要求》两项团体标准向社会发布。2023 年，《颈源性头痛针刀临床诊疗指南》等 7 项团体标准由中华中医药学会向社会发布。目前，世界中医药学会联合会已批准《针刀医学技术操作规范》（SCM NP 2022-0148）立项。各项标准的制定、发布，将使针刀医学的发展更加规范化、标准化。

【复习思考题】

1. 什么是针刀？什么是针刀疗法？什么是针刀医学？
2. 针刀是不是从古代铍针、镵针等带刃针具发展而来？
3. 针刀医学有哪些特点？

第二章 针刀医学基础理论

基础理论是一个学科的基石，基础理论的完善和发展是一个学科发展壮大的必要条件。经过多年探索，针刀医学基础理论已经初具雏形。早期针刀医学提出了四大基础理论，随着研究的深入，基础理论得到不断完善和补充。

第一节 针刀医学基础理论

一、针刀医学四大基础理论

（一）闭合性手术理论

手术是医学治疗疾病的重要手段之一，是外科的主要诊疗方式。传统的外科开放性手术要求手术视野足够清晰，通常要求足够大的手术切口。较大的手术切口会带来一定程度上的副作用，切口越大，患者痛苦越大，出血越多，感染风险越大。因此人们一直在寻找一种能够尽可能减小切口的手术方式，如现在采用腹腔镜技术切除阑尾和胆囊，椎间孔镜技术治疗椎间盘病变等。在这类技术的基础上，经过不断优化和改良，逐步形成了具有中医特色的小切口闭合性手术技术，也就是针刀技术。闭合性手术技术以人体运动系统病变规律和解剖结构为依据，在非直视条件下通过小切口进行某些类似手术的操作，具有痛苦小、切口小、感染风险小、术后无须缝合等优点。针刀闭合性手术的特点有三：一是切口小；二是非直视手术；三是技术操作有限。

1. 切口小 切口小是指针刀刃宽度是毫米级别，通常在 0.6 ～ 3mm，留下的创口也是毫米级别，大多数情况下只有 1mm 左右，甚则 0.4、0.6mm 等。

2. 非直视 正因为针刀闭合性手术切口小，现阶段只能在非直视条件下完成操作。非直视条件下针刀对受术部位操作的准确性不如直视条件下，而准确性又直接影响治疗效果和治疗安全。非直视手术这一特点既是针刀治疗的优势，也是其不足。优势是指伤口小，对人体打击小，不足是指非直视条件下操作位置准确性、安全性和有效性受到一定局限。因此针刀闭合性手术的施术部位不包括体腔内的内脏等人体深层组织器官，而是以体腔外相对层次较浅的运动系统的肌、腱、韧带、筋膜病灶为主。同时，针刀技术操作的前提是对运动系统解剖结构熟练掌握。

3. 技术操作有限 一般外科手术的术式多样，如切除术、移植术、成形术、重建术、清理术等，而针刀技术操作只有切开、牵拉和机械刺激三种直接作用，术式比一般外科手术少得多，能够处理的病灶类型也少得多，因此提示针刀技术需要严格筛选适应证。

（二）关于慢性软组织损伤的理论

慢性软组织损伤是一种人体自我代偿性疾病，是人体在修复损伤的软组织过程中所形成的病理变化。一般认为，人体的肌、腱、筋膜、韧带、关节囊组织等统称为软组织，其分布范围广泛，遍布人体全身上下，是人体运动系统的重要组成部分，受到各种伤害的机会较多。软组织损伤后，在多数情况下是纤维性修复，形成与原组织不同的纤维性结构；同时软组织会发生适应性改变。软组织的纤维性改变或适应性改变可能影响人体正常生理功能，成为致病因素。

人体力学是利用相似的机械操作和物理定理来研究人体各种活动的科学。它基于人体生理解剖学、理论物理学的知识，研究人体运动器官的结构、功能与运动规律，从而指导人体防护与保健。当人体软组织发生纤维性改变或适应性改变时，组织的力学性能会发生改变，这将直接影响运动系统甚至运动系统以外的力学平衡。截至目前，针刀治疗疾病的着眼点绝大部分情况下是通过对软组织病灶的干预来调整人体的力学平衡，所以说针刀医学的基本思想之一就是重视人体软组织和人体力学平衡的重要性。

（三）关于骨质增生的理论

骨质增生是软组织损伤在骨关节周围的一种特殊表现形式。骨骼能承受骨组织的机械应变，并具有适应这些功能需要的能力。骨骼结构受应力影响，负荷增加骨增粗，负荷减少骨变细，这一现象称之为 Wolff 定律。骨折再塑过程也遵循这一定律。骨折后如有移位，在凹侧将有明显的骨痂形成，其内部骨小梁将沿着压应力的传递方向排列，而在凸侧将有骨的吸收。骨力求达到一种最佳结构，即骨骼的形态与物质受个体活动水平的调控，使之足够承担力学负载，但并不增加代谢转运的负担。软组织张力增高可刺激其在骨上的附着点，形成骨质增生。

（四）经络理论的新探索

1. 经络理论 《灵枢·海论》曰：“夫十二经脉者，内属于腑脏，外络于肢节。”中医学认为，经络内属脏腑，外络肢节，沟通人体表里，行气血，通阴阳，内溉脏腑，外濡腠理，保卫机体，抗御病邪。现代生理学认为，只有神经、体液综合调节才能维持机体内外环境的稳定，以达到经络的这种调节功能。因此有人提出经络与神经体液调节学说，推论经络系统与神经、体液系统的功能密切相关。其中，神经是指从神经末梢直到大脑皮层的完整系统；体液则是指来自体内所有的内外分泌腺，可以借血液循环运行或自行渗透的一切化学物质或代谢变化的总称。经络对全身的调节功能和针刺穴位引起的各种效应，实际上是通过神经反射或神经、体液的综合性调节功能而实现的，这些可能就是经络的功能和物质基础。针刀刺入人体组织与普通毫针刺入穴位有类似之处，都是通过神经和体液调节的渠道进行全身调节。

2. 经筋理论 经筋理论源于《灵枢·经筋》篇。经筋外可束骨利机关、联缀百骸、维络周身、着藏经脉，内可护脏固腑、固元行营、通络髓海、调节情志、保证躯体正常“趋翔”活动等功能。其分布，一般都在浅部，从四肢末端走向头身，多结聚于关节和骨骼附近，有的进入胸腹腔，但不属络脏腑。

（1）对经筋理论的现代认识 经筋的主要作用是约束骨骼，活动关节，保持人体正常的运动功能，维持人体正常的体位姿势。现代研究发现，经筋与人体的浅表肌肉群、肌腱的分布与循行路线十分相似；十二经筋的结、聚、行与肌肉及其关节处的固定点密切相关；经筋与一些神经的走行及功能基本是一致的，如手太阳筋之结与现代刺激尺神经干的反应一致，足阳明筋之主治证候与现代面神经瘫痪临床表现很相似。因此认为，经筋是四肢、躯干部与十二经脉密切相关的皮下浅筋膜、肌肉、肌腱、韧带、关节囊、滑膜、椎间盘、神经等组织的总称。

近年来，国外学者根据经验先后提出了“肌肉链”“肌筋膜链”“解剖链”或“肌筋膜经线”等概念。肌筋膜链学说提高了人们对经筋的认识水平。日常活动中，几乎人体的任何运动都不是由单一的一块肌肉完成的，而是由一组肌群共同协调完成。全身筋膜系统是一个相互连接和相互影响的网络系统，尽管每块肌肉都可以独立发挥作用，但分布于筋膜网络中的肌肉可以通过筋膜网络影响功能上整合的全身结构。这样，特定的肌群在筋膜的相互贯穿和连接下整合而形成有迹可循的“肌筋膜链”，这些肌筋膜链在神经系统的协调下控制着人体的姿势和运动。

（2）对阿是穴的现代认识 阿是穴具有临时性，有随病消长的特点，其在生理状态下不存在，不具有濡养筋骨、运行气血的生理作用，这是其与经穴的不同之处。阿是穴从经脉循行看似无规律，但从经筋循行分析，其完全符合经筋规律，按之舒适或疼痛者就是阿是穴，其中按之舒适、疼痛者为腧穴，压痛并有痛性结节者主要是结筋病灶点。

阿是穴以“按痛”，或“按之舒”，或其他阳性反应点为取穴标准，无固定位置及名称，常可因病情进退、体质、正邪消长等变化而不同。阿是穴在临床上治疗病种广泛，已得到临床实践证实，可以治疗骨科疾病、软组织病变、内科疾病、五官科疾病、妇科疾病等，亦可用于外科手术止痛及戒毒脱瘾等。

触发点又称激痛点、扳机点等，分布于人体中任何一块肌肉，是美国学者 Janet G. Travell 于 1942 年首先提出。从临床表现来看，触发点与中医学所说的阿是穴或痛性结节条索基本一致，其特征性表现有：①触发点及其周围肌肉呈紧绷感，体表可触及硬结、条索，称之为紧张带；②针刺或触及紧张带上的触发点可引出疼痛、牵涉痛等反应，这种疼痛与患者主诉的疼痛感受相似，按压可加重已存在的疼痛；③触发点累及的肌肉活动长度缩短，关节活动受限；④受累肌肉可见假性肌无力（非肌萎缩）。也就是说触发点表现为肌肉中可触及的结节、条索上的敏感压痛点。

基于触发点与阿是穴在临床表现上的高度相似性，有学者认为触发点是阿是穴的一种重要而且普遍的表现形式，针灸推拿临床上所提到的阿是穴大部分属于肌肉触发点。

（3）针刀医学理论与经筋理论及阿是穴理论的联系 “以痛为输”是古代定点取穴的方法，其所说的痛，包括自发痛和按压痛，在形式上既没有规定的部位，也没有穴位名称。后来在临床应用中，古人发现这些痛点不仅能治疗局部病痛，还能治疗远隔部位的疾患，例如头病可以治足，腰痛可以取腘等，进而联想到其中可能有相互联系的通路存在，提示人们以“线”为基础的系统分类，即为经络；以点为线，以线成面，即为经筋。阿是穴是一点，经筋则为一面，当一点或几点出现慢性病变，久而久之，其所在面的整体力学平衡即被打破，进而发展为经筋病变。经筋理论、“以痛为输”的阿是穴理论及局部肌肉、关节、筋膜、神经血管循环解剖学说认为：人体各个经筋的“肌肉滑利”是正常的生理解剖状态，而周围软组织肌肉、腱膜、滑囊、筋膜出现纤维化、增生、硬化、钙化、骨化和局部结缔组织肥厚等病理变化，即“筋结瘛疭”出现“筋痹”时，机体运动关节的力平衡和经络、经筋出现异常，表现为筋结牵掣、痹痛、关节活动受限等的运动障碍特征。

综上所述，“以痛为输”是治疗经筋病的基本定点取穴方法之一，亦是针刀治疗的基本定点方法之一。

在经筋理论指导下开展针刀临床工作的优势主要是循经筋确定病灶点，较方便快捷地解决了针刀治疗的关键难点——定点问题，即以解剖学为基础，以中医经筋理论为指导，通过望、问、触、按寻找筋结点（阳性病灶点），应用针刀进行解筋结以达到治疗目的，使针刀的定点技术和疗效水平得以明显提高，也使许多临床难题得以解决。

二、人体弓弦力学系统和网眼理论

湖北中医药大学张天民教授将生物力学与人体解剖结构有机结合起来，提出了人体弓弦力学解剖系统。

人体弓弦力学解剖系统是运用弓箭的组成结构和受力模式、力学传导方式去认识人体解剖结构，是研究骨连接力学结构及力传导的解剖系统。一副完整的弓箭由弓、弦和箭三部分组成，弓与弦的连接处称为弓弦结合部。一副完整弓弦的力学构架是在弦的牵拉作用下，使弓按照弦的拉力形成一个闭合的力学系统。射箭时的力学构架是在弦的拉力作用下，使弓随弦的拉力方向产生形变，最后将箭射出。弓弦力学解剖将人体骨骼定义为弓，连接骨骼的软组织定义为弦，在副骨、籽骨、滑囊、脂肪、皮下、皮肤、神经、血管等组织结构辅助下，完成人体力学传导，将人体联系为一个有机生命整体的解剖系统。弓弦力学解剖系统可分为单关节弓弦力学解剖系统和多关节弓弦力学解剖系统。单关节弓弦力学解剖系统是人体弓弦力学解剖系统的基础。根据人体各部位的力学解剖结构不同，单关节弓弦力学解剖系统组成了 5 个多关节弓弦力学解剖系统，即头面部弓弦力学解剖系统、四肢弓弦力学解剖系统、脊柱弓弦力学解剖系统、头－脊－肢弓弦力学解剖系统及内脏弓弦力学解剖系统。

慢性软组织损伤的病因是人体弓弦力学系统的弦受力异常；它的病理是人体通过粘连、瘢痕和挛缩对受损部位的弦组织进行修复，当人体不能代偿这种异常应力时，该损伤软组织的起止点即弓弦结合部的粘连、瘢痕和挛缩，就会影响在此处附着的其他软组织，通过这些组织行进路线即弦的走行路线向周围发散辐射，最终在损伤组织内部、损伤组织周围、损伤部位与相邻组织之间形成立体网状的粘连、瘢痕、挛缩，导致弓弦力学系统形态结构异常，影响相关弓弦力学系统的功能。网眼理论认为慢性软组织损伤不是一个点的病变，而是以人体弓弦力学系统为基础，以受损软组织的行经路线为导向而形成的以点成线、以线成面的立体网络状的病理构架。可以将这种架构看作为一张渔网，渔网的各个结点就是弓弦结合部（软组织在骨骼的附着点），是发生粘连、瘢痕、挛缩最集中，病变最重的部位。换言之，是慢性软组织损伤病变的关键部位，连接各个结点的网线就是弦的行经路线。

基于慢性软组织损伤的病理构架提出的网眼理论，既从局部微观量化分析病变，又从整体上理解疾病的发生、发展，对于制定针刀治疗慢性软组织损伤和骨质增生的整体思路，确定针刀治疗部位、针刀疗程及针刀术后手法操作都具有积极的临床指导意义。网眼理论将“以痛为输”“点”的治疗，转变为对“点—线—面”的整体治疗；将改善症状为目标的止痛治疗，发展为破坏疾病的整体病理构架，以恢复生理功能为目的的平衡治疗。

第二节 软组织力学性能改变

朱汉章教授早期提出四大基础理论，高度重视慢性软组织损伤，认为粘连、瘢痕、挛缩、阻塞是慢性软组织损伤的四大病理因素。外伤、劳损、不正确的用力方式等可造成急、慢性软组织损伤。从中医学的角度来看，肌、腱、筋膜、韧带等组织皆属于经筋，具有束骨利关节的重要作用，经筋发生痹证常见“支、转筋、痛”等症状。在微观层面软组织的各种病理改变和适应性改变可在宏观层面引起软组织各方面性质的改变，其中与针刀治疗密切相关的有软组织挛缩、相对运动障碍、腔隙内压增高，这三种改变称为软组织力学性能（mechanical property）改变。

一、软组织挛缩

软组织挛缩包括两种情况：一是软组织张力增高或长度缩短，或两者同时存在；二是软组织延伸性减弱。软组织延伸性是指软组织能够被外力拉长的能力，是衡量软组织功能的重要指标之一。

如疏松结缔组织在关节固定制动、局部水肿和循环不良、创伤及炎症等情况下常会出现胶原成分增多，密度增大，形成较致密的结缔组织，造成挛缩。韧带在关节固定制动的情况下，因不能受到牵拉会自动缩短而失去弹性。跟腱挛缩是由于骨折、跟腱断裂、神经系统损伤等引起跟腱长期制动后，不能维持正常长度。纤维性修复后产生的瘢痕可出现挛缩。

（一）因筋膜、韧带、肌腱的收缩能力增强造成挛缩

人体的骨骼肌、平滑肌、心肌等肌组织具有主动收缩功能，是因为含有收缩蛋白——α- 平滑肌肌动蛋白，其他含有 α- 平滑肌肌动蛋白的组织如筋膜、韧带、肌腱等结缔组织也具有主动收缩能力，这种收缩能力与平滑肌收缩相类似。

如果筋膜、韧带、肌腱等的主动收缩功能调控机制失常，可导致这些组织的收缩功能异常，如掌腱膜内 α- 平滑肌肌动蛋白表达过度可导致掌腱膜挛缩。

（二）筋膜、韧带、肌腱硬化造成挛缩

筋膜、韧带、肌腱等组织在宏观层面可以出现瘢痕、肥厚、粘连、力学性能等改变，其原因是在微观层面发生了细胞、纤维、基质等成分改变。这种固有结缔组织成分的改变属于纤维化或硬化的范畴。很多研究表明，筋膜的刚度与年龄相关。

造成筋膜、韧带、肌腱等软组织硬化的原因可能是损伤修复的结果，也可能是代偿性的改变。如关节和脊柱出现失稳后，人体代偿功能发挥作用，可能伴随出现关节和脊柱的“再稳定过程”，甚至产生关节和脊柱的“过稳状态”，用于抵消失稳（图 2–1）。“再稳定过程”和“过稳状态”可能涉及骨，也可能涉及韧带、关节囊、肌肉等软组织。

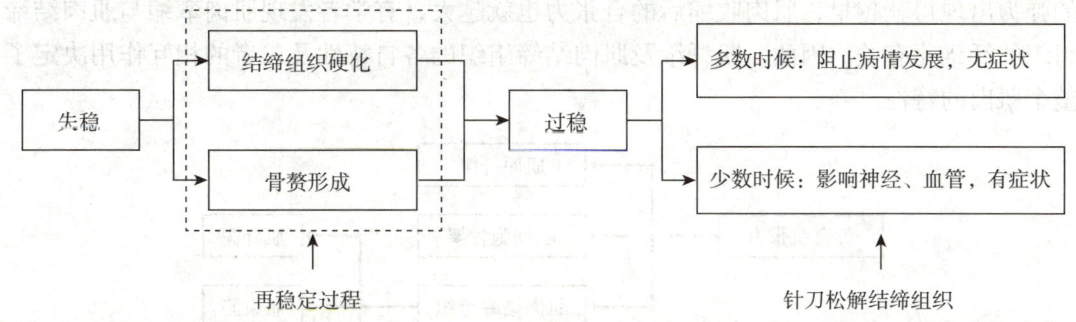

图 2–1　“再稳定过程”和“过稳状态”

“再稳定过程”和“过稳状态”在骨的表现是骨赘形成。关节边缘或椎体前后缘形成骨赘，增大了骨间的接触面积，有利于关节和脊柱的稳定，甚至形成骨桥，使相邻的椎骨失去相对运动。随着椎间盘退变，纤维环松弛，椎体间连接失稳，当椎体运动时，纤维环作用于关节软骨尤其是周边关节软骨的应力增大，刺激关节软骨细胞增生，经软骨内钙化和骨化进而化生为骨赘。一个退变的椎间隙，其上下椎体边缘多会形成明显的骨赘，而颈椎病和腰椎病多发生在这种椎间隙。

“再稳定过程”和“过稳状态”在软组织的表现是组织学和力学状态的改变。在颈椎病患者中颈部韧带、筋膜的硬化和钙化十分多见。颈椎动力性平衡失调以后，关节突关节的应力重新分布，关节囊受到牵拉，早期松弛，一段时间后关节囊增生肥厚，呈玻璃样改变，这些组织学变化最终可表现为生物力学改变。韧带的退变主要表现为韧带本身的纤维增生与硬化、钙化，直接起到局部制动作用，增加颈椎的稳定性，减缓了颈椎病的进一步发展，因此慢性骨关节炎或颈、腰椎病患者多表现出关节或脊柱活动度降低。韧带、筋膜在组织学上是相似的，类似情况同样可能发生在脊柱和关节附近的肌筋膜。

“再稳定过程”和“过稳状态”多数情况下有利于脊柱和关节稳定性的恢复，但少数情况下骨赘和力学状态改变的软组织会对神经和血管构成刺激，就需要针刀松解软组织，以解除对神经和血管的刺激。

（三）静息肌张力增高造成挛缩

静息肌张力是维持人体预紧张和低水平稳定功能重要的发起者。人体静息肌张力是指骨骼肌（肌筋膜）在静息状态下受到牵张时所表现出的张力，它来源于骨骼肌固有的黏弹性，与牵张反射无关。人体姿势由中枢神经系统与骨骼、肌肉、筋膜系统共同控制，其中静息肌张力是骨骼肌低水平的被动性紧张，是对外来牵张的抵抗作用，对保持平衡状态下的姿势稳定性具有重要意义；与之相反，肌肉收缩是在神经控制下的主动活动，是高水平的主动性紧张，能够增加姿势稳定性。

静息肌张力主要来源于肌原纤维静息张力、肌细胞骨架、肌肉结缔组织三部分，其中肌肉结缔组织占有重要地位，肌肉结缔组织的改变直接影响静息肌张力（图 2–2）。肌肉结缔组织是指肌外膜、肌束膜和肌内膜。肌肉中的结缔组织结构越多，并联弹性元的弹力出现得就越早，肌肉收缩后的合张力也就越大，有学者发现肌肉挛缩与肌肉结缔组织的纤维化有关。因此，肌纤维及肌肉结缔组织的各自特性及二者的相互作用决定了整个肌肉的特性。

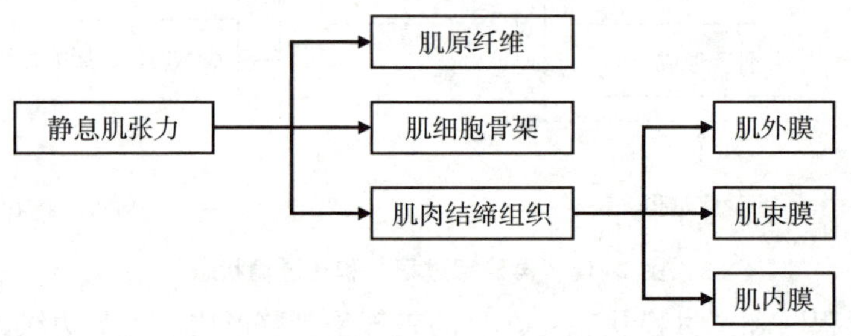

图 2–2　肌肉结缔组织构成

静息肌张力的异常改变可能是一些疾病中被忽视的因素。正常的静息肌张力能够以最小的能量消耗来维持放松状态下的人体直立。从临床来看，部分人群肌肉不易放松，易于出现张力增高的表现，在具有某些骨骼肌肉系统症状的患者身上可触及明显增高的静息肌张力，如在紧张性头痛患者的斜方肌上部可以触及硬结。肌筋膜综合征和扳机点可能与静息肌张力有关。

（四）软组织延伸性减弱造成挛缩

静息肌张力的增高意味着肌筋膜延伸性的下降。关节僵硬常与肌肉延伸性下降有关。针对静息肌张力的有氧运动和肌肉拉伸能够有效地改善症状，其效果与现代物理疗法、肌肉协调和力量训练相似。

静息肌张力与中医经筋痹证、以痛为输等有密切关系。针刀治疗一般是寻找软组织硬结进行切开松解，提示针刀对肌肉结缔组织的切开松解可能降低了局部肌肉的静息肌张力。

二、相对运动障碍

（一）组织粘连

组织粘连是导致相对运动障碍的常见方式。组织在遭到破坏后，首先通过肉芽组织增生，溶解吸收坏死组织和异物，填补组织缺损，最后肉芽组织转变为纤维结构为主的颜色灰白或灰白半透明、质硬韧并缺乏弹性的瘢痕组织，修复才告完成。瘢痕可导致组织粘连，当粘连发生在相对滑动的组织界面之间时便会影响相对运动，导致运动障碍。其他如手术可引发瘢痕组织形成，进而引发组织粘连；无菌性炎症也可随着病变的进展，形成组织粘连。

（二）腱鞘狭窄

肌腱一般由滑膜包绕，在关节的屈面或是关节成较锐角处，多有一个或一段由骨和纤维韧带构成的骨纤维管，形成滑车结构，以防止肌腱拉紧时出现弓弦或向侧方滑脱。肌腱在纤维韧带上长时间过度磨损发生创伤性炎症，肌腱发生水肿，可呈现葫芦状膨大。同时纤维韧带在炎症作用下增厚，骨纤维管变得狭窄，呈束带样压迫肌腱。当膨大部分的肌腱通过狭窄的腱鞘时即可发生相对运动障碍而弹响或绞锁。

三、腔隙内压增高

（一）骨筋膜室内压增高

骨筋膜室的室壁坚韧而缺乏弹性，创伤骨折的血肿和组织水肿可使其室内内容物体积增加，或因外包扎过紧，局部压迫使骨筋膜室容积减小，均可导致骨筋膜室内压力增高，而阻断室内血液循环，使骨筋膜室内的肌和神经组织缺血。肌组织缺血后，毛细血管通透性增加，大量渗出液进入组织间隙，形成水肿，使骨筋膜室内压力进一步增加，形成缺血 - 水肿 - 缺血的恶性循环。早期彻底切开筋膜减压是防止肌肉和神经发生缺血性坏死的唯一有效方法。

（二）滑囊内压增高

滑囊是结缔组织中的囊状间隙，是由内皮细胞组成的封闭性囊，内壁为滑膜，有少许滑液。少数滑囊与关节相通，位于关节附近的骨突与肌腱或肌肉、皮肤之间。凡摩擦力或压力较大的地方，都有滑囊存在，其作用主要是利于滑动，从而减轻或避免关节附近的骨隆突和软组织间的摩擦和压迫。

长期、反复摩擦和压迫可引起创伤性滑囊炎，滑囊壁发生充血、水肿、渗出、增生、肥厚、粘连等无菌性炎症，表现为滑膜充血、水肿，滑液增多并充盈滑囊，导致滑囊内压增高。最常见的有引起膝关节疼痛的鹅足滑囊炎和继发于肩关节周围组织损伤与退行性变的肩峰下滑囊炎。

（三）骨内压增高

骨内压是指骨的血流动力在骨腔内或骨质间隙内所产生的压力。骨内压增高是指在某些因素的影响下，骨内压高于正常生理状态的一种现象。

目前骨内静脉淤滞学说已被大家公认是引起骨内高压的主要因素，而骨内微循环障碍是骨内高压的病理本质。骨内高压与骨内病理改变相互作用，互为因果，形成恶性循环，最终导致骨内高压的发生和持续升高并长期存在，导致一系列临床症状和疾病。如顽固性跟痛症、股骨头缺血性坏死等多种疾病与骨内压增高密切相关。

第三节　软组织改变对人体的影响

软组织损伤所致的力学性能改变可引起一系列的并发症，包括营养性紊乱引起的肌萎缩、韧带松弛引起的关节不稳定、损伤性关节炎、关节周围骨化、关节内游离体等。可见软组织“力学状态”改变不仅能够加重损伤局部病变，更重要的是通过对邻近的神经、血管、骨、关节等组织器官产生影响，参与多种疾病的发病过程。

一、对局部的影响

肌疼痛可引起肌紧张，肌紧张又使代谢产物潴留，加重肌疼痛，形成恶性循环，长期必然引起肌纤维化。软组织纤维化又可增加局部张力，阻碍微循环而引起疼痛，因此软组织疼痛与局部张力增高有关。

肌筋膜疼痛综合征（myofascial pain syndrome，MPS）是一种以慢性软组织源性疼痛且伴有一个或多个触发点（trigger points，TrP）为主要特征的一组临床症候群。目前对触发点的形成机制尚不完全明确，但触发点局部肌组织的功能状态是清楚的。触发点的概念提出后，David Simon 提出了对触发点的经典描述——能量危机（energy crisis）概念，指出肌纤维持续性收缩增加局部能量消耗，同时抑制了血液循环，局部缺血低氧导致组织释放血管活性物质，后者作用于伤害性感受器引起神经致敏而产生疼痛，且可刺激神经末梢释放乙酰胆碱。同时缺血使三磷酸腺苷（ATP）供应不足，所以肌肉持续收缩。肌肉持续收缩，引起代谢增强，代谢产物蓄积，引起肌肉疼痛，导致组织缺血，如此反复恶性循环，最终形成能量危机。肌肉持续收缩形成紧张性肌纤维，多个紧张性肌纤维形成可触及的紧张带。

慢性骨筋膜间隔综合征，是持续性的骨筋膜间隔内压增高导致的骨骼肌慢性缺血性损害。慢性骨筋膜间隔综合征患者的筋膜标本生物学表现为增厚、变坚韧，力学特点为轴向弹性形变下降，组织化学显示其纤维成分并无明显改变，但电镜下可见纤维桥链接。当骨骼肌内压持续高达 8mmHg 时，即可发生慢性骨筋膜间隔综合征。骨筋膜间隔内部长期压力增高可引起静脉回流障碍，导致肌纤维缺血、坏死、纤维化，产生疼痛，也可刺激穿经此筋膜室的神经，引起放射痛。有学者认为，大部分软组织源性下腰痛是由腰骶部慢性骨筋膜间隔综合征所致。

二、对神经和血管的影响

周围神经和血管走行于软组织或软组织与骨构成的通道中，通常情况下该通道容纳并限制它们的活动，并提供保护作用。但当通道内压力增高时，可刺激神经和血管，导致感觉及运动功能障碍、缺血症状群等。

广义的周围神经卡压综合征是指周围神经在其行程中任何一处受到卡压而出现感觉、运动等功能障碍，可因骨纤维管狭窄，软组织增生、肥厚、粘连而使经过该处的周围神经被挤压，引起神经血供障碍，造成不同程度的感觉及运动功能障碍。以正中神经（$C_5 \sim T_1$）为例，神经在颈椎椎间孔处可因椎间孔狭窄而受压，下行至斜角肌间隙时可被斜角肌卡压，继续下行至喙突和胸小肌处时可被胸小肌卡压，继续下行至旋前圆肌处时可被旋前圆肌两头之间的腱弓卡压，继续下行至腕管时可被腕管卡压。周围神经卡压综合征可造成神经纤维发生脱髓鞘变化，甚至远端轴索崩解，髓鞘发生 Waller 变性，在肢体活动时，处于狭窄通道内的神经纤维在机械刺激下发生慢性损伤性炎症，并加重水肿 – 缺血的恶性循环，进一步造成损害。

腘动脉与其周围的肌肉或肌腱、纤维组织束的位置关系异常导致腘动脉受压而引起下肢缺血症状群，称为腘动脉压迫综合征。常选择外科手术松解被压迫的腘动脉。椎动脉周边存在着对椎动脉起限制固定作用的骨性及软组织因素，它们被称为椎动脉的牵系结构。在颈椎运动或不稳的情况下，纤维束带等牵系结构对椎动脉的机械性牵拉或压迫可能激惹椎动脉或导致椎动脉狭窄，引发椎动脉型颈椎病。

三、对骨和关节的影响

正常的关节囊、韧带、肌、腱、支持带等关节周围软组织维持了脊柱和关节的稳定性，但这些软组织的力学性能改变可参与骨赘形成、影响正常姿态、限制关节活动、改变关节力学平衡。

（一）参与骨赘形成

骨骼能承受骨组织的机械应变，并具有适应这些功能需要的能力。骨骼结构受应力的影响，负荷增加骨增粗，负荷减少骨变细，这一现象称之为 Wolff 定律。骨折再塑过程也遵循这一定律。软组织张力增高可刺激其在骨上的附着点形成骨赘。传统观点推断椎体骨赘来自椎体边缘韧带骨膜下的出血、机化和钙化。邱贵兴等通过动物实验发现，骨赘生长方向与末端附着的肌膜牵引方向一致，认为边缘骨赘可能是增厚挛缩的关节囊压力增加，刺激血管与相应的组织增生所致。近年来有专家根据实验结果，提出由于纤维环牵拉关节软骨的拉应力增大，刺激关节软骨细胞增生，进而化生为椎体边缘骨赘。

（二）影响正常姿态

肌肉失衡可能影响正常姿态，而姿态异常可能是骨骼肌肉系统疾病的早期因素之一。例如上下交叉综合征的原因是肌肉失衡，有些肌肉紧张度过高，有些则紧张度降低，强弱肌肉在颈胸背部或腰臀腹部形成一个交叉，所以称作上下交叉综合征。如上交叉综合征主要因胸大肌、胸小肌、背阔肌、肩胛提肌、斜方肌上束、胸锁乳突肌和斜角肌的肌肉紧张度过高；菱形肌、斜方肌中下束、前锯肌、肩袖肌群、深层颈屈肌紧张度降低而形成一个上交叉。

（三）限制关节活动

软组织粘连、挛缩可限制关节运动。如屈指肌腱狭窄性腱鞘炎可出现肌腱与腱鞘的相对性狭窄，影响肌腱在腱鞘内的正常滑动。跟腱挛缩可限制踝关节背屈。关节僵直多继发于骨折出血后制动时间过长，或者发生于滑膜切除术后及关节炎症后等。关节囊及关节内粘连、关节囊挛缩、韧带纤维化等，可使关节屈伸受限。

颞颌关节周围的肌肉、韧带等组织功能异常可导致颞下颌关节功能紊乱症，引起咀嚼与张口障碍、局部疼痛和关节弹响，严重者可引起颞颌关节强直。

（四）改变关节力学平衡

软组织挛缩可以改变关节力学平衡，加速关节退变。肌肉、韧带、支持带等都是关节和脊柱的稳定装置，如肌肉、韧带、支持带等功能异常，可影响关节和脊柱的稳定性。以膝关节为例，髌骨外侧压迫综合征表现为髌骨外侧支持带挛缩，膝关节屈伸时髌骨的正常轨迹外移，髌骨关节软骨面压力分布不均，软骨及软骨下骨因负荷过大而受损，外科手术或者镜下松解外侧支持带可获得满意的效果。

关节囊挛缩是骨关节炎常见的病理变化之一，关节囊及关节周围软组织的继发性挛缩可能参与骨关节炎的发病过程。越来越多的研究表明，颈椎病与椎周软组织病变的关系极为密切。颈椎的小关节囊、韧带、肌肉等软组织既参与内源性稳定也参与外源性稳定，因此软组织病变必然影响颈椎的力学平衡和稳定性。基于对软组织的重视，有学者提出了“肌源性颈椎病期”的概念。

（五）影响人体整体力学结构

人体不同区域之间存在相互联系，某个区域发生的改变可以对其他区域或者整体的力学结构产生不良影响。胸椎周围的竖脊肌、多裂肌、腰方肌等肌筋膜紧张度过高会限制胸椎的活动度，胸椎活动度受限很容易影响到肩部、颈部、腰部及髋关节。在日常活动或体育运动中，胸椎活动度受限容易造成肩部、颈部、腰部及髋关节等部位的代偿动作，增加肩关节、颈椎及腰椎等部位的损伤风险；因此，胸椎的灵活性改善不仅对普通人群，对运动员也非常重要。再如，跟腱挛缩可导致踝关节背伸受限，造成无法完成下蹲动作。

四、对其他器官的影响

软组织力学性能变化，不仅体现在对自身、神经、血管、骨、关节等组织器官的影响，还可能对运动系统以外的组织器官产生影响。体表瘢痕挛缩不仅可限制关节的运动功能，如果出现在特定部位如颈部烧伤瘢痕还可影响人体视觉美感。肛裂慢性炎症刺激使内括约肌长期处于挛缩状态，内括约肌挛缩和末端纤维化是肛管狭窄、疼痛、排便困难、溃疡久不愈合的主要原因。前列腺增生作为一种良性病变，是老年男性的常见病之一。前列腺包绕着尿道，前列腺包膜可以传递组织增生的扩张压力到尿道，压迫膀胱颈部或尿道，引起下尿路梗阻。

在此学说的指导下，采用针刀松解，通过对病变软组织的松解解除对骨、关节、神经和血管或者其他组织器官的影响，达到治疗目的。

五、针刀治疗的作用靶点

针刀治疗的作用靶点是软组织的力学状态对人体生理功能的影响，并非软组织病理变化本身。针刀治疗的目的是改变软组织力学状态，即延长挛缩、分离粘连、减张减压等，从而解除对神经、血管、骨关节等组织器官的不良影响，消除或缓解软组织瘢痕、粘连等病理改变。

例如颈部牵系结构和深筋膜是相互联系的，因此针刀治疗椎动脉型颈椎病就是通过针刀松解项部深筋膜达到降低牵系结构张力，以解除对椎动脉的压迫。所以与外科手术不同，针刀虽不能直接切除牵系结构，但能间接降低牵系结构的张力，解除对椎动脉生理功能的影响。即使因针刀治疗导致的创伤 – 修复 – 瘢痕机制形成了新的瘢痕，但只要新的瘢痕组织不再影响神经、血管等的生理功能，就达到了治疗目的。譬如“是药三分毒”“良药苦口利于病”，精准的针对软组织不良力学状态的针刀治疗是必要的，其付出的“代价”也是值得的。精准的针刀治疗可能有损伤，但真不是损害，而是必要的付出。

【复习思考题】

1. 软组织的力学性能可以发生哪些改变？
2. 关节和脊柱的“再稳定过程”有哪些意义？
3. 软组织的力学性能改变可对人体产生哪些影响？
4. 为什么说精准的针刀治疗是必要的？

第三章 针刀器械及其治疗作用

针刀医学的治疗工具称为针刀器械，其形态特殊，治疗作用不同于其他治疗方法。因此，对针刀器械及其治疗作用的认识是针刀治疗疾病的基础。

第一节 针刀器械

凡是满足以针刺的方式刺入人体组织，然后完成切开、牵拉及机械刺激等一系列操作的治疗器械均可以称为针刀。针刀的外观并不拘泥于一种固定的形式，可以根据临床需要来设计。在传统针刀器械的基础上，医务工作者根据临床需要已开发出了多种不同类型的针刀。

一、针刀的构成和型号

（一）针刀的构成

经典针刀由朱汉章教授设计。通常由针刀柄、针刀体和针刀刃三部分组成（图3-1）。针刀刃是针刀体前端的楔形平刃，针刀体是针刀刃和针刀柄之间的部分，针刀柄是针刀体尾端的扁平结构。操作时针刀的刀口线与针刀体垂直，针刀柄与针刀刃在同一平面内，因此当针刀刃进入人体后可通过暴露在体外的针刀柄调整针刀刃的方向。现在临床最多用的针刀为一次性针刀，这种针刀的针刀柄由塑料制成，针刀体为不锈钢材质。此外还有多次性针刀，完全由不锈钢制成。

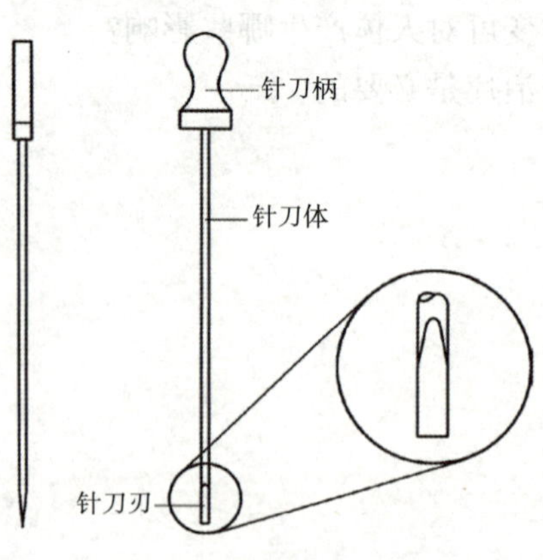

图3-1 常用针刀结构图

从针刀的形态来看，针刀可以看作毫针和手术刀的结合。针刀将两者的优点进行了有机结合，同时又互相弥补了对方的不足（表 3–1）。

表 3–1　针刀与毫针和手术刀的比较

	毫针	手术刀	针刀
优点	创伤小	能够切开、分离	具有一定切开、分离的功能，同时创伤小
不足	没有切开、分离的功能	创伤大	

（二）常用针刀型号

1. Ⅰ型针刀　根据尺寸不同分为四种型号，分别为Ⅰ型 1 号、Ⅰ型 2 号、Ⅰ型 3 号、Ⅰ型 4 号（图 3–2）。

Ⅰ型 1 号针刀：全长 15cm，针刀柄长 2cm，针刀体长 12cm，针刀刃长 1cm。针身为圆柱形，直径 0.4 ～ 1mm，刀口为齐平口，刀口线和针刀柄在同一平面内。

Ⅰ型 2 号针刀：结构与Ⅰ型 1 号相同，针刀体长度为 9cm。

Ⅰ型 3 号针刀：结构与Ⅰ型 1 号相同，针刀体长度为 7cm。

Ⅰ型 4 号针刀：结构与Ⅰ型 1 号相同，针刀体长度为 4cm。

Ⅰ型针刀是应用最为广泛的针刀，适用于治疗各种软组织损伤和骨关节损伤，以及其他杂病的治疗。

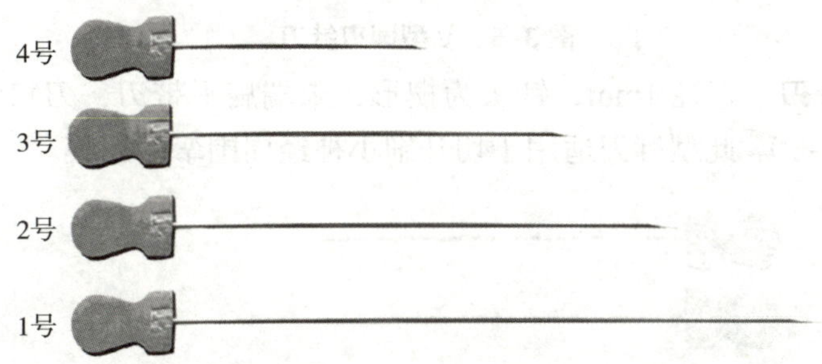

图 3–2　Ⅰ型针刀

2. Ⅱ型针刀　全长 12.5cm，针刀柄长 2.5cm，针刀身长 9cm，针刀刃长 1cm。针刀体为圆柱形，针刀体直径 3mm，刀口线 0.8mm（图 3–3）。Ⅱ型针刀适用于软组织紧张度过高患者或骨折畸形愈合凿开折骨术。

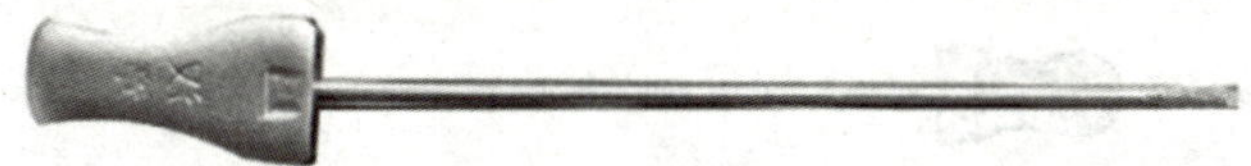

图 3–3　Ⅱ型针刀

二、其他针刀类型

为了适应各种不同的临床需求，各种不同样式的针刀器械被设计出来，到目前为止获得国家专利授权的针刀有300多种。如镰刀形针刀、斜口针刀、钝头针刀、圆刃针刀、凹刃针刀、剑锋针刀、注射针刀、鸟嘴刃针刀、剪刀刃针刀、芒针刀、旋转刃针刀、探针式针刀、弯形针刀、套管针刀、电热针刀等。

1. Ⅳ型斜口针刀 直径1mm，针头为楔形，末端扁平带刃，刀口线为0.8mm，刀口为斜口（图3-4）。此型针刀适用于筋膜、骨膜、皮肤划开术。

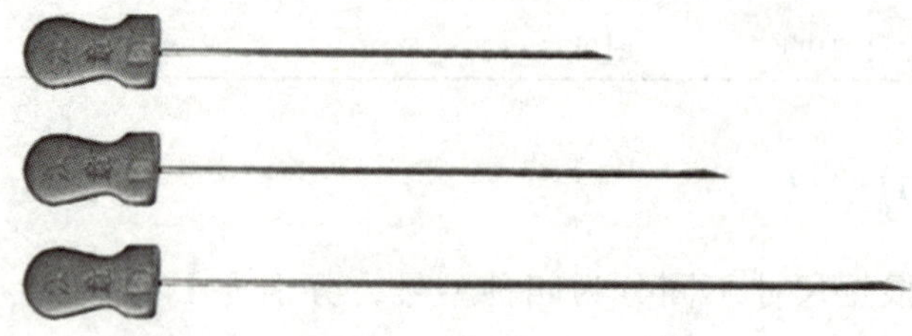

图3-4 Ⅳ型斜口针刀

2. Ⅴ型圆刃针刀 直径1mm，针头为楔形，末端扁平带刃，刀口线为0.8mm，刀口为月牙状（图3-5）。此型针刀适用于神经点弹、剥离骨膜、筋膜及其他坏死组织。

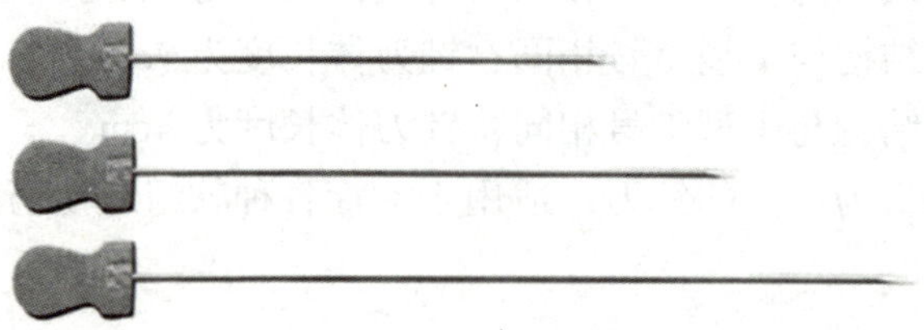

图3-5 Ⅴ型圆刃针刀

3. Ⅵ型凹刃针刀 直径1mm，针头为楔形，末端扁平带刃，刀口线为0.8mm，刀口为凹刃口（图3-6）。此型针刀适用于切开细小神经周围挛缩筋膜。

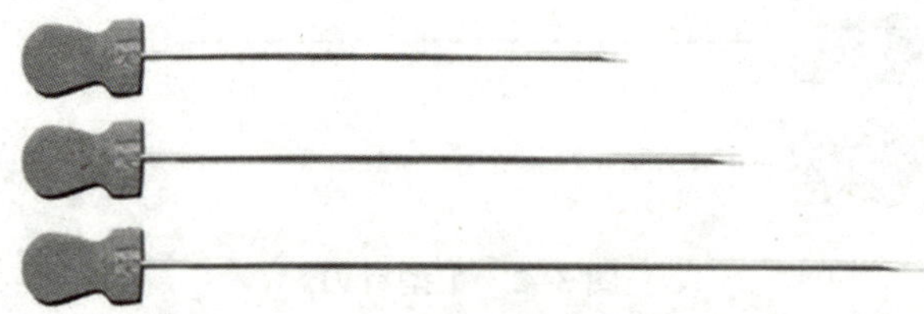

图3-6 Ⅵ型凹刃针刀

4. Ⅶ型剑锋针刀 直径1mm，针头为楔形，末端扁平带刃，刀口线为0.8mm，刀口为剑锋口（图3-7）。此型针刀适用于肌肉、筋膜、腱鞘点状切痕松解术。

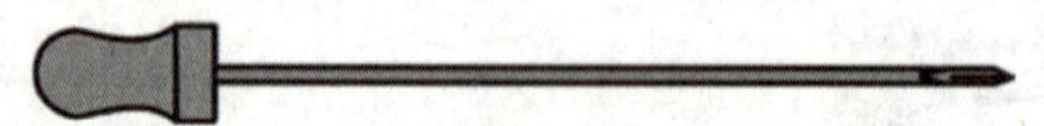

图3-7 Ⅶ型剑锋针刀

5. Ⅷ型注射针刀 针刀柄为一扁平葫芦形，有一个连接注射器的插孔，针身为圆柱形，直径1mm，针头为楔形，末端扁平带刃，刀口线为0.8mm，刀口上0.2cm处有一小孔和针柄上注射器插孔相通（图3-8）。此型针刀适用于较大面积需要松解治疗的疾病和某些针刀手术时的局部药物注射。

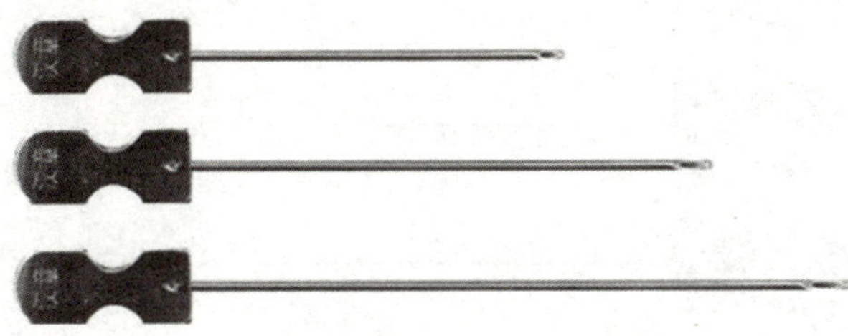

图 3-8 Ⅷ型注射针刀

6. Ⅸ型鸟嘴刃针刀 直径 1mm，针头为楔形，末端扁平带刃，刀口线为 0.8mm，刀口为鸟嘴形刃口（图 3-9）。此型针刀用于两个相邻组织平面分离的治疗或体内囊状病灶的切开。

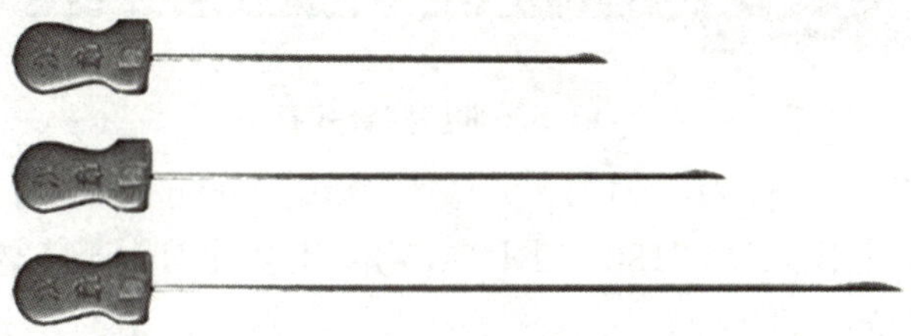

图 3-9 Ⅸ型鸟嘴刃针刀

7. Ⅹ型剪刀刃针刀 直径 1.2mm，针头为楔形，末端扁平带刃，刀口线为 0.8mm，刀头为剪刀形，由两片可活动的剪刀刃构成，当剪刀刃张开时就是一个微型剪刀，当剪刀刃闭合时外观与齐平口针刀相同（图 3-10）。此型针刀用于体内一些紧张肌纤维和紧张筋膜的剪断松解治疗及体内小瘤体的剥离。

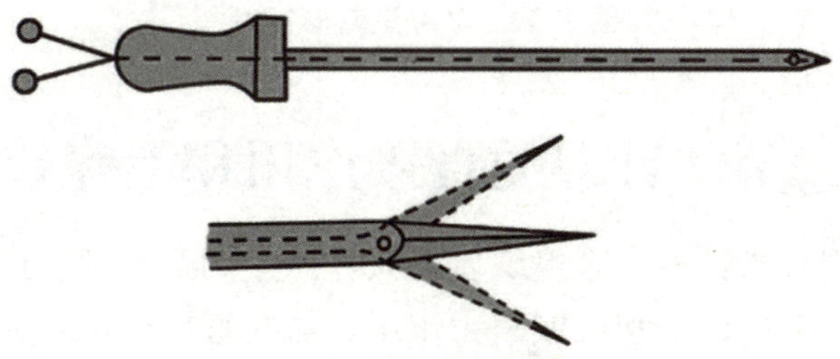

图 3-10 Ⅹ剪刀型刃针刀

8. Ⅺ型芒针刀 直径 0.5mm，针头为楔形，末端扁平带刃，刀口线为 0.4mm，刀口为齐平口（图 3-11）。此型针刀用于眼角膜和其他黏膜表面各种疾病的治疗。

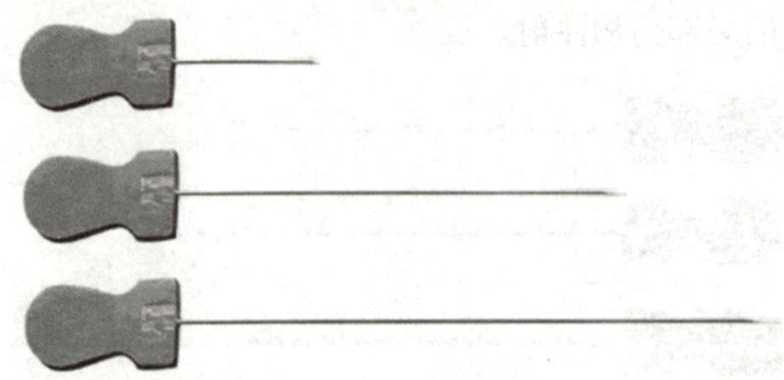

图 3-11　Ⅺ型芒针刀

9. XⅢ型探针式针刀　针刀身为扁条状，宽 2mm，一侧厚 0.8mm，一侧为刀刃（图 3-12）。此型针刀用于人体内部部分瘤体和其他病变组织的摘除。

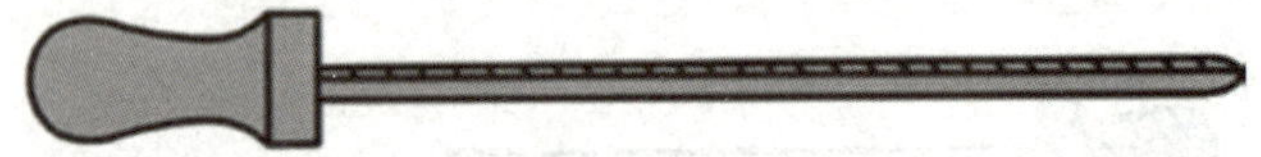

图 3-12　XⅢ型探针式针刀

10. XⅣ型弯形针刀　针刀头为圆锥形，长 2cm，一侧有刀刃，一侧厚 0.8mm，上有一刀孔，针身为圆柱形，弯曲 180°（图 3-13）。此型针刀用于人体内部瘤体和其他病变组织需要拉出体外摘除的治疗。

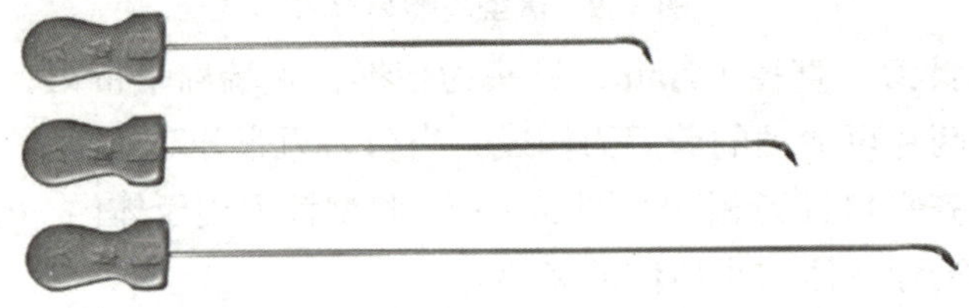

图 3-13　XⅣ型弯形针刀

第二节　针刀的直接作用和治疗效应

针刀的直接作用是指针刀刺入组织后对人体产生的最简单、最原始、最直接的作用，包括切开作用、牵拉作用和机械刺激作用。这些直接作用对人体可以产生分离粘连、延长挛缩、减张减压、松解瘢痕、损毁、镇痛等效应。

一、针刀的直接作用

（一）切开作用

切开作用是指使用针刀前端的平刃将组织直接切开产生的作用，属于锐性松解。常用针刀前端的平刃宽度为 0.6 ～ 1.0mm，可以在软组织中形成若干毫米级别的整齐的切口。针对不同组织针刀的切开方法有很多，如纵切、横切、平切、“十”字切、铲切等，可以产生分离粘连、延长挛缩、减张减压、损毁等作用。

古代毫针、圆利针、长针具有一定的切开作用。古代的金属冶炼工艺不发达，常用的铁质针具直径在 1mm 左右，可形成较大的组织切口。针具直径增加为原来的 N 倍，横截面积则变为原来的 N^2 倍，可见现代常用的不锈钢细针具极大地削弱了切开作用。这种粗针所成的切口的整齐程度及粗针的切开效率不及针刀，对于切开作用而言，针刀的针对性更强。为了加强这种粗针的切开作用，古人发明了圆利针这种末端膨大的针具，以及关刺、合谷刺、齐刺、扬刺、傍针刺等用于治疗痹证的多针刺和单针多向刺等方法。所以功能和用途与针刀器械相似的古代针具并非镵针和铍针，而是直径较粗的毫针、圆利针、长针。

（二）牵拉作用

牵拉作用，是指通过针刀体在组织内摆动或者撬拨的方式对其周围软组织进行牵拉产生的作用，属于钝性松解。针刀体直径较粗、较硬，不易弯曲，可以对组织进行有效的牵拉。牵拉的方式有多种，如纵向摆动、横向摆动、通透剥离等，可以产生分离粘连、延长挛缩、减张减压等作用。

古代熟铁质地的针具刚度较高，不易弯曲，因此也具有一定的牵拉作用。例如，恢刺、盘法、摇法、努法、青龙摆尾、白虎摇头等方法都是通过摆动针体发挥作用，这一点与现代的针刀比较类似，可以对软组织形成牵拉作用。此外，古代常用的单向捻转方法可以把肌筋膜缠绕在针体上，这也是一种牵拉作用。

（三）机械刺激作用

针刀治疗除了具有对软组织的切开和牵拉作用外，还有类似于现代毫针针刺的针刺效应。因为针刀的形状与毫针类似，其治疗方式也与毫针的提插手法类似，因此可以认为针刀治疗必然具有针刺效应，特别是使用针刀直接接触神经的神经触激术。

但针刺效应在针刀治疗中并不占主要地位，甚至不是针刀治疗所追求的主要治疗作用。其原因如下：①两者治疗机理不同。针刀治疗通过对局部软组织松解改善局部的生物力学平衡，从而解除对神经、血管、骨关节的不良影响，属于局部调节。毫针针刺通过人体神经－内分泌－免疫系统双向调节人体各个器官的功能，属于整体调节。②治疗部位不同。毫针针刺着眼于腧穴，而针刀治疗则着眼于软组织病变的部位，这些部位不一定与腧穴重合，有时甚至要有意避开腧穴，因为腧穴大多与大血管和神经干邻近。③针刀治疗需要麻醉。在特殊部位进行针刀治疗时疼痛比较剧烈，有时需要局部浸润麻醉，麻醉以后针刺效应会被削弱。

因此，虽然针刀治疗的作用包含针刺效应，但以软组织切开和牵拉作用占主要地位，重在通过对局部的调节来影响整体。而一般毫针针刺的切开和牵拉作用极弱，针刺效应占主要地位，重在通过整体调节来影响局部。

神经触激术是指直接用针刀等工具接触刺激神经根或神经干并使之产生放电样感觉的方法，常用于治疗中枢和外周神经病变等。在传统针灸学中也有与之相似的方法，如针刺环跳穴治疗腰腿痛出现的“足底开花”现象，即是对坐骨神经的机械刺激。再如醒脑开窍针法用于治疗中风，该方法常用的三阴交、极泉、尺泽、委中等穴位均位于神经干上，而且针刺均要求肢体出现不能自控的抽动，这也是对神经干的机械刺激。又如针刺下关治疗过敏性鼻炎，其原理也是对蝶腭神经节的机械刺激。临床观察显示该方法确有疗效，尤其对神经系统疾病，但其作用机制尚不明确。神经系统是一个彼此相连的庞大网络，对这个庞大网络上的某些位置进行机械刺激，可能对整个神经网络产生某些未知的调节作用，包括中枢神经和外周神经。

二、针刀的治疗效应

（一）分离粘连

在粘连部位用针刀直接切开的锐性方式和牵拉的钝性方式对组织粘连产生一定的松解作用。存在粘连的部位，可直接使用针刀将其切开，粘连面积较大时可连续切开，也可配合纵向或横向摆动针刀以牵拉粘连组织，使粘连组织分离或松弛。如针刀松解手外伤性肌腱粘连，先用平刃针刀于瘢痕近端刺入皮下，沿肌腱表面和血管走行顺行切开松解肌腱浅面的瘢痕组织，再用同法松解肌腱的两个侧面，松解肌腱深面时用针刀刃将肌腱轻轻挑起顺行松解。然后以圆钝头针刀于瘢痕的远端刺入皮肤，沿肌腱的浅面、两侧面、深面紧贴肌腱表面逆行推挤分离钝性松解，直到腱周完全松解为止，松解完毕后主动和被动伸屈手指，使之达到正常的伸屈范围。

（二）延长挛缩

在挛缩组织上用针刀切开小切口，然后配合牵拉的方式使挛缩组织延长。这种方式与外科开放延长术相比，具有创伤小、时间短、术中出血少、术后恢复时间短的优点。以跟腱挛缩为例，选择跟腱不同平面用针刀进行松解。将与针刀刃同宽的跟腱束完全离断，针刀退到跟腱后表面，水平移动，继续将跟腱束切断，直到跟腱张力明显降低，同时配合 Ilizarov 架牵引可有效延长挛缩的跟腱。

（三）减张减压

当腔隙内压力增高时，针刀切开腔隙外壁，可有效降低腔隙内增高的压力。针刀延长挛缩组织，可降低挛缩组织的张力。对于骨筋膜室综合征，可用针刀直接“十”字切开构成骨筋膜室的浅层筋膜鞘，以降低室内压力，出针后可配合针孔拔罐通过负压增加减压效果。对于腕管综合征，可用针刀切断部分腕横韧带，以降低腕管内部压力。

（四）松解瘢痕

针刀可以直接刺入瘢痕的基底部，进行切割、剥离等微创松解。颈部烧伤瘢痕的治疗方法有 Z 字成形术、皮片移植、皮瓣转移等，但没有一种方法能够在功能和外观上同时达到理想的效果，并且可对供区造成一定损害。应用针刀对烧伤后轻度颈部瘢痕挛缩的患者进行瘢痕内微创松解，在保留原瘢痕皮肤的同时可明显增加颈部活动度，外观和功能都令患者满意。

（五）局部损毁

针刀切开还有一定的损毁作用。使用针刀治疗腋臭，针刀刺至真皮下，向四周平行切开，将汗腺管切割破坏，结果显示疗效确切。用针刀在鸡眼底部切开，造成病变组织与其周围组织联系破坏，鸡眼失去存活条件而萎缩、脱落。用针刀有选择性地切断部分面神经末梢，削弱面神经的兴奋性过高所引起的面肌痉挛，而不至于引起面肌功能障碍性瘫痪和表情肌功能异常。

（六）针刺镇痛

针刀刺入组织与毫针刺入组织具有一定的相似性，可对刺入部位的神经末梢感受器起到机械刺激，因此具有与一般针刺类似的针刺镇痛作用，但这并不是针刀治疗的主要目的。一般认为，针刺镇痛是由于来自穴位处的感觉传入冲动和来自痛源部位的感觉传入冲动在各级中枢神经系统内发生相互作用，前者抑制了后者而产生的。这得到了大量神经生理实验资料的支持，受到国内外的广泛注意和高度评价。与此呼应，针刺镇痛机制的“两种感觉相互作用”学说进一步提升为“以痛制痛”学说，且具有广大的受众群体。此外，针刺可引起内源性阿片肽等中枢性神经递质的释放，发挥镇痛效应。

【复习思考题】

1. 针刀由哪些结构构成？
2. 为什么说针刀是毫针和手术刀的结合？
3. 针刀有哪些直接作用？
4. 针刀的治疗效应有哪些？

中篇 应用基础

第四章 体表标志和常见治疗点定位

针刀治疗通常在非直视条件下操作，要借助体表可见的或可以触及的标志性结构，如皮纹标志、肌性标志、腱性标志、骨性标志等结构作为路标，引导针刀到达准确的位置。针刀治疗常根据经筋学说、肌筋膜链等学说采用软组织上的阳性反应点（多数为压痛点）、经筋点为治疗点；同时，也根据经络腧穴学说选用一些腧穴作为治疗点，通过体表标志的认识可以更好地掌握常用的针刀治疗点。

第一节 头颈和躯干部体表标志

骨骼的显著特征、肌肉肌腱形成的隆起及诸如乳突、脐孔等皮肤特征都可以作为体表标志。在使用标志时，应根据特定的目的和要求加以选择，优先选择组织结构与体表标志之间存在相对恒定关系的体表标志作为参考。需注意骨骼各个部分的相对位置对不同个体存在习惯姿态上的差别，对同一个体而言，相对位置也随身体姿势的改变而改变。躯干体表标志的相对位置较明显的改变是由于呼吸运动及立位与卧位的相对更换而引起。

腧穴是人体脏腑经络之气输注于体表的部位，本义即是指人体脏腑经络之气转输或输注于体表的肌肉腠理和骨节交会的特定的孔隙。《灵枢·海论》载："夫十二经脉者，内属于腑脏，外络于肢节。"腧穴具有输注脏腑经络气血，沟通体表脏腑联系的功能，是针灸治疗疾病的刺激点与反应点，也是较常用的针刀治疗点。腧穴的定位也常常需要借助体表标志，其定位常用的指寸定位法，如中指同身寸法、拇指同身寸法、"一夫"法等，就是在"骨度"分部折寸的基础上，以患者的手指为标准来定取穴位的方法。

一、面部

参见图 4–1。

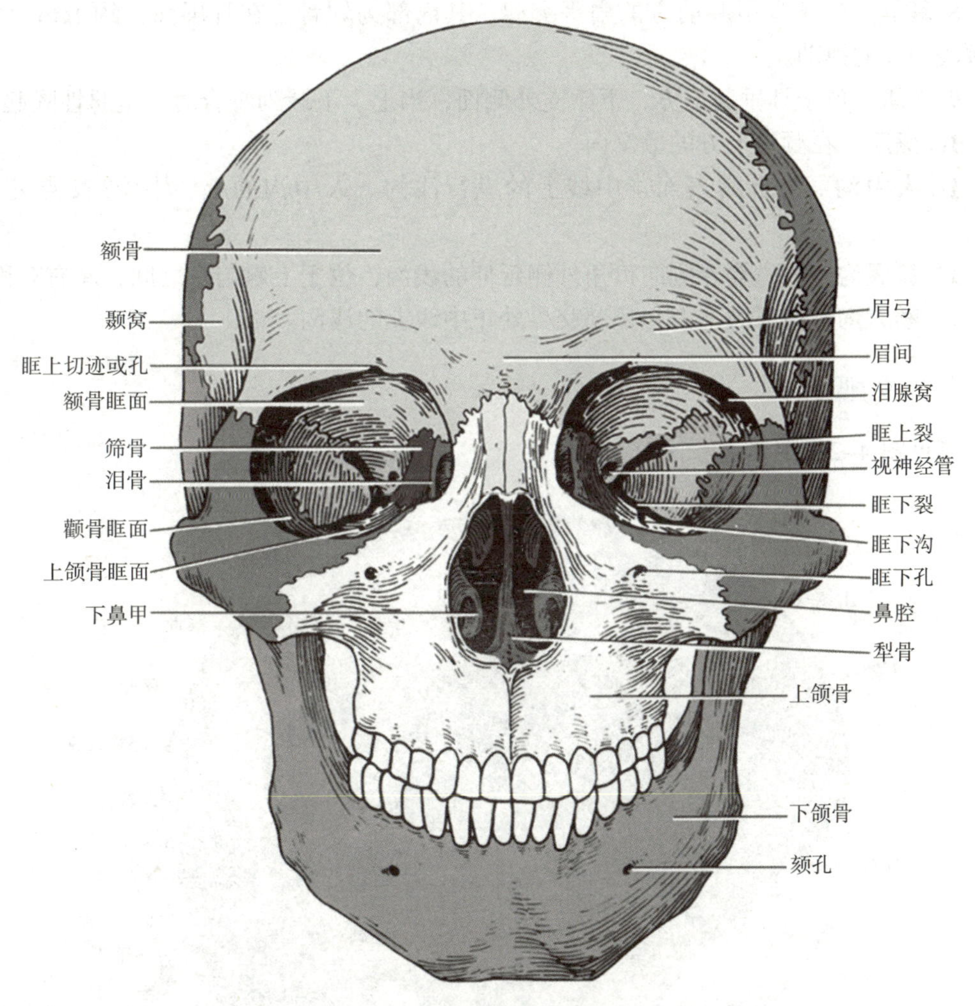

图 4–1 面部体表标志

1. 眶上缘 为眶上方的骨缘。眶上缘的中内 1/3 交点处，或距头部前正中线约 2.5 ㎝为眶上孔或眶上切迹，内有眶上血管和神经通过。

2. 眶下缘 为眶下方的骨缘。眶下缘的中点下方约 0.8 ㎝处为眶下孔，内有眶下血管和神经通过。

3. 眉弓 为眶上缘上方约 1.5 ㎝处的横行骨性隆起，男性隆起较显著，其内侧份的深面有额窦。

4. 颧弓 位于耳屏至眶下缘的连线上，为颧骨向后延伸的骨性隆起，由颧骨的颞突和颞骨的颧突共同构成。

5. 颞窝 为颞弓上方凹陷处，内有颞肌等结构。

6. 下颌头 在颧弓下方，耳屏的前方，做开口和闭口运动时，能触及下颌头向前、后滑动。

7. 下颌角 在耳前下方，为下颌体下缘后端与下颌支后缘下端相互移行的转角处。

8. 耳屏 位于耳甲腔前方的扁平突起，其内部为软骨。在耳屏前方约 1cm 处可触及颞浅动脉的搏动。

9. 咬肌 位于耳垂前下方，下颌支外侧面，当上、下牙列咬合时，呈肌性隆起。

10. 颞肌 在颧弓上方的颞窝内。

11. 人中沟 为上唇表面正中线上的纵行浅沟。人中沟的上、中 1/3 交点处为水沟穴。

12. 鼻唇沟 为鼻翼外侧向口角外侧延伸的浅沟，位于上唇与颊之间，左右对称。

13. 颏唇沟 为下唇下方与颏部交界处正中线上的浅沟。

二、头部

参见图 4–2、图 4–3。

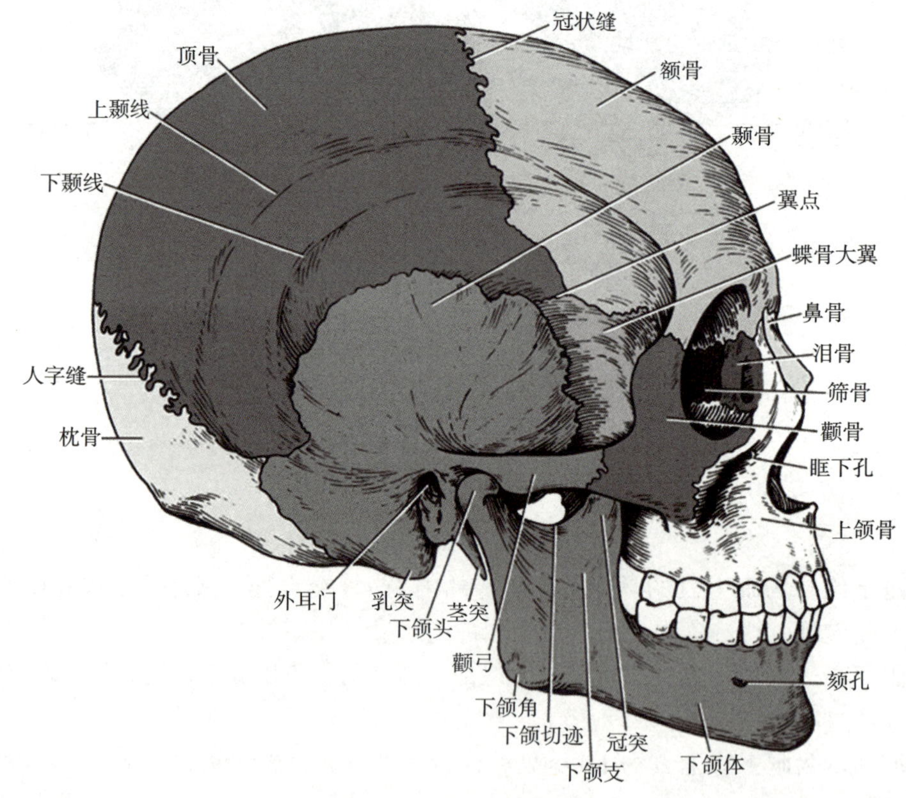

图 4–2 颞部体表标志

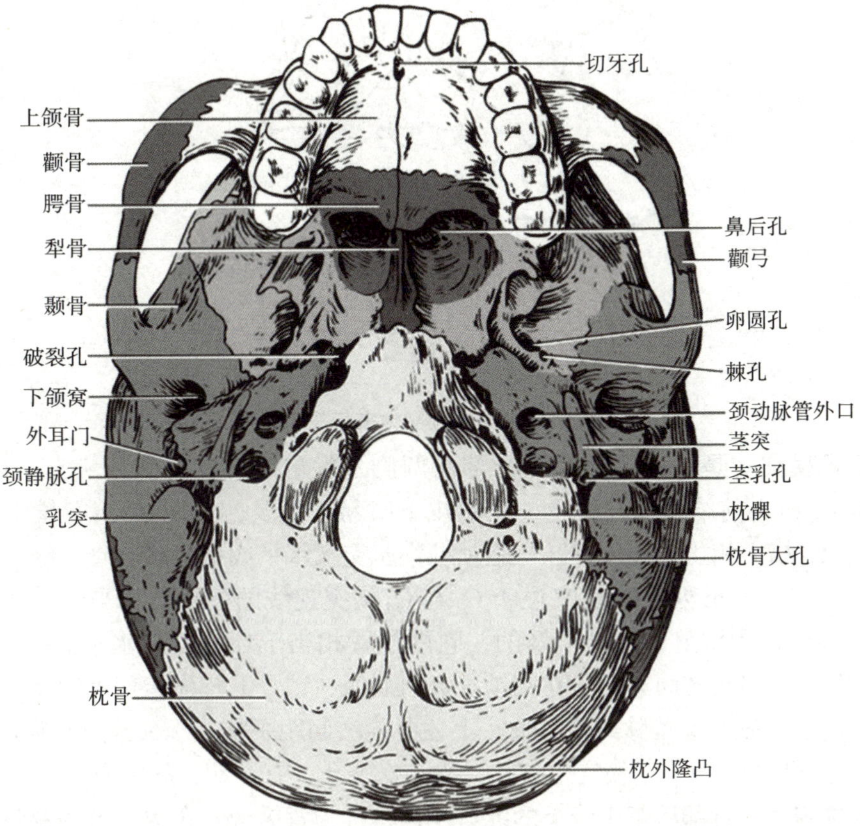

图 4–3　枕部体表标志

1. 枕外隆凸　是枕鳞中央的骨性隆起，位于头颈交界处，枕部正中线上有项韧带附着。沿项沟向上摸，为明显的骨性隆起即是。

2. 上下项线和项平面　上项线位于枕外隆凸的两侧，为自枕外隆凸至乳突的稍向上的弧形线，有斜方肌、头夹肌及胸锁乳突肌附着。自枕外隆凸向前下方发出一骨嵴称为枕外嵴，为项韧带的附着部。自枕外嵴中点斜向外下方的弓状线称为下项线，为头后大直肌、头后小直肌和头上斜肌的附着部。上、下项线之间的平面称为项平面，为头半棘肌的附着部。

3. 乳突　为位于耳垂后方的圆丘状骨性隆起，位于两侧颞骨，外耳门的后下方，是颞骨乳突部的一部分。

4. 前囟点　又称额顶点，为冠状缝和矢状缝前端的交点。在新生儿，此处的颅骨因骨化尚未完成，仍为结缔组织膜性连接，呈菱形凹陷，称为前囟，在 1 ～ 2 岁时闭合。

5. 人字点　又称顶枕点，为矢状缝后端与人字缝的交点，位于枕外隆凸上方约 6cm 处。此处呈一线形凹陷，称为后囟。后囟较前囟小，生后不久即闭合。

三、颈项部

参见图 4–4。

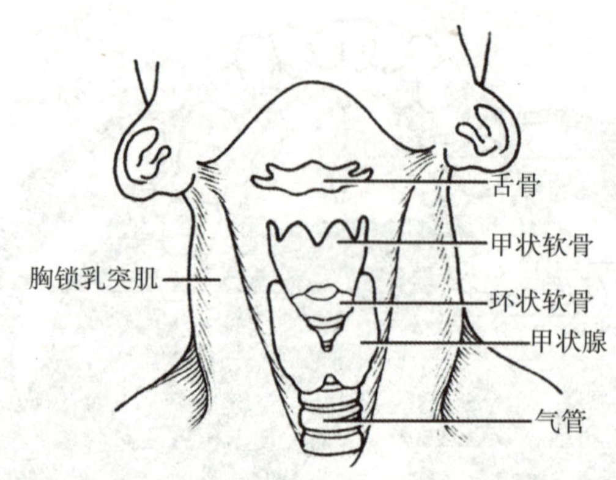

图 4-4　颈部体表标志

1. 颈椎横突　是颈椎弓根的移行部向两侧各发出的伸向外方的突起。$C_{2\sim6}$横突在乳突至C_6横突前结节的连线上，紧贴皮下时易于触及。其中C_2横突位于乳突尖下1.5cm处；C_4横突相当于颈外静脉与胸锁乳突肌交叉水平或平甲状软骨上缘，或胸锁乳突肌后缘中点上1cm处；C_3横突位于C_2与C_4横突连线的中点，相当于舌骨水平；C_6横突是颈椎中最为明显、最易扪及的，它的位置相当于环状软骨水平。C_6横突较长，且前结节显著，当头转向对侧时在胸锁乳突肌后缘、锁骨上三横指处可触及。颈总动脉在其前方通过，故有颈动脉结节之称。上述各横突间距平均为1.6cm。胸锁关节上3cm相当于C_7横突水平。$C_{2\sim6}$横突上有孔，称为横突孔，有椎动、静脉通过。

2. 颈椎棘突　背部后正中线上的纵行浅沟，称为背纵沟。在沟底可触及各椎骨的棘突。头俯下时，平肩处可摸到显著突起的C_7棘突。

3. 胸骨上窝　胸骨柄上方、两侧胸锁乳突肌之间的凹陷。为位于胸骨颈静脉切迹上方的凹窝，两侧是胸锁关节和胸锁乳突肌胸骨头。

4. 锁骨上窝　在锁骨中1/3的上方、胸锁乳突肌的后方有锁骨上窝，在窝中可摸到第1肋。

5. 胸锁乳突肌　位于颈部两侧皮下，当头用力向一侧倾斜，并用手推挡同侧下颌，使面部转向对侧时，胸锁乳突肌即隆起，其起止点及前后缘十分明显。

6. 舌骨　位于颏隆凸的下后方、喉结上方，适对C_3下缘平面。

7. 甲状软骨　位于舌骨下方，在成人其上缘平C_4上缘。

8. 环状软骨　位于甲状软骨的下方，以环甲正中韧带（环甲膜）与甲状软骨相连，环状软骨约平C_6。

9. 气管软骨　自环状软骨弓向下，沿颈部前正中线至胸骨上窝，可清楚地触及气管颈部。

10. 颈动脉结节　为C_6横突前结节，因颈总动脉行其前方而得名。在环状软骨弓平面，于胸锁乳突肌前缘处可触到该动脉的搏动。

四、胸部

参见图 4–5。

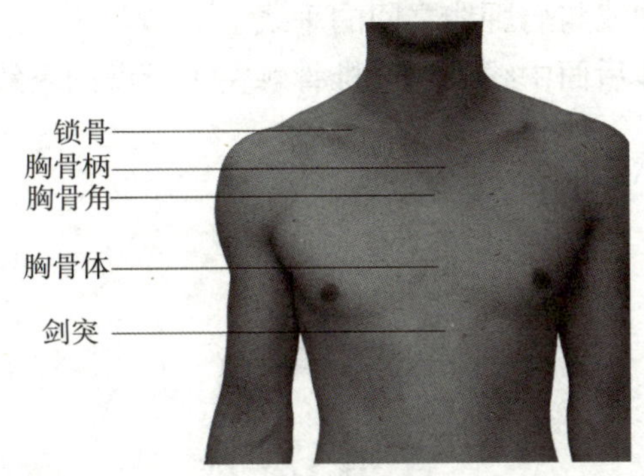

图 4–5 胸部体表标志

1. 胸骨柄 是胸骨上部最宽厚的部分，上缘游离，为颈静脉切迹，下缘与胸骨体结合形成胸骨角，外上方有锁骨切迹，并与锁骨构成胸锁关节；外下方有第一肋骨切迹，与第一肋软骨形成胸肋软骨结合，胸骨柄前面平滑而稍隆突，位于皮下，可触及。

2. 胸骨角 胸骨柄与胸骨体不同一平面，两者的结合部稍向前突形成胸骨角，角度大致在 140°左右。位于颈静脉切迹下方约 5cm 处，从体表既可看到，又可以摸认。

3. 胸骨体 为一薄而狭长的长方形骨板，上与胸骨柄相连形成胸骨角，下与剑突相接形成剑胸结合。

4. 剑突 扁而薄，位于胸骨的最下端，为软骨性，长短不一，形态变异较多。有时可呈分叉形或有穿孔。

5. 肋和肋弓 除第 1 肋位于锁骨后方不易触及外，其余各肋及肋间隙在胸壁均可摸到。第 8 ～ 10 对肋软骨不直接连于胸骨，而是依次连于上一肋软骨，如此形成一对肋弓。左右肋弓是肝和脾的触诊标志，其最低点即第 10 肋的最低处向后约平对 $L_{2、3}$ 之间。第 11、第 12 肋前端游离于腹壁肌肉之中。第 12 肋在背部下方可触及，为背部和腰部的分界标志。

6. 胸大肌 为胸前壁上部的肌性隆起。当肩关节内收及旋内时，在胸前、外侧交界区可摸到该肌的下缘。

7. 前锯肌 当上肢前推动作时，在胸侧壁上可见到前锯肌下部的肌齿，肌肉发达者比较明显。与前锯肌下部肌齿交错处为腹外斜肌的附着部位。

8. 胸背部划线

前正中线：沿身体前面中线所做的垂线。

胸骨线：通过胸骨外侧缘最宽处所做的垂线。

锁骨垂线：通过锁骨中点的垂线。

胸骨旁线：通过胸骨线和锁骨中线之间连线的中点的垂线。

腋前线：通过腋窝前臂（腋前襞）所做的垂线。

腋后线：通过腋窝后壁（腋后襞）所做的垂线。

腋中线：通过腋前、腋后线之间的中点的垂线。

肩胛线：通过肩胛骨下角的垂线。

肩胛间线：后正中线与肩胛线之间的垂线。

后正中线：沿身体后面中线（通过椎骨棘突）所做的垂线。

五、腹部体表标志

参见图 4–6。

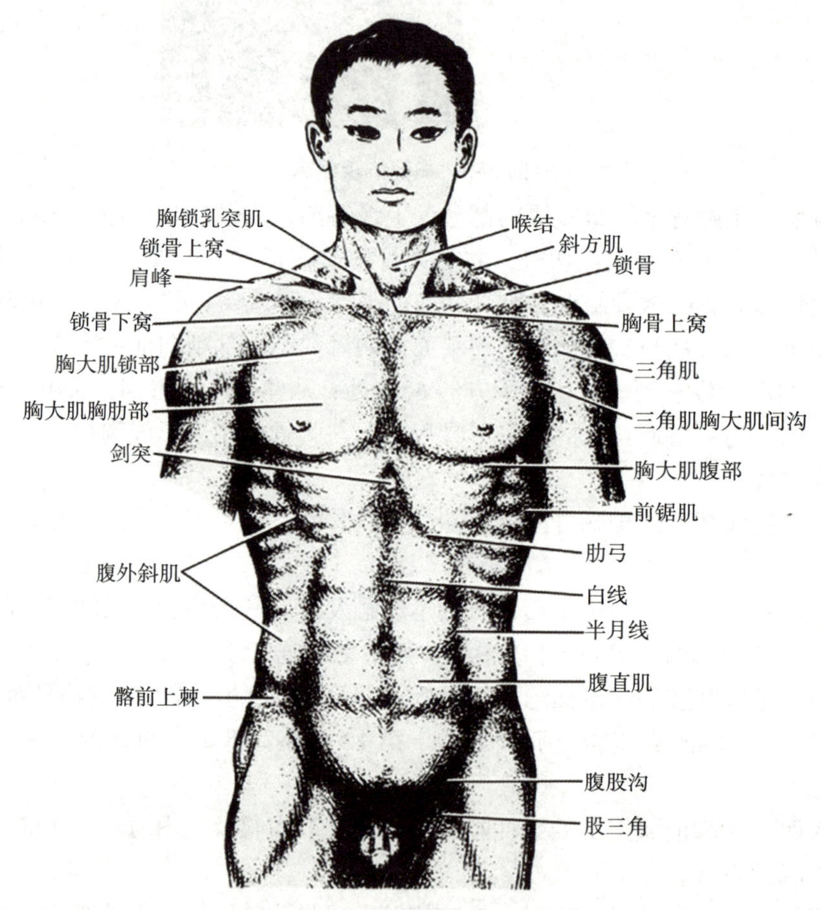

图 4–6 腹部体表标志

1. 腹壁上界 在腹壁上界从中线向两侧可触及胸骨的剑突、肋弓、第 11 及 12 肋游离端，肋弓是确定肝、脾大小的一个标志。

2. 腹壁下界 在下界可摸到耻骨联合的上缘、耻骨嵴、耻骨结节、髂前上棘和髂嵴等。

3. 白线 腹前壁的正中线，位置与其深方的白线相当。白线由腹壁扁肌的腱膜在此与对侧相互交织愈合而成，附着于剑突与耻骨联合之间。在此中线上的脐，位置不恒定，一般相当于 $L_{3\sim4}$ 之间。

4. 腹直肌　位于腹部前正中线两侧，被 3 ～ 4 条横沟分成多个肌腹，这些横沟即腱划，该肌收缩时在脐以上可见到。

5. 腹外斜肌　在腹外侧壁，以肌齿起自下数肋，其轮廓较为清楚。

6. 半月线　由腹直肌外侧缘形成，自第 9 肋软骨前端向下至耻骨结节，呈略向外侧凸的弧线。右侧半月线与右肋弓的相交处，相当于胆囊底的体表投影点。肥胖者此线不明显。

7. 腹股沟　位于髂前上棘与耻骨结节之间，是腹部和股前部在体表分界的浅沟，其深面有腹股沟韧带。

六、背腰骶部体表标志

参见图 4–7。

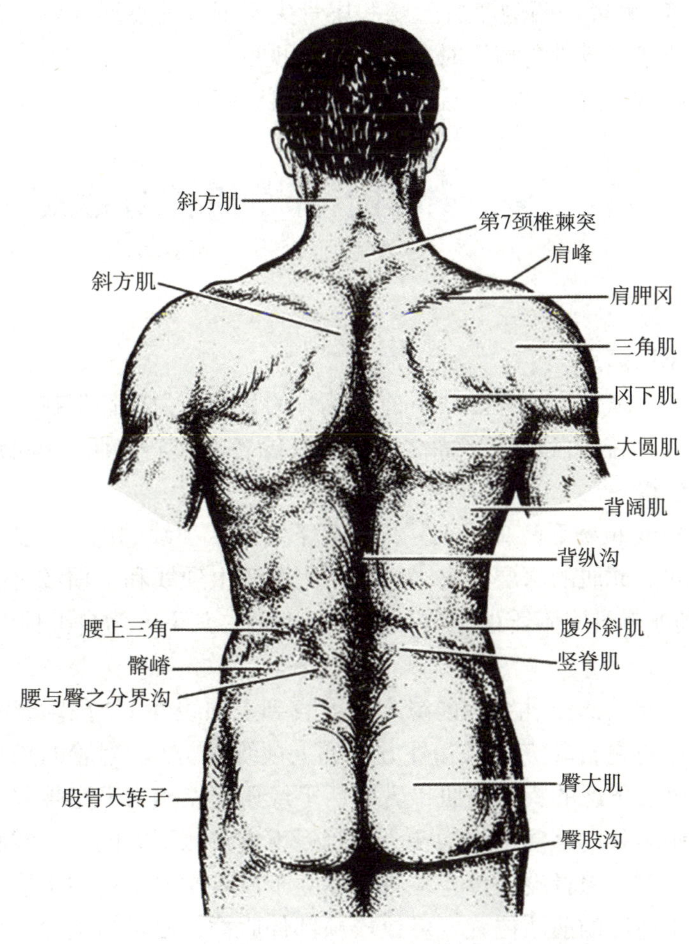

图 4–7　腰骶部体表标志

1. 棘突　胸椎及腰椎的棘突均可逐一摸清。两侧肩胛冈下角的连线横过 C_7 的棘突；左右髂脊最高点的连线经过 $L_{4\sim5}$ 棘突间。

2. 第 12 肋　位于胸廓后面最下方，其前端短而细，伸入腹侧壁肌层中，不与胸骨相连，故名浮肋，通常在竖脊肌的外侧皮下可触知第 12 肋的外侧段。

3. 脊柱沟 在背部正中线，可见一略微凹陷的纵沟，名脊柱沟。

4. 斜方肌 项部后正中线及胸椎棘突向肩峰伸展而成三角形的轮廓，运动时略可辨认。

5. 背阔肌 为覆盖腰部及胸部下份的阔肌，运动时可辨认其轮廓。

6. 竖脊肌 在后正中沟的两侧，呈纵行隆起，在棘突的两侧可触及。该肌外侧缘与第 12 肋的交角，称为脊肋角。

7. 骶正中嵴 在骶骨后面正中线上可触及，其中以 $S_{2\sim3}$ 处最显著。

8. 骶管裂孔和骶角 沿骶正中嵴向下，由 $S_{4\sim5}$ 后面的切迹与尾骨围成的孔为骶管裂孔。该裂孔两侧向下突起为骶角，体表易于触及。

9. 尾骨尖 位于骶骨下方，肛门后上方约 4cm 处可触及。

10. 菱形区 L_5 棘突、两侧髂后上棘和尾骨尖所围成的菱形区域。当腰椎或骶、尾骨骨折，骶髂关节错缝或骨盆畸形时，此区可出现变形。

11. 臀裂 两侧臀部在骶骨后面正中线上的纵行浅沟。

第二节 头颈和躯干部常见治疗点定位

一、枕项部

1. 枕项部常见压痛点

（1）枕外隆凸压痛点 枕外隆凸下前方枕骨的骨面，为项韧带在枕骨后下方的附着处，相当于风府穴。位于两侧项平面之间，其外缘各有一斜方肌上端的腱性组织附着，与项韧带紧密相连接。

（2）枕骨上项线和项平面压痛点 枕骨后下方在上项线的内 1/3 段，系斜方肌附着处，相当于风池穴。此肌的深层为头半棘肌，附着于上项线和下项线之间的项平面，上项线外 1/2段直到颞骨乳突附着的是胸锁乳突肌上端，其下方为自上项线直到乳突附着的头夹肌。

（3）颞骨乳突压痛点 乳突的前缘和外方直到上项线外 1/2 段附着的是胸锁乳突肌上端。此肌的深层也是自乳突前缘和外方直到上项线外 1/3 段附着的头夹肌，头夹肌的深层是附着于乳突后下缘的头最长肌，乳突后下缘压痛点相当于完骨穴。

上述三个肌附着处的疼痛部位均在头颅骨后下方和侧下方的上项线和乳突之间的连接线上。以左侧为例，患者端坐位，检查者站立于患者左方，用左手按住患者前额或下颌，保持颈脊柱于适度的前凸位置，可放松项部伸肌群，便于指尖深入检查压痛点。再以右手拇指尖深入枕外隆凸下前方的枕骨骨面，向左侧沿枕骨的上项线、项平面直至左颞骨乳突的诸肌附着处，逐一滑动按压，可分别查到压痛点。

2. 枕项部常见腧穴

（1）脑户 督脉腧穴。在枕部，后发际正中直上 2.5 寸，在枕外隆凸上缘，左右枕骨肌之间。

（2）风府　督脉腧穴。在项部，后发际正中直上 1 寸，枕外隆凸直下，两侧斜方肌之间凹陷处。

（3）风池　足少阳胆经腧穴。在项部，当枕骨直下，与风府相平，胸锁乳突肌与斜方肌上端之间的凹陷中。

（4）天柱　足太阳膀胱经腧穴。在颈后区，横平第 2 颈椎棘突上际，斜方肌外缘之凹陷中。

（5）完骨　足少阳胆经腧穴。位于耳后乳突的后下方凹陷处，在胸锁乳突肌附着部上方。

二、颈项部

1. 颈项部常见压痛点

（1）颈椎棘突压痛点　检查者站在患者左侧，左手按住患者的前额或下颌，以保持患者颈椎适度前凸，右手拇指按住患者左侧颈椎棘突端侧面软组织附着处，自 $C_{2\sim7}$ 逐一顺次滑动按压，可查到压痛点，多以 $C_{2\sim5}$ 压痛点明显。

（2）项部肌肉压痛点　在上述检查颈椎棘突压痛点位置上，检查者的拇指向外移，位于颈椎棘突和横突之间的部位，按住项部伸肌群的肌腹做滑动按压。

（3）颈椎横突压痛点　用两手食指分别按在颈旁两侧所属的横突尖上，逐一顺次滑动按压。

（4）胸锁乳突肌下端压痛点　检查者站在患者背后，两手拇指分别按住两侧胸骨柄上前方，做滑动按压；以后再按住锁骨内段上缘做滑动按压。

（5）前斜角肌压痛点　检查者用拇指在锁骨上窝第一肋骨的斜角肌结节上，作滑动按压。

2. 颈项部常用腧穴

（1）翳风　手少阳三焦经腧穴。位于耳垂后方，当乳突下与下颌角之间的凹陷处。

（2）大椎　督脉腧穴。位于第 7 颈椎棘突下凹陷中。

（3）定喘　经外奇穴。位于第 7 颈椎棘突下，旁开 0.5 寸处。

三、背部

1. 背部常见压痛点

（1）胸椎棘突压痛点　患者俯卧，检查者以拇指尖自 $T_{1\sim12}$ 的每一棘突端侧方的肌附着处顺次逐一检查，由棘突旁侧向前内方向进行滑动按压。

（2）胸椎后关节压痛点　患者俯卧，检查者拇指尖自 T_1 后关节开始，顺次垂直深压每一个后关节，直至 T_{12} 后关节为止。

（3）胸椎板压痛点　在上述俯卧位上，检查者用拇指尖针对 T_1 椎板，由上向下和由后向前方向逐一滑动按压，直至 T_{12} 椎板为止。

（4）脊柱背伸肌群压痛点　检查者用拇指沿椎板做逐一深压，横行滑动按压时可查到压痛点。一般在 $T_{5\sim6}$、$T_{8\sim9}$、$T_{11\sim12}$ 椎板处压痛最为敏感。

2. 背部常用腧穴

（1）身柱　督脉腧穴。在背部，当后正中线上，第 3 胸椎棘突下凹陷中。

（2）筋缩　督脉腧穴。在背部，当后正中线上，第 9 胸椎棘突下凹陷中。

（3）脊中　督脉腧穴。在背部，当后正中线上，第 11 胸椎棘突下凹陷中。

（4）夹脊穴　经外奇穴。在背腰部，当第 1 胸椎至第 5 腰椎棘突下两侧，后正中线旁开 0.5 寸，一侧 17 个穴位，乃华佗所创，也称华佗夹脊穴。

（5）肺腧　足太阳膀胱经腧穴。在背部，当第 3 胸椎棘突下，旁开 1.5 寸。

（6）膏肓穴　足太阳膀胱经腧穴。在背部，当第 4 胸椎棘突下，旁开 3 寸。

四、腰骶部

1. 腰骶部常见压痛点

（1）L_2 横突压痛点　患者俯卧，检查者以两拇指分别按放在两侧腰际，紧靠在第 12 肋骨下缘位于 L_2 横突部位，向内上方按压这一横突尖做滑动按压。

（2）L_3、L_4 横突压痛点　患者俯卧，检查者依上述方法以两拇指按放在 L_3、L_4 横突部位，向内方向顺次滑动按压这两个横突尖。

（3）第 12 肋骨下缘压痛点　患者俯卧，检查者站于患者右侧，在检查 L_2 横突压痛点位置上，检查者拇指稍向上移，针对第 12 肋下缘，做滑动按压。

（4）腰椎棘突与骶中嵴压痛点　患者俯卧，检查者用拇指自 $T_{12}\sim S_5$ 沿每一棘突端与骶中嵴的两旁，向前向内方向滑动按压。可查到压痛点，一般以 L_4 棘突～ S_1 骶中嵴的压痛多见。

（5）骶棘肌下外端附着处压痛点　患者俯卧，检查者以拇指沿髂嵴的腰三角区开始，向内至髂后上棘的内缘，再向下至骶髂关节内缘，针对此肌附着处，做滑动按压，可查到压痛点。

（6）腰椎椎板与骶骨背面压痛点　患者俯卧，拇指自 T_{11} 椎板～ S_1 背面的每一节上，顺次逐一深压腰部深肌层，可查到压痛点。

2. 腰骶部常见腧穴

（1）悬枢　督脉腧穴。在背部，当后正中线上，第 1 腰椎棘突下凹陷中。

（2）腰阳关　督脉腧穴。在背部，当后正中线上，第 4 腰椎棘突下凹陷中。

（3）十七椎下　督脉腧穴。在背部，当后正中线上，第 5 腰椎棘突下凹陷中。

（4）三焦俞　足太阳膀胱经腧穴。在腰部，当第 1 腰椎棘突下，旁开 1.5 寸。

（5）肾俞　足太阳膀胱经腧穴。在腰部，当第 2 腰椎棘突下，旁开 1.5 寸。

（6）气海俞　足太阳膀胱经腧穴。在腰部，当第 3 腰椎棘突下，旁开 1.5 寸。

（7）大肠俞　足太阳膀胱经腧穴。在腰部，当第 4 腰椎棘突下，旁开 1.5 寸。

（8）小肠俞　足太阳膀胱经腧穴。在骶区，横平第 1 骶后孔，骶正中脊旁 1.5 寸。

（9）膀胱俞　足太阳膀胱经腧穴。在骶区，横平第 2 骶后孔，骶正中脊旁 1.5 寸。

（10）胞肓　足太阳膀胱经腧穴。在臀部，横平第 2 骶后孔，骶正中脊旁 3 寸。

（11）腰宜　经外奇穴。在腰部，当第 4 腰椎棘突下，旁开 3 寸。

（12）腰眼　经外奇穴。在腰部，当第 4 腰椎棘突下，旁开 3.5 寸凹陷处。

五、头面胸腹部

1. 头面胸腹部常见压痛点

（1）咬肌肌腹压痛点　检查者用拇指尖在咬肌肌腹上按压或顺筋肉走行滑动、垂直于筋肉走行左右拨动，可查到压痛点。

（2）咬肌粗隆压痛点　检查者用拇指尖在咬肌粗隆上按压、滑动或拨动，可查到压痛点。

（3）胸锁关节压痛点　检查者用拇指尖在胸锁关节间隙按压或上下滑动、左右拨动，可查到压痛点。

（4）胸肋关节压痛点　检查者沿胸骨边缘从上到下用拇指尖在胸肋关节间隙按压或上下滑动、左右拨动，可查到压痛点。

（5）剑突压痛点　检查者用拇指尖在胸剑关节间隙或剑突边缘按压或左右拨动，可查到压痛点。

（6）耻骨联合压痛点　检查者用拇指尖在耻骨联合处按压或左右拨动，可查到压痛点。

（7）耻骨支压痛点　检查者用拇指尖在耻骨支边缘按压或拨动，可查到压痛点。

2. 头面胸腹部常用腧穴

（1）阳白　足少阳胆经腧穴。在前额部，瞳孔直上，眉上 1 寸。

（2）四白　足阳明胃经腧穴。在面部，目正视，瞳孔之下，当眶下孔凹陷中。

（3）下关　足阳明胃经腧穴。在面部耳前方，颧弓下缘中央与下颌切迹之间的凹陷中。合口有孔，张口即孔闭。

（4）牵正　经外奇穴。在面颊部，耳垂前方 1 寸。

（5）膻中　任脉腧穴。在胸部，当前正中线上，平第 4 肋间隙，两乳头连线的中点处。

（6）鸠尾　任脉腧穴。在上腹部，当前正中线上，脐中上 2 寸，或胸剑结合部下 1 寸处。

（7）肓俞　足少阴肾经腧穴。在中腹部，脐中旁开 0.5 寸。

（8）曲骨　任脉腧穴。在下腹部，当前正中线上，耻骨联合上缘的中点处。

第三节 肩和上肢部体表标志和常见治疗点

一、体表标志

（一）肩部

1. 喙突 锁骨下窝的外侧部，约距锁骨 2cm，自三角肌前缘向后可摸到肩胛骨的喙突。

2. 肩胛冈 在肩部的后面，自肩峰向内可摸到肩胛冈全长。肩胛冈上方为冈上窝，下方为冈下窝。自肩胛冈内侧端向下可摸到肩胛骨内侧缘至下角，下角平对 T_7 棘突、第 7 肋或第 7 肋间隙。

3. 肩峰 肩胛冈外侧段扁平的骨面，与锁骨肩峰端相关节。

（二）上肢部

参见图 4–8。

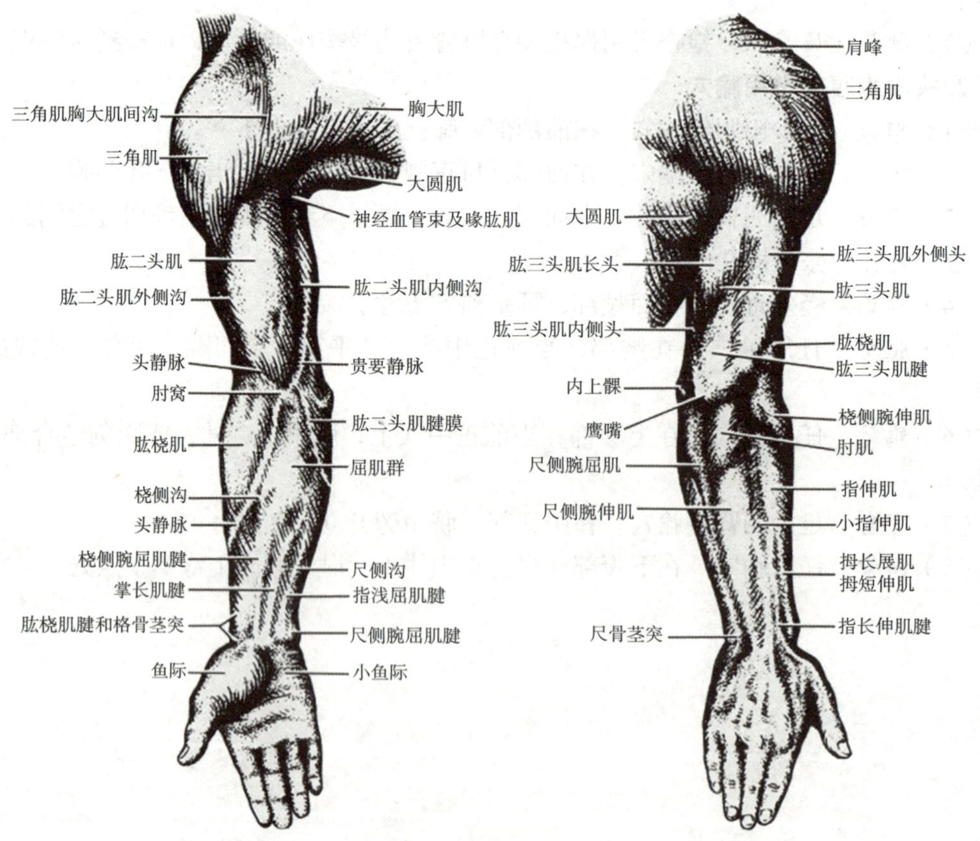

图 4–8 上肢体表标志

1. 肱骨大结节　位于肱骨上端的外侧，该结节突出于肩峰外下方，为肩部最外之骨性隆起。触摸大结节时，一手拇指按于肩峰下、肱骨上端的最外侧，另一手握其上臂旋转，此时拇指即可感到肱骨大结节在厚实的三角肌下隆起和滚动。

2. 肱骨小结节　位于肱骨上端前方，喙突尖端外侧约 2.5cm 处的稍下方。置指尖于该处，旋转肱骨即可触及小结节在指下滚动，小结节相当于肱骨头的中心，有肩胛下肌附着，向下移行为小结节嵴。

3. 结节间沟　肱骨大、小结节之间为结节间沟，内有肱二头肌长头腱通过。

4. 三角肌粗隆　位于臂中部的外侧，是三角肌的止点。当上臂平举时，此处表面皮肤可见一小的凹陷。

5. 肱骨内外上髁及尺神经沟　在肘关节两侧的稍上方，内侧最突出的骨点为肱骨内上髁，外侧最突出的骨点为肱骨外上髁。在内上髁与尺骨鹰嘴之间为尺神经沟，内有尺神经通过。

6. 尺骨鹰嘴　为肘后明显的骨性突起，有肱三头肌附着。当肘关节屈伸时，可见其上下移动。

7. 肘后三角　正常肘关节伸直时，尺骨鹰嘴及肱骨内、外上髁三个骨性标志位于同一水平线上，称为肘后直线。而屈肘时，此三点即形成一个底边在上的等腰三角形，即肘后三角。

8. 桡骨头　在肘后窝内极易摸到桡骨头，如将前臂做交替性的旋前、旋后动作，可清晰地感知桡骨头在旋转，若将肘关节屈曲，检查者的中指按在外上髁，则放在下面与之平行的食指所接处就是桡骨头。

9. 尺骨头　位于尺骨下端，在腕部尺侧偏后方可摸到。

10. 桡骨茎突　腕部外侧可摸到自桡骨末端向外突出的桡骨茎突。

11. 尺骨茎突　腕部内侧可摸到尺骨头及其后内侧向下突出的尺骨茎突。

12. 桡骨背侧结节　在腕的背侧面，桡骨下端背面可摸到桡骨背侧结节。

13. 腕尺、桡侧隆起　腕尺侧隆起位于腕前尺侧的皮下，后伸桡腕关节明显隆起，深面为豌豆骨；腕桡侧隆起位于腕前桡侧的皮下，后伸腕关节明显隆起，深面为手舟骨。

14. 舟骨结节及大多角骨结节　在腕远侧皮肤皱襞的桡侧半深面可触及舟骨结节，在舟骨结节的远侧紧挨着可摸到大多角骨结节，两结节共同构成腕骨桡侧隆起。

15. 豌豆骨及钩骨钩　在腕远侧皮肤皱襞的尺侧端可触及豌豆骨，亦可沿尺侧腕屈肌腱向下触得，因为豌豆骨是尺侧腕屈肌的抵止处。在豌豆骨的远侧平第 4 掌骨尺侧缘可摸到钩骨的钩，两者共同构成腕骨尺侧隆起。

16. 三角肌　为一个底朝上而尖向下的三角形肌肉，从前、后、外侧包裹肩关节，使肩部呈圆隆状。在肩关节脱位或三角肌萎缩时，可呈“方形肩”畸形。

17. 肱三头肌　当前臂伸直时，在三角肌后缘下方的一条纵行肌隆起为其长头，其外侧的隆起为外侧头，内下方的隆起为内侧头。

18. 肱二头肌　位于上臂前面的肌性隆起，屈肘时更加明显，该肌下部肌腱可在肘窝处摸到。

19. 腕掌侧的肌腱 握拳屈腕时，在腕掌侧可见到3条肌腱，位于中间者为掌长肌腱，位于桡侧者为桡侧腕屈肌腱，位于尺侧者为尺侧腕屈肌腱。在桡侧腕屈肌腱与掌长肌腱之间可按压到正中神经。

20. 腕背侧的肌腱 当拇指伸直和外展时，在腕背桡侧可见到3条肌腱，自桡侧向尺侧依次为拇长展肌腱、拇短伸肌腱和拇长伸肌腱。在拇长伸肌腱的尺侧为指伸肌腱。

21. 鱼际、小鱼际 鱼际位于手掌桡侧的隆起，深方为运动拇指的肌肉，包括拇短展肌、拇短屈肌和拇对掌肌；小鱼际位于手掌尺侧的隆起，深层为运动小指的肌，包括小指短展肌、小指短屈肌和小指对掌肌。两侧隆起之间的凹陷称为掌心。

22. 腋窝 为胸部外侧与上臂之间的凹陷，位于肩部的下方。其前壁主要由胸大肌构成，后壁主要由大圆肌和背阔肌构成。当上肢下垂时，用手伸入腋窝可辨别其前、后壁及前、后缘。

23. 腋前、后襞 上肢下垂时，在腋窝前壁，上臂皮肤与胸部皮肤交界处为腋前襞；在腋窝后壁，上臂皮肤与背部皮肤交界处为腋后襞。

24. 肱二头肌内、外侧沟 肱二头肌的内、外侧缘各有一纵行的浅沟，称为肱二头肌内、外侧沟。此沟较明显，内有肱血管、正中神经、尺神经等通过。

25. 肘窝横纹 屈肘时，出现于肘窝处横行的皮肤皱纹，称为肘窝横纹。

26. 腕掌侧横纹 屈腕时，在腕掌侧出现2～3条横行的皮肤皱纹，分别称为近侧横纹、中间横纹（不甚恒定）和远侧横纹。近侧横纹约平尺骨头，远侧横纹较明显。远侧横纹桡侧端可摸到手舟骨，手舟骨的远侧可摸到大多角骨；其尺侧端的隆起为豌豆骨，豌豆骨的远侧可摸到钩骨。

27. 鼻烟窝 位于腕背外侧部的浅凹，当拇指外展和后伸时明显。其外侧界为拇长展肌腱和拇短伸肌腱，内侧界为拇长伸肌腱；窝底为手舟骨和大多角骨。窝内有桡动脉通过，可触及其搏动。

二、常见治疗点定位

（一）肩部常见治疗点定位

1. 肩部常见压痛点

（1）*肩胛提肌肩胛骨附着处压痛点* 检查者用双手拇指分别按住患者肩胛骨内角此肌附着处，由内向外滑动按压，可查到压痛点。

（2）*肩胛骨脊柱缘压痛点* 检查者站在患者左侧，用左手按住患者右肩关节使其固定制动，第2～5右手指放置在腋缘部位，拇指按住脊柱缘下滑，可查到压痛点。

（3）*冈上肌肩胛骨附着处压痛点（右侧为例）* 检查者站在患者右侧，用右拇指按住患者右侧冈上窝，垂直此肌附着处的骨面做滑动按压，可查到压痛点。

（4）*斜方肌肩胛骨附着处压痛点* 在上述压痛点检查位置上，检查者拇指移向肩胛冈上缘，自内向外做滑动按压，可查到压痛点。

（5）冈下肌肩胛骨附着处压痛点　检查者站在患者右侧，右手按住患者右肩制动，左手 2 ～ 5 指扣住肩胛骨脊柱缘，拇指按在冈下窝部，当拇指针对冈下肌附着处做滑动按压，可查到压痛点。

（6）小圆肌肩胛骨附着处压痛点　检查者右手握住患者前臂近端，使肩关节垂直位，左手 2 ～ 5 指扣住肩胛骨脊柱缘，拇指按住腋缘，并沿腋缘背面滑动按压时可查到压痛点。

（7）大圆肌肩胛骨附着处压痛点（右侧为例）　在冈下肌压痛点的位置上，下移至肩胛骨下 1/3 段的背面，位于大圆肌附着处滑动按压可查到压痛点。

（8）肩胛骨喙突压痛点　滑动按压喙突处。

2. 肩部常用腧穴

（1）肩髃　手阳明大肠经腧穴。在肩部，上臂外展或向前平伸时，当肩峰前下方凹陷处。

（2）肩贞　手太阳小肠经腧穴。在肩部，臂内收，在腋后纹头上 1 寸。

（3）肩外俞　手太阳小肠经腧穴。在背部，当第 1 胸椎棘突下，旁开 3 寸。

（4）肩中俞　手太阳小肠经腧穴。在背部，当第 7 颈椎棘突下，旁开 2 寸。

（二）上肢部

1. 上肢部常见压痛点

（1）肱骨外上髁压痛点　检查者拇指分别在肱骨外上髁、桡骨小头的环韧带与肱骨外缘肘关节囊屈侧附着处滑动按压，可查到压痛点。

（2）肱骨内上髁与尺神经压痛点　检查者拇指在肱骨内上髁针对肌附着处骨面做滑动按压，或在尺神经沟处按压，可查到压痛点，相当于小海穴。

（3）桡骨茎突压痛点　芬克斯坦征患者腕关节呈轻度掌屈桡屈位，拇指内收置于掌心，另四指紧握，检查者将患者的拳头向尺侧作被动屈曲，引起患者桡骨茎突处剧痛为阳性。检查者以一手握住患者的前臂中段，另一手掌托住患者的掌背面，用拇指滑动按压患者的桡骨茎突，可引出桡骨茎突压痛点，相当于列缺穴。

（4）尺骨小头背侧压痛点　检查者以一手握住患者的前臂中段，另一手握住患腕下方的掌骨部，而拇指按住尺骨小头背侧，滑动按压时可查到压痛点。

（5）尺骨茎突压痛点　检查者用拇指尖嵌插在三角骨与尺骨茎突之间的软组织间隙，滑动按压尺骨茎突的顶端，可查到压痛点。

（6）腕横韧带压痛点　检查者用拇指在大小鱼际肌之间的腕横韧带处滑动按压，可查到压痛点。

（7）屈指肌腱鞘压痛点　检查者以一手握住患指，用拇指在掌骨颈掌侧滑动按压，可查到压痛点。

2. 上肢部常用腧穴

（1）合谷　手阳明大肠经腧穴。在手背第 1、2 掌骨之间，当第 2 掌骨桡侧的中点处。

（2）列缺　手太阴肺经腧穴。在人体前臂桡侧缘，桡骨茎突上方，腕横纹上 1.5 寸。

（3）小海　手太阳小肠经腧穴。位于肘后区，尺骨鹰嘴与肱骨内上髁之间凹陷中。

第四节　髋和下肢部体表标志和常见治疗点

一、体表标志

（一）髋部

1. 髂嵴　髂骨位于髋骨的后上部，分为髂骨体和髂骨翼两部。在腰区两侧腰带之下，可触及髂骨翼的上缘肥厚且呈弓形向上凸弯，称为髂嵴。

2. 髂前上棘　沿髂嵴向前翼的前缘弯曲向下，达于髋臼，生有上骨突起，称为髂前上棘。

3. 髂后上棘　髂嵴后端摸到的骨性突起为髂后上棘，髂后上棘在瘦弱者呈隆起状态，但在年轻人及肥胖者则为一凹陷，该处为骶部菱形窝的外侧点。

4. 骶髂关节　髂后上棘与骶骨之间的间隙，为骶髂关节，呈弧形。

5. 髂后下棘　在髂后上棘的下方，隐约可触及一隆起，为髂后下棘。

6. 坐骨大切迹　在髂后下棘的下方可触及一深窝，相当于坐骨大孔，此孔的外侧缘为坐骨大切迹，但需在臀大肌放松时才易触及。

7. 耻骨联合上缘和耻骨结节　在腹部前正中线的下端可触及耻骨联合上缘，其下有外生殖器。耻骨联合上缘外侧约 2.5cm 处为耻骨结节。

8. 坐骨结节　在臀部臀大肌下缘深处，可触及坐骨结节，由于坐骨结节在人体直立时由臀大肌下缘所遮盖，故当髋关节处于屈曲位时易于触及。

9. 坐骨棘　是坐骨上支后缘的一个棘状突起，位置较深，通过体表不易触及。但用手指通过阴道或直肠向外上方可以摸到该骨性标志。

10. 臀大肌　形成臀部圆隆的外形。

（二）下肢部

参见图 4–9。

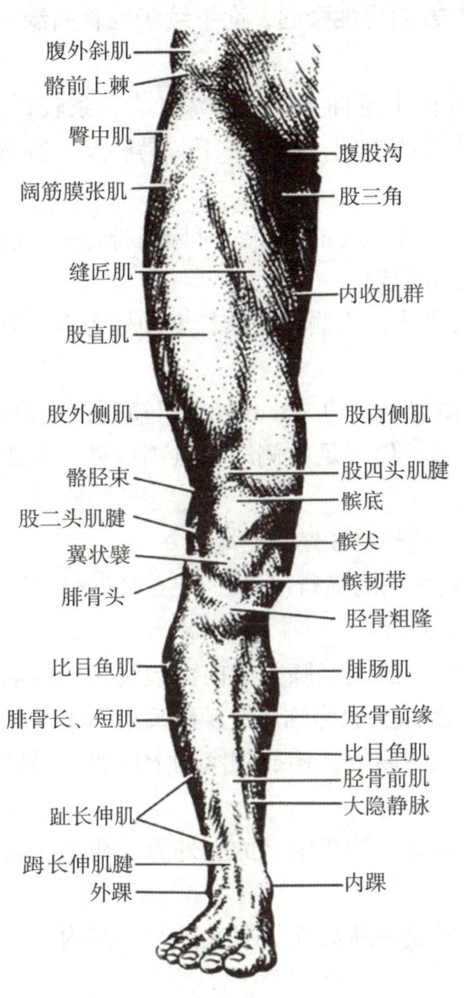

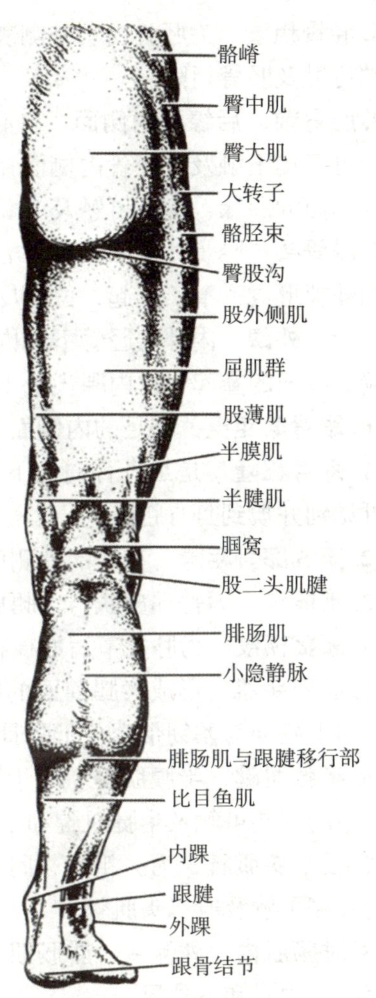

图 4-9　下肢体表标志

1. 股骨大转子　为股骨颈与体交界处向上外侧的方形隆起，构成髋部最外侧的骨性边界。髂结节下方 10cm 处，能明显触及股骨大转子。

2. 股骨头　在腹股沟韧带中点下方 2cm 股动脉搏动处，用手指用力压向深方，同时使大腿做旋转运动，则可扪及肌肉下随之转动的股骨头。

3. 髌骨　在膝关节的前面，可摸到位居皮下的髌骨。在膝伸直位时，髌骨可被左右移动；屈膝时，髌骨紧贴股骨下端前面。在髌骨的下方，极易触及强韧的髌韧带，它向下附着于隆起的胫骨粗隆。

4. 股骨内、外侧髁　髌骨两侧可分别触及上方的股骨内、外侧髁，股骨内、外侧髁的最突出部称为股骨内、外上髁。在股骨内上髁的上方还可触及收肌结节。

5. 胫骨内、外侧髁　在股骨内、外侧髁的下方可摸到胫骨内、外侧髁，胫骨粗隆即位于二髁之间的前面，是髌韧带的止点。沿胫骨粗隆向下，续于胫骨的前缘，髌韧带及其内侧的胫骨前面都位于皮下，向下延至内踝，都可以在体表摸到。临床测量下肢长度常用的方法有两种：一是测内踝至髂前上棘的距离；二是测脐至双下肢内踝的距离。

6. 胫骨粗隆 为胫骨内、外侧髁间前下方的骨性隆起，向下续于胫骨前缘。在髌韧带下端可触及胫骨粗隆。

7. 胫骨前、后缘及内侧面 自胫骨粗隆向下延伸为胫骨前缘，为一条较锐的骨嵴，全长均可于皮下触及。胫骨内侧面在胫骨前缘的内侧，位于皮下，易触及。胫骨后缘为胫骨内侧面的后缘，皮下可触及。

8. 腓骨头 胫骨外侧髁的后外方，约在胫骨粗隆的水平，可摸到腓骨头。腓骨体的下部和外踝形成一窄长隆起，位居皮下，也可扪到。

9. 内、外踝 内踝为胫骨下端内侧面的隆凸，为测量下肢长度的标志点。外踝为腓骨下端一窄长的隆起，比内踝尖低 1cm。

10. 跟骨载距突 在足的内侧面，内髁顶端下方约 2.5cm 处，可摸到跟骨载距突。

11. 舟骨粗隆 是足舟骨向内下方的隆起，位于足内侧缘中点稍后处。载距突的前方，可见到并摸到舟骨粗隆。

12. 第 5 跖骨粗隆 在足的外侧面中部可摸到第 5 跖骨粗隆。

13. 臀股沟 为臀部皮肤与大腿后面皮肤之间的横行浅沟。

14. 腘窝横纹 为膝关节后面横行的皮肤皱纹。

15. 股四头肌 形成大腿前面的肌性隆起，肌腱经膝关节前面包绕髌骨的前面和两侧缘，向下延伸为髌韧带，止于胫骨粗隆。股四头肌为临床上膝跳反射叩击部位。

16. 半腱肌腱、半膜肌腱 附于胫骨上端的内侧，构成腘窝的上内界。屈膝，在膝关节后面的内侧可触及半腱肌腱和半膜肌腱。

17. 股二头肌腱 为一粗索，附着于腓骨头，构成腘窝的上外界。屈膝，在膝关节后面的外侧可触及股二头肌腱。

18. 腓肠肌内、外侧头 腓肠肌的肌腹形成小腿后面的肌性隆起。其内、外侧头构成腘窝的下内界和下外界。

19. 跟腱 在踝关节后方，呈粗索状，向下止于跟骨结节。

二、常见治疗点定位

（一）髋部

1. 髋部常见压痛点

（1）髂嵴压痛点 患者俯卧，用拇指沿整个髂嵴针对肌附着处做滑动按压，可查到压痛点。有时在胸廓外下方的肋骨缘也可查到压痛点。

（2）髂胫束压痛点 患者俯卧，检查者先用两手第 2 ～ 3 指分别按住两髂前上棘处，将两拇指分别按在髂前上棘后方臀部约一横掌处加以浅压，可查到压痛点。

（3）臀上皮神经压痛点 在髂胫束检查法的基础上，检查者用拇指移向臀中肌部位，于髂嵴下 2 ～ 3 横指处，即臀上皮神经分布区域，由外向内做浅表性的滑动按压，可查到压痛点。

（4）髂后上棘压痛点 患者俯卧，检查者用拇指在髂后上棘部位做表浅的滑动按压，可出现两种不同情况：如系臀大肌附着处病变，压痛点在髂后上棘的臀后线处；如系臀上皮神经内支支配区域，压痛点在靠近臀后线偏外部位。一般来说，髂后上棘压痛点比其他臀部压痛点少出现。

（5）骶髂关节压痛点　患者俯卧，检查者用拇指沿髂后上棘内侧骶髂关节间隙处做弧形滑动按压，可查到压痛点。

（6）阔筋膜张肌压痛点　患者侧卧，患侧在上，检查者以一手抬患肢使其充分外展位，放松所有肌肉，另一手的拇指在髂前上棘外缘与外方做表浅的滑动按压，可查到压痛点。

（7）臀小肌压痛点　在检查阔筋膜张肌压痛点的基础上，检查者用另一手拇指在股骨大转子的上方，向内下方向做深层的滑动按压，可查到压痛点。

（8）臀中肌压痛点　在检查阔筋膜张肌压痛点的基础上，检查者用另一手的拇指在髋外侧的髂嵴下方臀中肌附着处滑动按压，可查到压痛点。至于臀中肌内方与内下方的压痛点，应在俯卧位上另做检查，方能明确。

（9）臀下神经压痛点　检查者用拇指向内向前横过神经支做表浅的滑动按压，可触及疼痛的细索状物，即为压痛点。

（10）坐骨神经梨状肌下口处压痛点　患者俯卧，检查者以拇指深压臀部坐骨神经部位，横过神经支做滑动按压，可查到压痛点。一般在找到此压痛点后再找臀中肌坐骨大孔上缘、上方、内上缘、内上方等压痛点，比较容易定位。

（11）臀上神经压痛点　患者俯卧，检查者用拇指深压臀上神经部位，横过神经支滑动按压，可查到压痛点。

（12）骶尾骨下缘与股骨粗隆压痛点　患者俯卧，检查者以拇指分别针对骶尾骨下外缘与股骨臀粗隆的肌附着处骨面，做滑动按压，可查到压痛点。

（13）股内收肌群耻骨附着处压痛点　患者仰卧，两下肢髋膝关节屈曲，两足底对紧，两下肢相对外展，检查者两拇指分别先在两侧耻骨上支与耻骨结节肌附着处做滑动按压，以后在两侧耻骨下支肌附着处做滑动按压，最后在股骨内上髁肌附着处做滑动按压，可查到压痛点。

（14）耻骨联合附着处压痛点　患者俯卧，检查者用拇指针对两侧耻骨联合与耻骨结节上缘骨面而滑动按压，可查到压痛点。

（15）髂前下棘压痛点　检查者用拇指在髂前上棘下方一横指处做深层滑动按压，可查到压痛点。

2. 髋部常用腧穴

（1）秩边　足太阳膀胱经腧穴。在臀部，平第 4 骶后孔，骶正中嵴旁开 3 寸。

（2）环跳　足少阳胆经腧穴。在臀部，股骨大转子最凸点与骶管裂孔连线的外 1/3 与内 2/3 交点处。

（3）五枢　足少阳胆经腧穴。在侧腹，髂前上棘之前 0.5 寸，约平脐下 3 寸处。

（4）维道　足少阳胆经腧穴。在侧腹，髂前上棘的前下方，五枢前下 0.5 寸处。

（二）下肢部

1. 下肢部常见压痛点

（1）股骨臀肌粗隆压痛点　患者仰卧，下肢伸直，检查者以拇指尖针对股骨后方的臀肌粗隆部位做滑动按压，可查到压痛点。

（2）股骨内上髁压痛点　患者仰卧，患肢伸直。检查者用一手的拇指尖针对内侧膝关节间隙或其下前方部按压，引出剧痛后保持压力不变；再用另一手拇指尖针对股骨内上髁软组织附着处特别是在内收肌结节上按压，引出剧烈的内上髁痛，可使内侧膝关节间隙或其下方部位的压痛立即消失；如果此时终止股骨内上髁的按压，则内侧膝关节间隙或其下方部位的压痛又会立即重演。通过上述检查，就可查到股骨内上髁的潜性或显性压痛点。

（3）股骨外上髁压痛点　患者仰卧，患肢伸直。检查者以一手拇指尖针对外侧膝关节间隙按压，引出剧痛后保持压力不变；再用另一手拇指尖针对股骨外上髁软组织附着处按压，引出剧烈的外上髁痛，可使外侧膝关节间隙的压痛立即消失；如果此时终止股骨外上髁的按压，则外侧膝关节间隙的压痛又会立即重演。通过上述检查，就可查到股骨外上髁的潜性或显性压痛点。

（4）膝关节内侧或外侧间隙压痛点　患者仰卧，检查者用一手的拇指尖按压痛侧膝关节的内侧间隙或外侧间隙做上下滑动，其间再用另一手握住患者的小腿，改换其体位由伸直变为屈曲，更易明确半月板所在的关节间隙之解剖位置，此时引出膝关节内侧或外侧剧痛，就可查到各处的压痛点，但此压痛点不受股骨内上髁或外上髁软组织损害性压痛点的传导影响。

（5）髌下脂肪垫压痛点　检查者用一手的第 1 ～ 2 指按住髌骨上缘，推向下方，使髌骨尖向前突出和另一手的拇指掌侧向上，指尖针对髌骨下端的后方骨面与髌骨的下 1/2 段边缘，由后向前与由上向下做滑动按压，可查到压痛点。

（6）胫骨粗隆压痛点　检查者用拇指尖滑动按压胫骨粗隆的髌韧带附着处，可查到压痛点。

（7）胫骨骨干内侧或外侧压痛点　检查者用拇指尖在胫骨骨干内侧或外侧骨面的软组织附着处，自上而下地滑动按压较大面积的病变部位，可查到压痛点。

（8）腓骨骨干内侧或外侧压痛点　检查者拇指尖分别针对腓骨骨干内侧或外侧骨面的软组织附着处，自上而下地滑动按压这些较大面积的病变部位，可查到压痛点。

（9）踝前方关节囊压痛点　检查者用拇指尖针对踝关节前方起自内踝，沿胫骨下关节面上方直至腓骨外踝关节面的关节囊附着处滑动按压，可查到压痛点。

（10）内踝后下方压痛点　检查者用拇指尖嵌入内踝沟，自内踝后方、下方直至前方做滑动按压，可查到压痛点，相当于太溪、大钟、水泉等穴。

（11）外踝后下方压痛点　检查者用拇指尖嵌入外踝沟，自外踝后方、下方直至前方做滑动按压，可查到压痛点，相当于昆仑、申脉等穴。

内踝后下方和外踝后下方软组织损害同时并存时，两者向下的传导痛可汇集于跟骨底中央部，引起跟底痛。

（12）跗骨窦压痛点 检查者用拇指尖针对跗骨窦脂肪垫并向窦壁周围做深入的滑动按压，可查到压痛点，相当于丘墟穴。

（13）舟骨粗隆压痛点 检查者用拇指尖针对舟骨粗隆的胫骨后肌附着处做滑动按压，可查到压痛点。部分人员舟骨内后侧存在副舟骨，胫骨后肌也可附着于副舟骨处，此处也可查到压痛点。

（14）跟结节、跟腱滑囊、跟腱鞘和跟腱前脂肪垫压痛点 检查者用拇指尖沿跟腱后方直至其跟结节附着处做滑动按压，可查到跟结节、跟腱滑囊和跟腱鞘的压痛点。检查跟腱前脂肪垫压痛点时，患者采取仰卧位或俯卧位，保持患侧下肢伸直，可在踝关节过度跖屈位上放松跟腱后，再用拇指尖由跟腱前外方指向踝后关节囊深压病变脂肪垫可查到压痛点。

2. 下肢部常用腧穴

（1）承扶 足太阳膀胱经腧穴。在股后区，臀下横纹的中点。

（2）F23 殷门 足太阳膀胱经腧穴。大腿后面，承扶穴与委中穴连线上，承扶穴下6寸。

（3）血海 足太阴脾经腧穴。大腿内侧，髌底内侧端上2寸。

（4）阳陵泉 足少阳胆经腧穴。小腿外侧，腓骨头前下方凹陷中。

（5）阴陵泉 足太阴脾经腧穴。小腿内侧，当胫骨内侧髁后下方凹陷处。

（6）肩痛 经外奇穴，也称中平穴。小腿外侧，当腓骨小头与外踝连线的中、上1/3交界处。

（7）三阴交 足太阴脾经腧穴。小腿内侧，当足内踝尖上3寸，胫骨内侧面后缘。

（8）太溪 足少阴肾经腧穴。足内侧面，当内踝尖与跟腱之间的凹陷中。

（9）丘墟 足少阳胆经腧穴。小腿外侧，外踝前下方，趾长伸肌腱外侧凹陷中。

【复习思考题】

1. 头颈躯干部有哪些体表标志和针刀治疗点？
2. 上肢部有哪些体表标志和针刀治疗点？
3.下肢部有哪些体表标志和针刀治疗点？
4. 体表标志和针刀治疗点的关系是什么？

第五章 针刀治疗常用诊断技术

针刀治疗最常见的适应证是运动系统慢性损伤。与运动系统慢性损伤相关的诊断技术包括运动系统检查法、神经系统检查法、影像学检查等。其中，运动系统检查法、神经系统检查法等在其他教材有详细介绍，本教材仅对 X 线、CT、MRI、B 超等常用影像检查的阅片要点，以及姿态和动作评估等进行介绍。

第一节 X 线检查

X 线具有穿透性、荧光效应、感光效应、电离效应等特性。当 X 线穿透人体不同厚度及密度的组织后，X 线会被吸收衰减，到达荧屏胶片上，通过处理，便能获得黑白差异、层次对比的灰阶影像。

一、颈椎 X 线阅片要点

应熟悉、掌握颈椎影像解剖结构（图 5–1）。颈椎正位 X 线片之上位颈椎由于上颌骨遮挡显示不清，故常用张口位片观察齿状突是否存在骨折，寰椎（第 1 颈椎）侧块间隙是否对称，以及寰椎与齿状突间隙（简称寰齿间隙），若寰齿间隙> 3mm，则存在寰枢关节半脱位。颈椎侧位 X 线片可依据枢椎（第 2 颈椎）棘突显影宽大、隆椎（第 7 颈椎）棘突显影长而宽大，作为影像定位的常用标志。颈椎斜位片主要看患者的颈椎是否存在钩椎关节增生，椎间孔形态和大小，同时判断骨性椎管的宽度，是否存在椎间孔或椎管狭窄。

1. 注意张口位片观察寰齿间隙、寰枢外侧关节是否对称，齿状突是否骨折。

2. 注意观察颈椎生理曲度有无变直、反弓等。

3. 注意观察棘突连线、椎体前后缘连线，以判断椎体是否有滑脱及不稳。

4. 注意观察各关节间隙，如椎间隙、钩椎关节间隙、横突间隙、棘突间隙、关节突间隙等。

5. 注意观察有无骨质疏松、韧带钙化及椎体边缘及关节骨质增生。

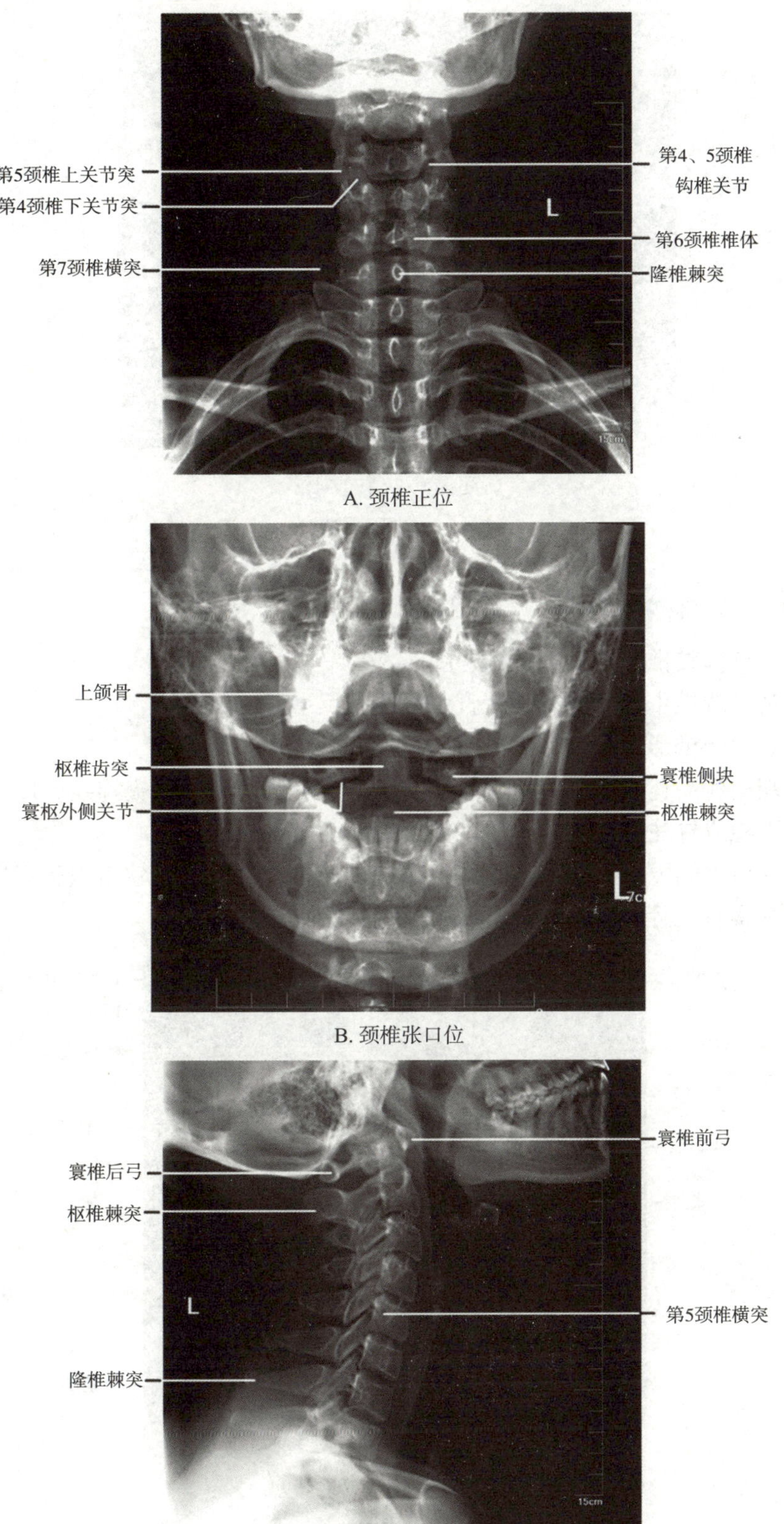

A. 颈椎正位

B. 颈椎张口位

C. 颈椎侧位

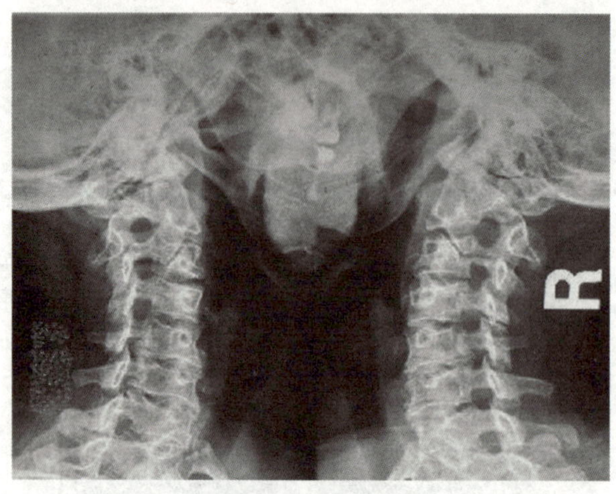

D. 颈椎（左/右）斜位

图 5-1 颈椎X线片

二、腰椎 X 线阅片要点

应熟悉、掌握腰椎影像解剖结构（图 5-2）。

1. 注意观察腰椎生理曲度有无变直、过曲、反弓。

2. 注意观察腰椎形态是否变扁、是否骨折、是否滑脱等。

3. 注意观察棘突连线、椎体前后缘连线、椎板后缘连线、横突连线，以判断椎体是否有滑脱及不稳或脊柱侧弯。

4. 注意观察椎间隙有无变窄，间接考虑腰椎间盘突出及周围软组织病变挛缩。

5. 注意观察有无骨质疏松、骨质增生及韧带钙化。

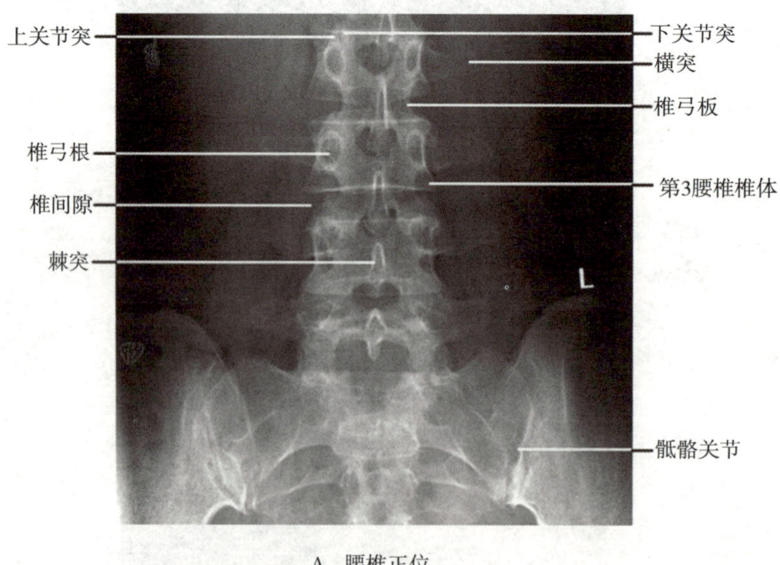

A．腰椎正位

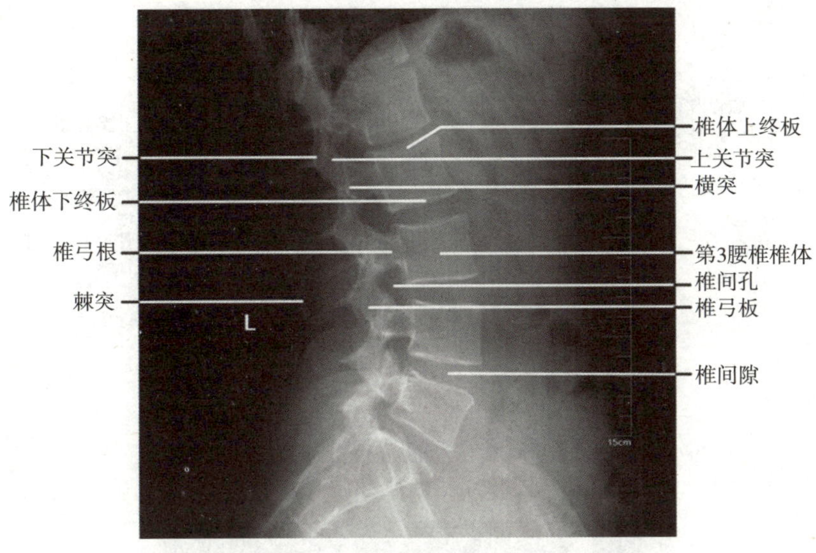

B. 腰椎侧位

图 5–2　腰椎 X 线片

三、肘、膝关节 X 线阅片要点

应熟悉、掌握肘、膝关节影像解剖结构（图 5–3）。

1. 注意观察关节间隙有无变窄、关节畸形失稳脱位。

2. 注意观察有无关节面硬化、骨质增生及韧带钙化。

3. 注意观察骨质是否占位样病变，骨肿瘤（绝大多数恶性肿瘤存在骨质溶解破坏，极少数骨质异常恶性增生）；是否骨折（骨皮质是否连续）；有无骨质疏松、骨质增生及韧带钙化。

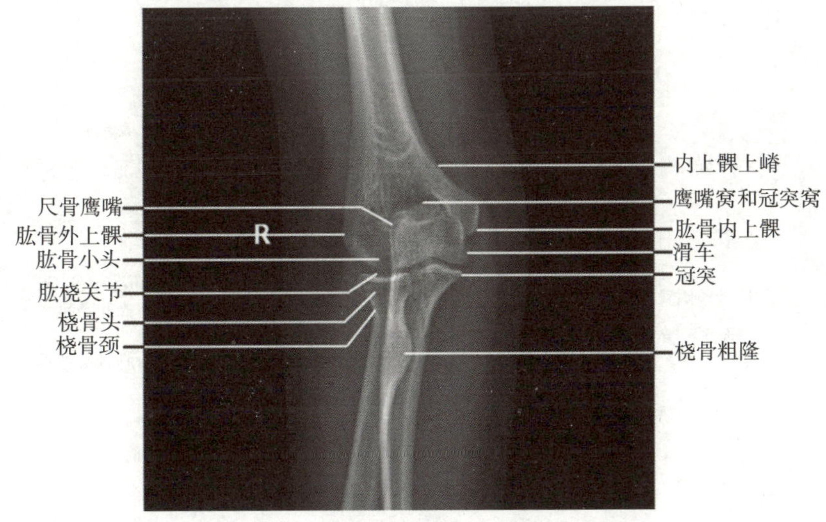

A. 肘关节正位

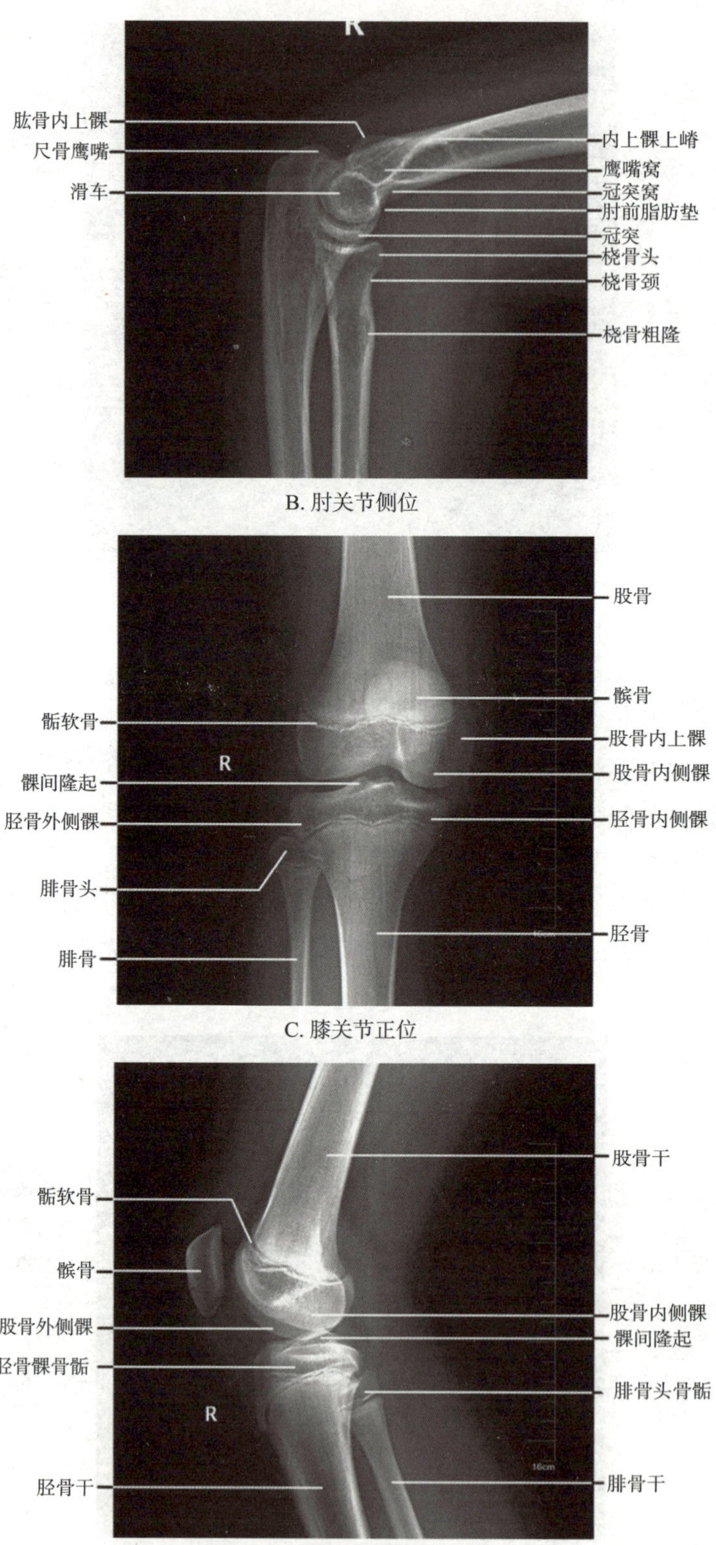

B. 肘关节侧位

C. 膝关节正位

D. 膝关节侧位

图 5–3　肘、膝关节 X 线片

四、肩关节 X 线阅片要点

应熟悉、掌握肩关节影像解剖结构（图 5-4）。

1. 注意观察关节间隙有无变窄、关节畸形失稳脱位。

2. 注意观察肩关节有无骨质增生、硬化，关节软骨损伤。

3. 注意观察骨质是否占位样病变，骨肿瘤（绝大多数恶性肿瘤存在骨质溶解破坏，极少数骨质异常恶性增生）；是否骨折（骨皮质是否连续）；有无骨质疏松、骨质增生及韧带钙化。

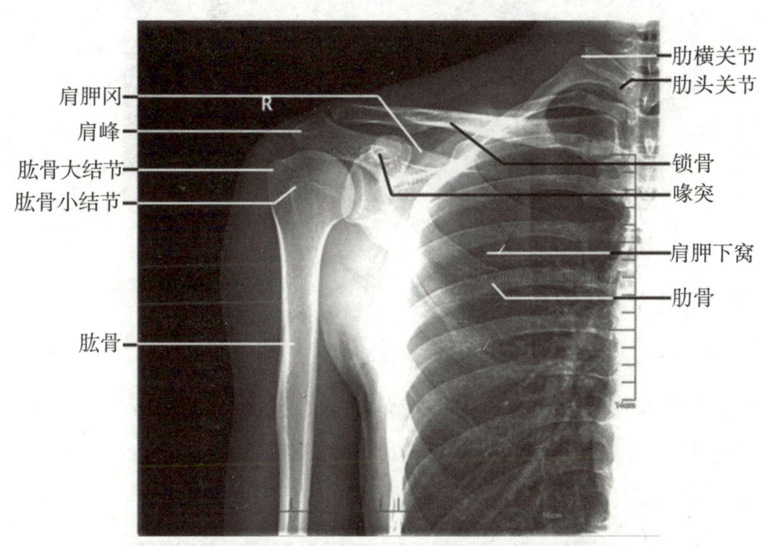

图 5-4 肩关节 X 线片（正位）

五、骨盆和髋关节 X 线阅片要点

应熟悉、掌握髋关节及骶髂关节影像解剖结构（图 5-5）。

1. 注意观察两侧髋关节是否对称，关节间隙有无改变，骨皮质是否连续，骨小梁排列是否正常。

2. 注意观察骶髂关节面是否毛糙，关节间隙是否对称、有无变窄或关节间隙融合消失。

3. 注意观察有无关节面硬化及骨质增生。

4. 注意观察周围组织有无肿胀、钙化等。

5. 注意观察双侧闭孔是否等大、双侧髋骨是否等大等。

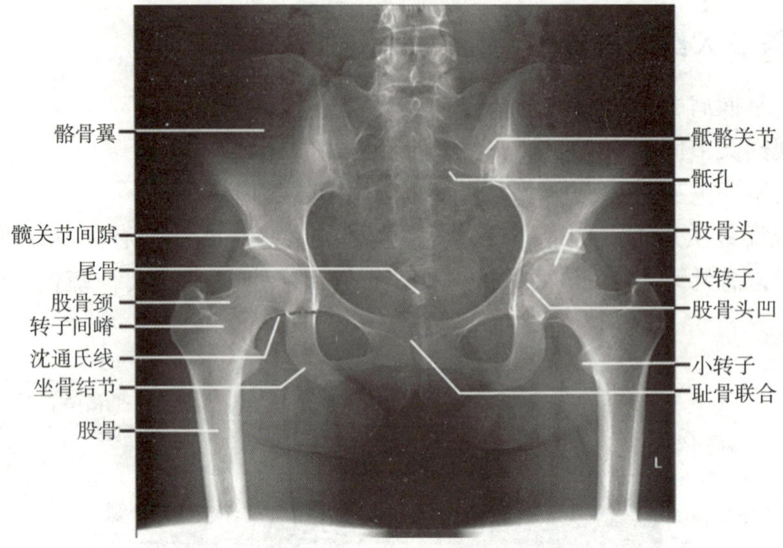

图 5-5　骨盆 X 线片（正位）

六、腕、踝关节 X 线阅片要点

应熟悉掌握腕、踝关节影像解剖结构（图 5-6）。

1. 注意观察关节间隙有无变窄、关节畸形失稳。
2. 注意观察有无关节面硬化、骨质增生及骨质破坏。
3. 注意观察有无跟骨骨刺。

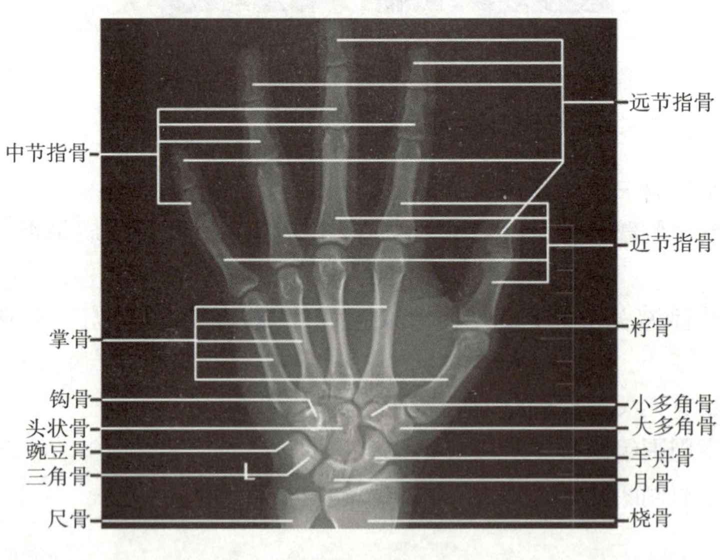

A. 腕部正位

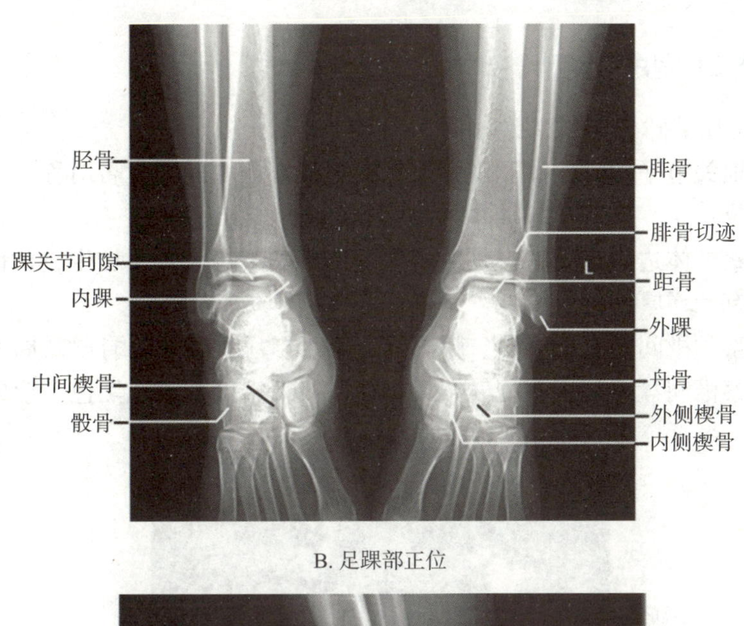

B. 足踝部正位

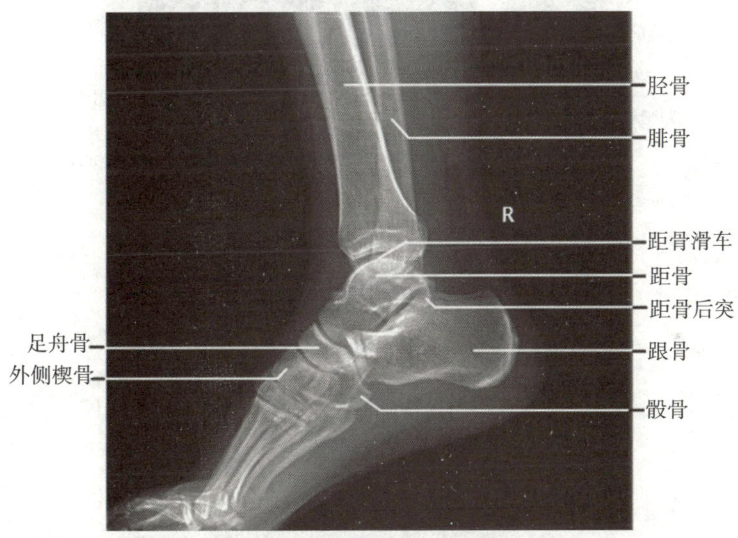

C. 足踝部侧位

图 5–6 腕、踝关节 X 线片

第二节 CT 检查

CT 是用 X 线束从多个方向对人体检查部位一定厚度的层面进行扫描，由探测器收集透过该层面的 X 线，转变为可见光后，由光电转换器转变为电信号，再经模拟或数字转换器转为数字，输入计算机处理。CT 装置开创了数字化成像的先河，成功地解决了普通 X 线成像时组织结构相互重叠的缺陷。不同部位的 CT 片有不同的阅片要点，具体如下。

一、颈椎 CT 阅片要点

颈椎 CT 阅片基础与 X 线大致相同（图 5–7）。

1. 颈椎寰枢关节平扫时，注意观察齿状突与寰椎侧块间隙是否对称，进而判断有无寰枢关节半脱位。

2. 注意观察椎体边缘有无唇样骨质增生，钩椎关节有无骨质增生，黄韧带、项韧带等周围软组织有无增厚钙化。

3. 注意观察颈椎间盘有无突出、膨出等，是否卡压神经根、脊髓及周围软组织。

4. 注意观察椎间盘内是否有积气（真空征，极低密度，显示黑色）形成。

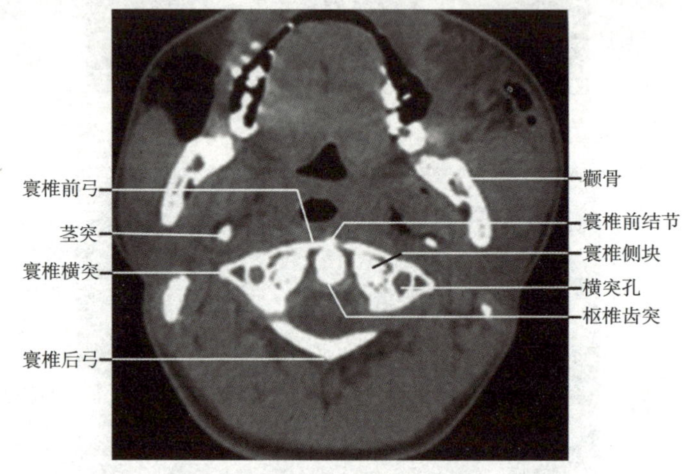

A. 寰枢椎横轴位

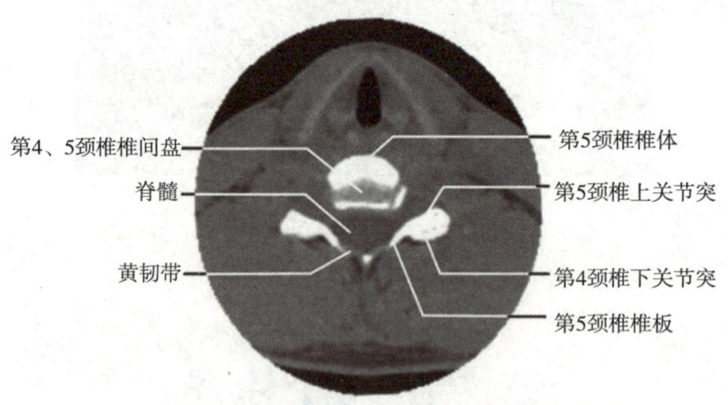

B. 颈椎横轴位

图 5–7　颈椎 CT片

二、腰椎 CT 阅片要点

腰椎 CT 阅片基础与 X 线大致相同（图 5–8）。

1. 注意观察椎体边缘、小关节有无骨质增生，黄韧带、棘上韧带等周围软组织有无增厚钙化。

2. 注意观察腰椎间盘有无突出、膨出等，是否卡压神经根、脊髓及周围软组织。

3. 注意观察椎间盘内是否有积气（真空征，极低密度，显示黑色）形成。

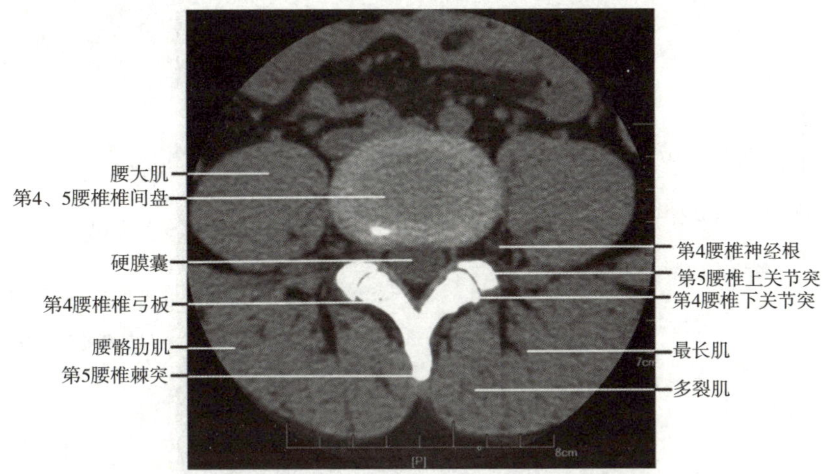

图 5-8　腰椎 CT 片（横轴位，第 4、5 腰椎层面）

三、骶髂关节 CT 阅片要点

熟悉、掌握骶髂关节影像解剖结构（图 5-9）。

1. 注意观察骶髂关节面是否毛糙，关节间隙是否对称，有无变窄。

2. 注意观察有无关节面硬化及骨质增生。

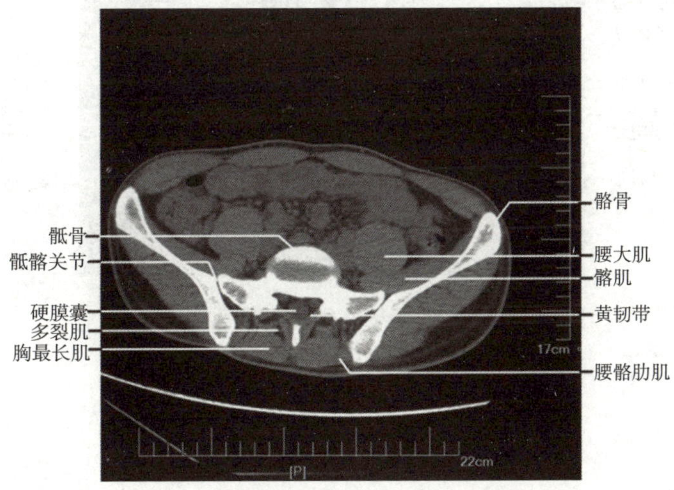

图 5-9　骶髂关节 CT 片（横轴位）

四、肘、膝关节 CT 阅片要点

熟悉、掌握肘、膝关节影像解剖结构（图 5-10）。

1. 注意观察关节间隙有无变窄、软骨下骨质有无囊变。

2. 注意观察有无关节面骨质增生及关节周围韧带钙化。

3. 病情严重者注意观察有无关节囊扩张、关节积液。

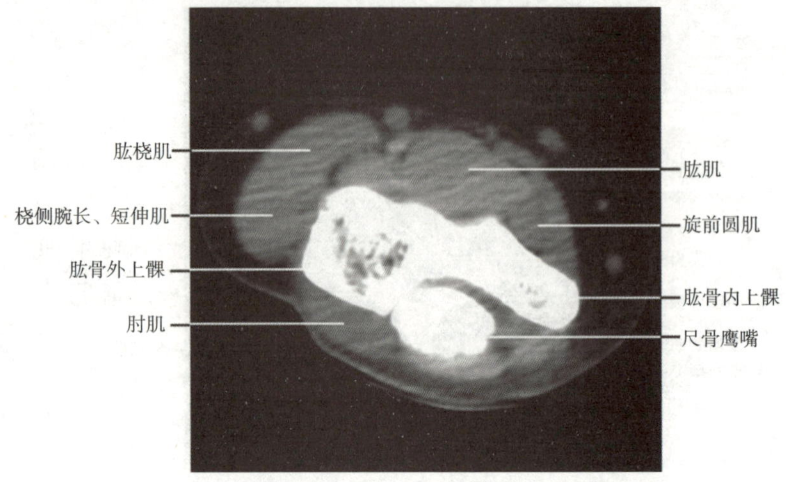

A. 肘关节 CT 横轴位

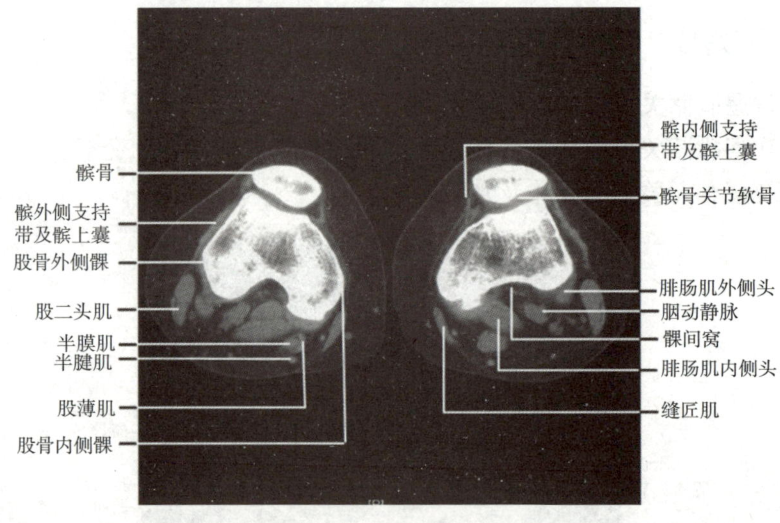

B. 膝关节 CT 横轴位

图 5–10　肘、膝关节 CT 片

第三节　MRI 检查

MRI 即磁共振成像，是通过对静磁场中的人体施加特定频率的射频脉冲，使人体中的氢质子受到激励而发生磁共振现象。停止脉冲后，质子释放能量并恢复到原来状态（弛豫时间）并产生 MR 信号，经过计算机处理后生成图像。各部位的 MRI 片具体阅片要点如下。

一、颈椎 MRI 阅片要点

颈椎 MRI 影像较 CT 能更清楚、直接地反映非骨质的解剖结构，但对骨质图像分辨力较 CT 影像欠佳（图 5–11）。

1. 注意观察颈椎生理曲度有无变直、有无反曲。

2. 注意观察椎体边缘有无骨质增生，黄韧带、项韧带等有无变性或增厚。

3. 注意观察颈椎间盘有无变性、膨出、突出、脱出等，是否卡压神经根、脊髓；脊髓是否有异常信号（长时间或较重卡压可导致脊髓变性或不可逆损伤，严重未及时处理可导致截瘫）。

4. 注意观察椎体终板是否变性（终板炎）或椎体是否有许莫结节形成。

5. 注意观察颈椎周围软组织有无异常信号。

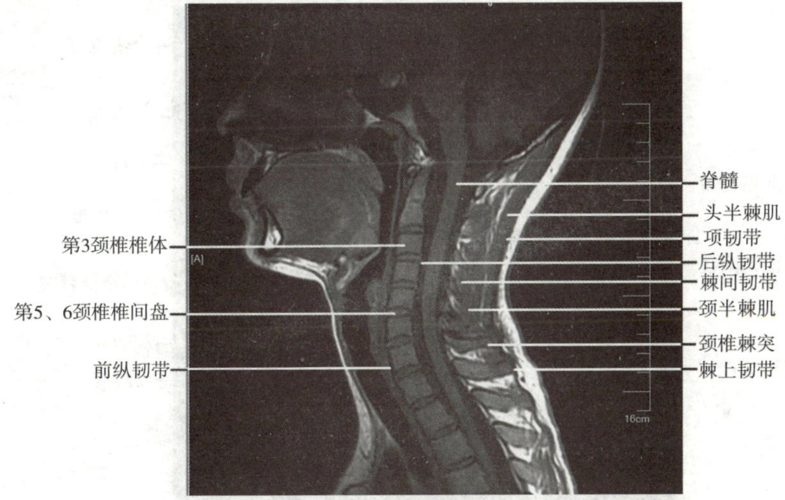

A. 颈椎矢状位（T_1 加权）

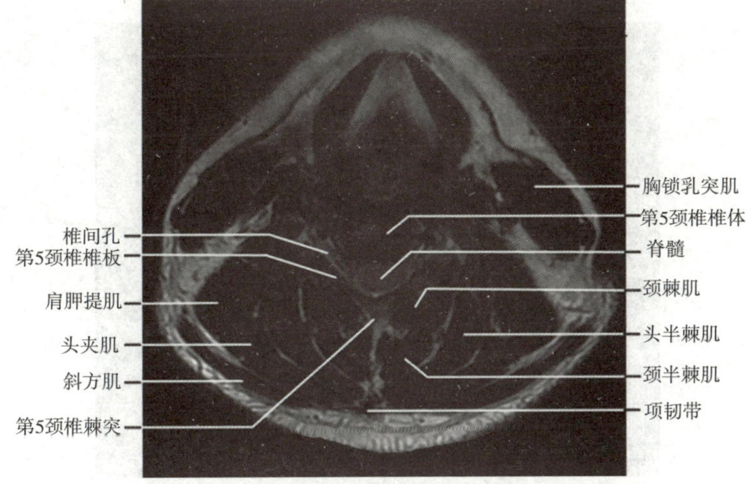

B. 颈椎横轴位（T_1 加权）

图 5–11　颈椎 MRI 片

二、腰椎 MRI 阅片要点

熟悉、掌握腰椎影像解剖结构（图 5–12）。

1. 注意观察腰椎生理曲度有无变直、有无反曲。

2. 注意观察椎体边缘、小关节有无骨质增生，黄韧带、棘上韧带等有无变性或增厚。

3. 注意观察腰椎间盘有无变性、膨出、突出、脱出等，是否卡压神经根、脊髓；脊髓是否有异常信号（一般 L_1 椎体以下无脊髓，存在硬膜囊及马尾神经，长时间或较重卡压可发生马尾综合征，引起大小便功能障碍）。

4. 注意观察腰椎椎体终板是否变性（终板炎）或椎体是否有许莫结节形成。

5. 注意观察周围软组织有无异常信号。

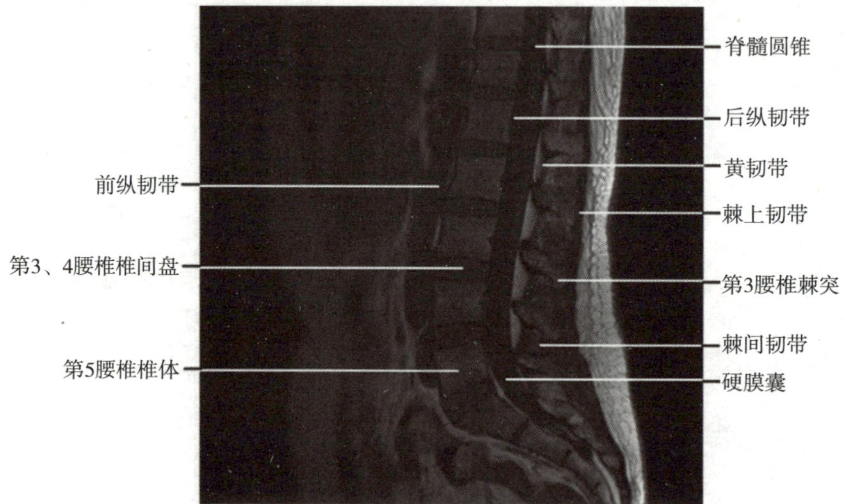

A. 腰椎矢状位（T_1 加权）

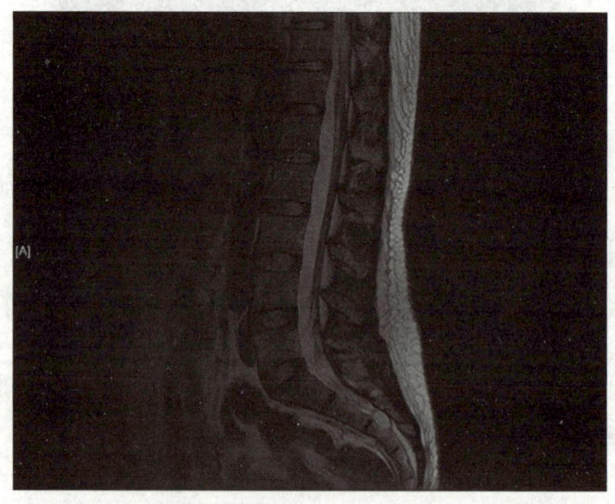

B. 腰椎矢状位（T_2 加权）

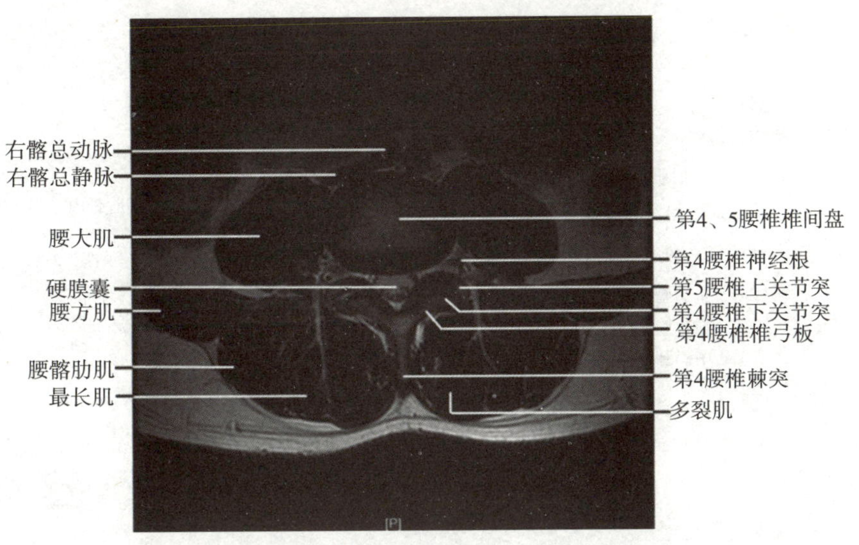

C. 腰椎横轴位（T_2 加权，$L_{4、5}$ 层面）

图 5–12 腰椎 MRI 片

三、肘、膝关节 MRI 阅片要点

熟悉、掌握肘、膝关节影像解剖结构（图 5–13）。

1. 注意观察膝关节内外侧半月板有无损伤，关节软骨是否光滑，前、后交叉韧带有无水肿撕裂，注意内外侧副韧带有无异常信号。

2. 注意观察肘关节肱骨内外侧髁有无异常信号，周围肌腱有无变性或增厚。

3. 注意观察肘、膝关节骨质是否异常，有无关节囊内异常积液，关节周围肌肉韧带有无异常信号。

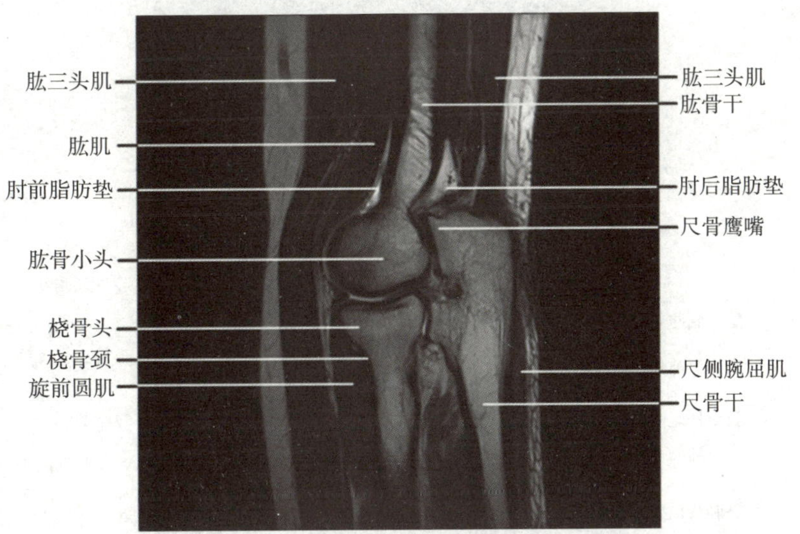

A. 肘关节冠状位

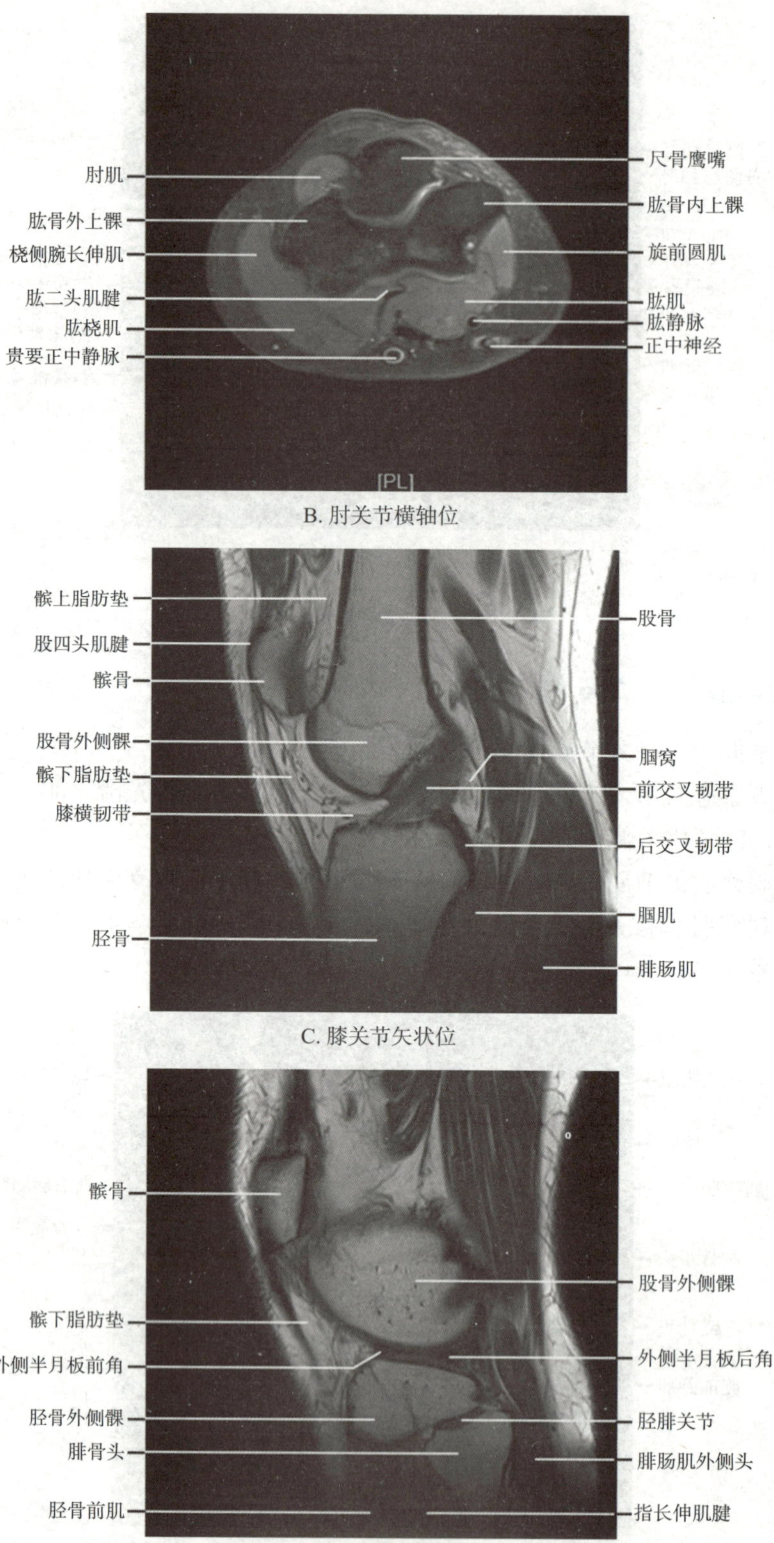

B. 肘关节横轴位

C. 膝关节矢状位

D. 膝关节矢状位

图 5–13　肘、膝关节 MRI 片

四、肩关节 MRI 阅片要点

熟悉、掌握肩关节影像解剖结构（图 5–14）。

1. 注意观察肩关节周围肌肉、韧带、筋膜有无局部充血、水肿及炎性信号。
2. 注意观察肩关节有无骨质增生、硬化，骨质破坏，关节软骨异常信号。
3. 注意观察肩关节骨质有无异常信号，有无异常关节积液。

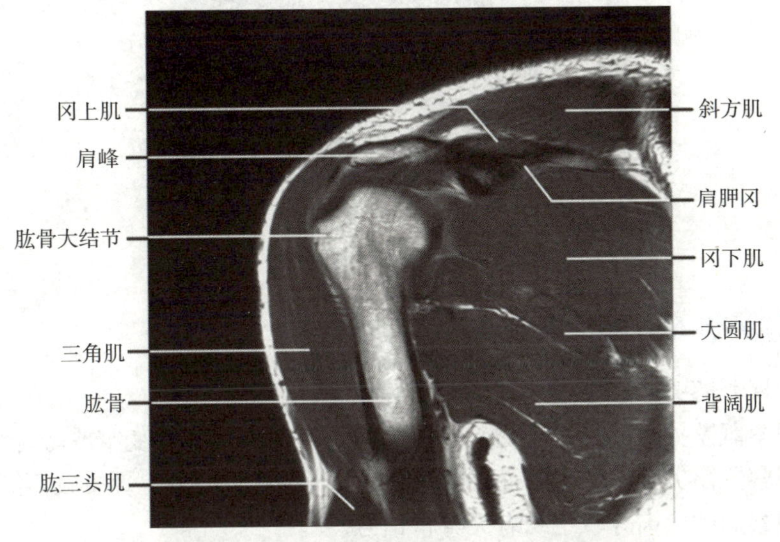

A. 肩关节冠状位 1

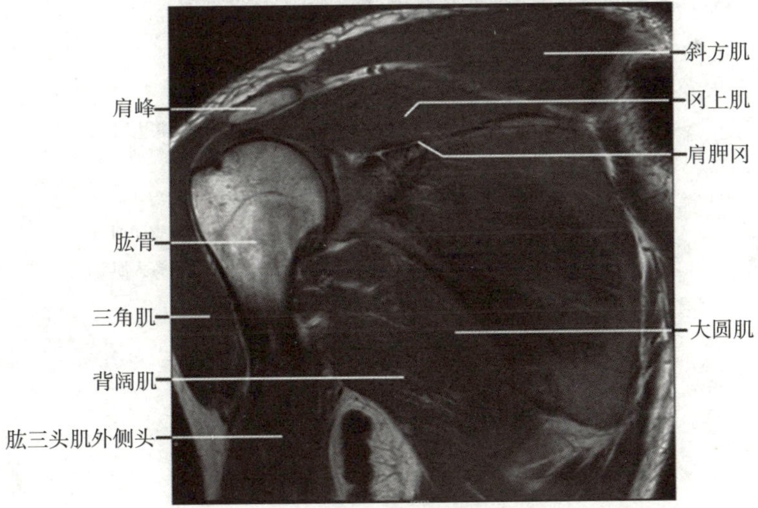

B. 肩关节冠状位 2

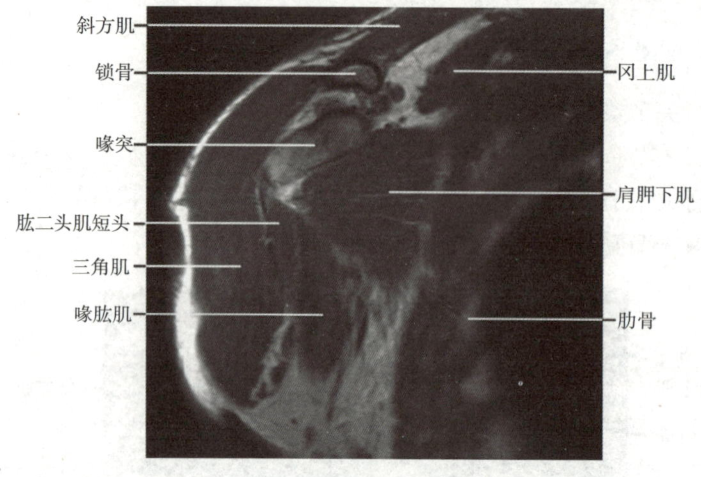

C. 肩关节冠状位 3

图 5-14 肩关节 MRI 片

五、骶髂关节 MRI 阅片要点

熟悉、掌握骶髂关节影像解剖结构（图 5-15）。

1. 注意观察骶髂关节面是否毛糙，关节间隙是否对称、有无变窄或融合消失。
2. 注意观察骶髂关节有无关节面硬化（低信号）、骨质增生、骨质破坏等。
3. 注意观察周围肌肉等软组织有无异常信号。

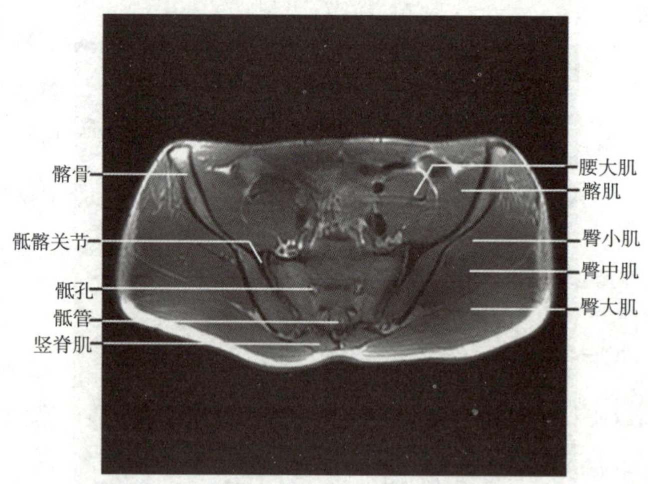

图 5-15 骶髂关节 MRI 片（横轴位）

六、腕、踝关节 MRI 阅片要点

熟悉、掌握腕、踝关节影像解剖结构（图 5-16）。

1. 注意观察腕、踝关节有无滑膜增厚及关节腔积液。
2. 注意观察肌腱、关节内软骨有无侵蚀及异常信号。

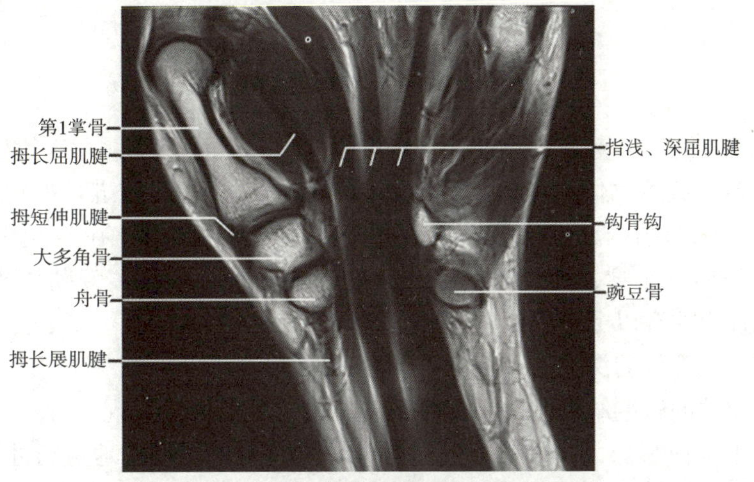

A. 腕管正位 1

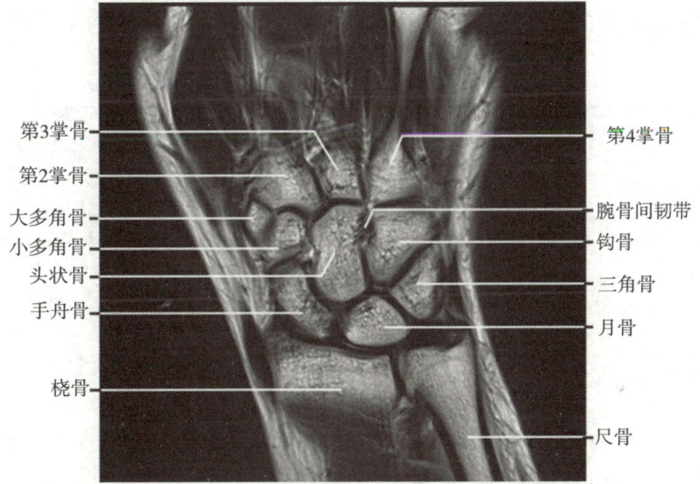

B. 腕骨正位 2

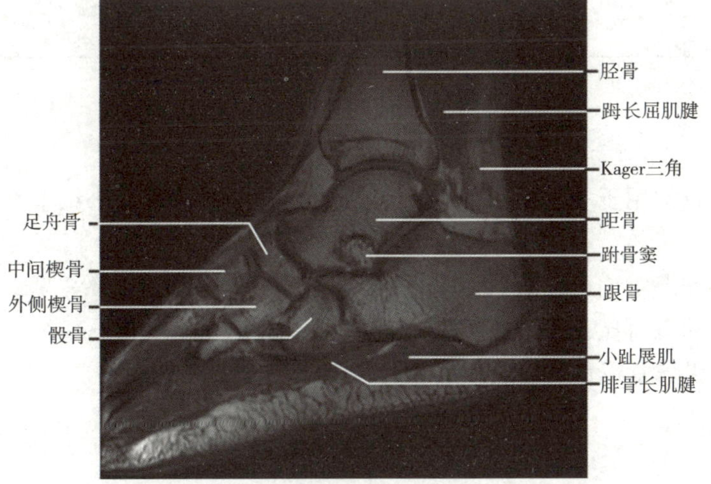

C. 踝关节侧位

图 5-16　腕、踝关节 MRI 片

第四节 B 超检查

B 型超声，简称 B 超。A 型超声目前在医用领域几乎已淘汰。B 超检查是指使用超声探头发射超声波给物体，记录物体内部结构的回波，将回波进行处理形成灰度图像，以反映物体的内部结构。常见组织在 B 超下的表现见表 5–1。在 B 超引导下针刀松解可以避免损伤周围血管、神经。目前的 B 超一般都带有彩色多普勒功能，也可叫做彩超。超声扫查应注意以下事项：

1. 根据扫查部位的深度选取其恰当频率的探头。

2. 熟悉相关的解剖结构，并掌握各解剖结构常见的回声表现。

3. 不同于其他影像，扫查需要通过触诊、左右对比、动态地进行才可以准确判断。由于超声影像主要是动态图像，关键图像可以静态截图。阅片静态图像的实际意义不大，主要靠超声检查中同步观察动态实时图像，以达到诊断目的。

表 5–1 针刀医学常见组织 B 超表现

组织	超声成像
静脉	压缩性无回声（黑色）
动脉	搏动性无回声（黑色）
脂肪	低回声（黑色）
筋膜	高回声（白色）
肌肉	低回声及高回声条带（黑色及白色）
肌腱	高回声（白色）
神经	低回声（黑色）
神经内、外膜	高回声（白色）
局麻醉药	无回声（黑色）
骨骼	强回声后伴声影（白亮表面包裹黑暗影）

一、肩前部 B 超扫查阅片要点

1. 本处扫查常用于观察肱二头肌长头肌腱、肱骨大结节、小结节、结节间沟等解剖结构。

2. 左右、动态对比可以观察结节间沟有无变浅（< 3mm）等。

3. 左右、动态对比，可以观察肱二头肌长头肌腱有无增粗、挛缩、水肿、断裂，肱骨大小结节有无异常影像表现等。

参见图 5–17。

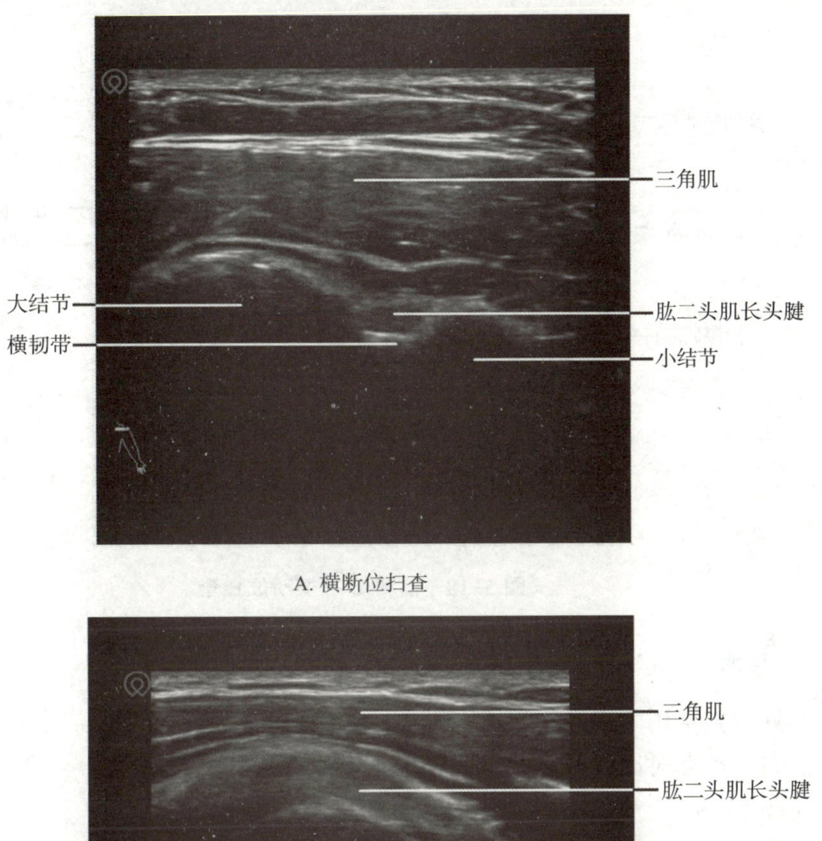

A. 横断位扫查

B. 纵断位扫查

图 5-17　肩前部 B 超

二、前臂部 B 超扫查阅片要点

1. 本处扫查常用于观察正中神经、尺神经、桡骨、尺骨及前臂肌群等。

2. 左右、动态对比，可以观察相关神经有无卡压、水肿，前臂肌群有无异常影像表现等。

参见图 5-18。

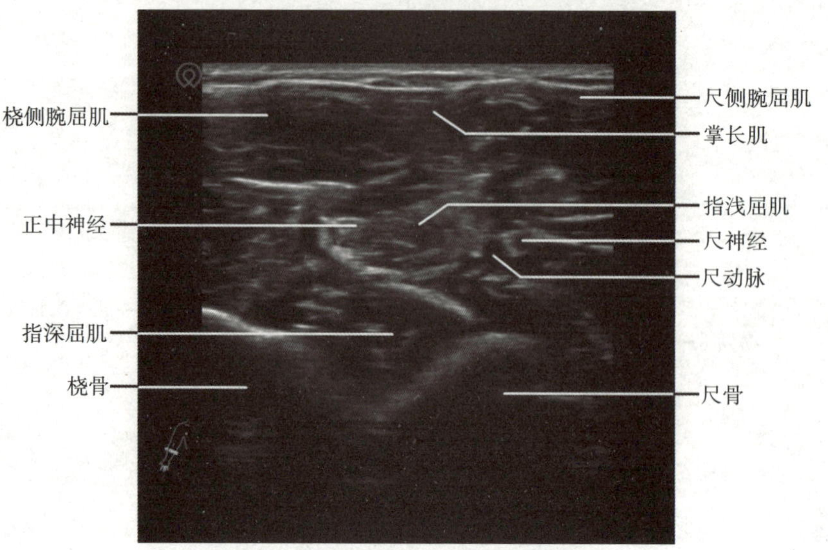

图 5-18 前臂 B 超横断位扫查

三、指关节部 B 超扫查阅片要点

1. 本处扫查常用于观察指屈肌腱鞘、肌腱、滑车等解剖结构。

2. 左右、动态对比，可以观察肌腱、滑车有无增粗、水肿等。参见图 5-19。

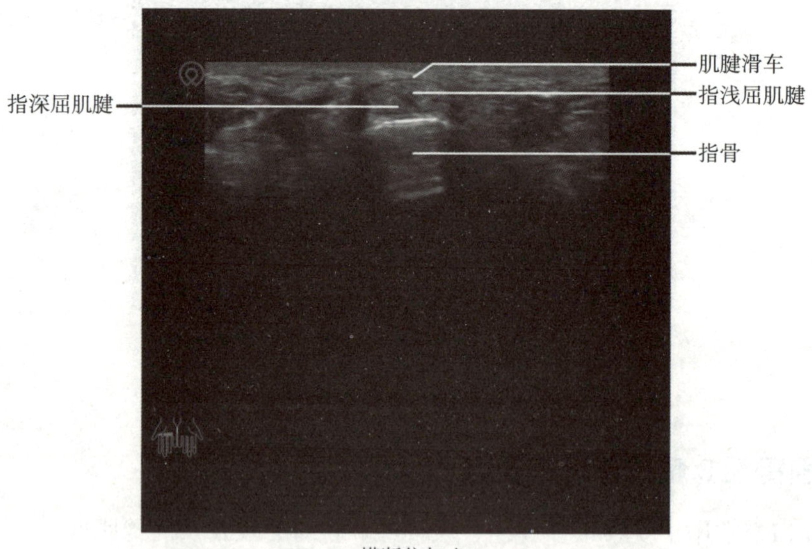

A. 横断位扫查

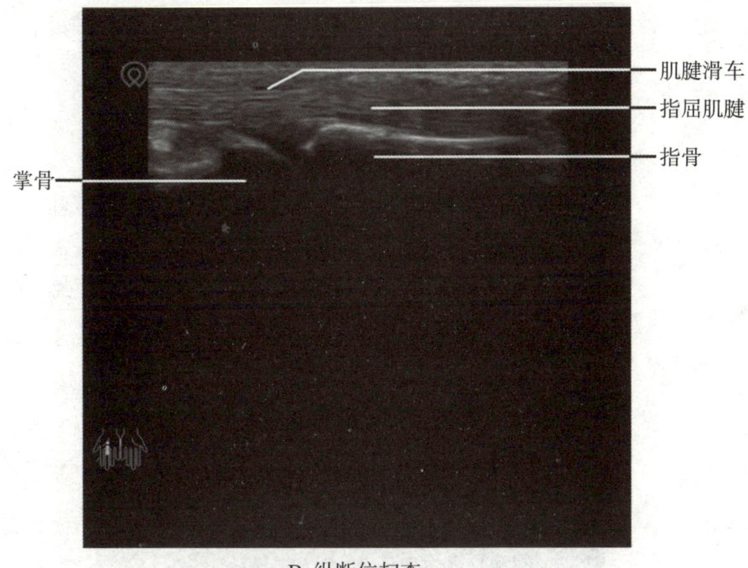

B. 纵断位扫查

图 5-19 中指 B 超

四、臂丛部 B 超扫查阅片要点

1. 本处扫查常用于观察斜角肌群和臂丛麻醉，故常用横断位扫查。

2. 左右、动态对比，可以观察斜角肌有无增粗、挛缩、水肿等。

参见图 5-20。

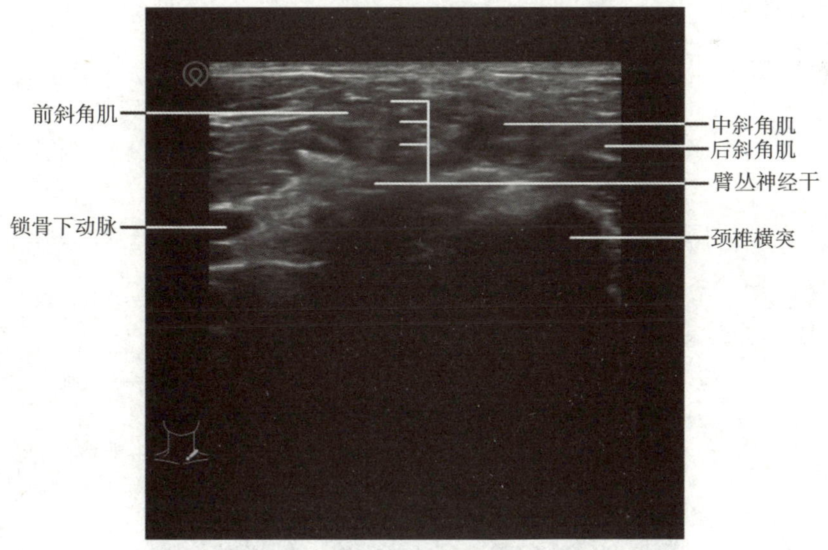

图 5-20 臂丛神经 B 超横断位扫查

五、肱骨外上髁部 B 超扫查阅片要点

1. 双手呈“祈祷”状横断位扫查更易观察周围组织结构。

2. 左右、动态对比，可以观察肱骨外上髁处组织肌肉有无水肿变性等异常影像。

参见图 5-21。

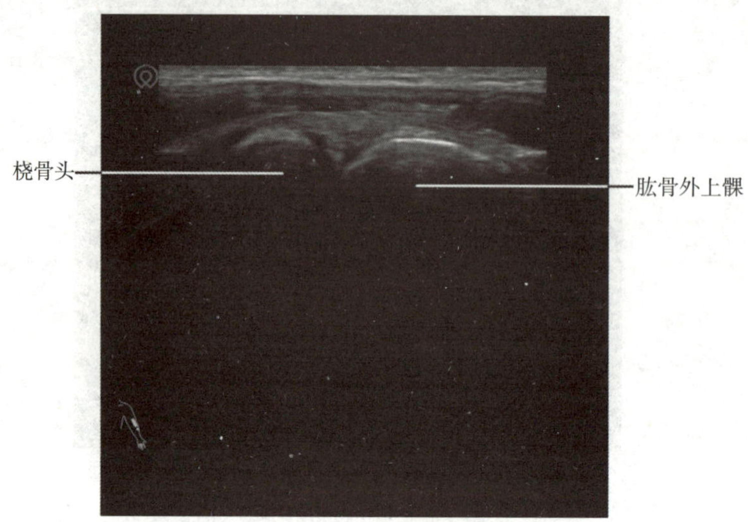

图 5-21 肱骨外上髁部 B 超纵断位扫查

六、大腿后部 B 超扫查阅片要点

1. 本处扫查常用于坐骨神经、大腿后侧肌群等解剖结构。

2. 左右、动态对比，可以观察大腿后侧肌群有无粘连、增粗，坐骨神经有无卡压、水肿等异常影像表现。

参见图 5-22。

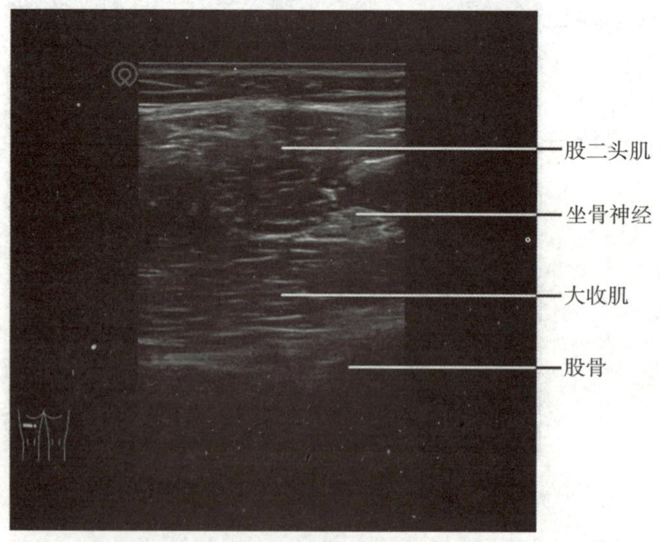

图 5-22 大腿后部 B 超横断位扫查

七、膝关节周围 B 超扫查阅片要点

1. 扫查膝关节前部，使膝关节呈屈曲位，更容易观察关节内结构。

2. 左右、动态对比，可以观察膝关节周围组织肌肉、神经，以及特殊解剖结构，如鹅足囊、交叉韧带、滑囊、脂肪垫等有无有异常影像。

参见图 5–23。

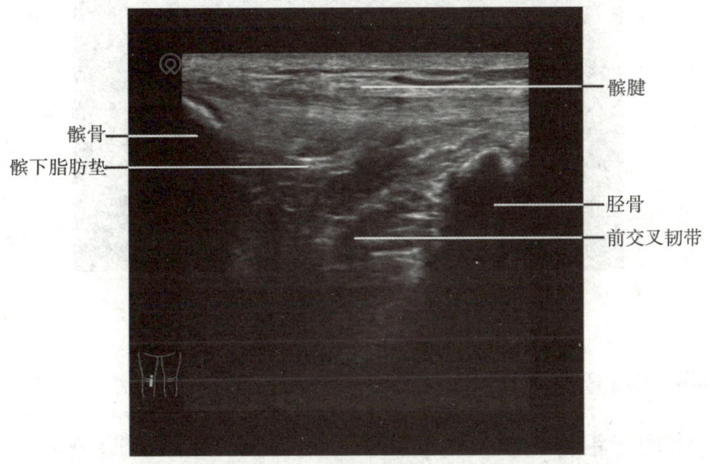

A. 膝关节前部 B 超纵断位扫查

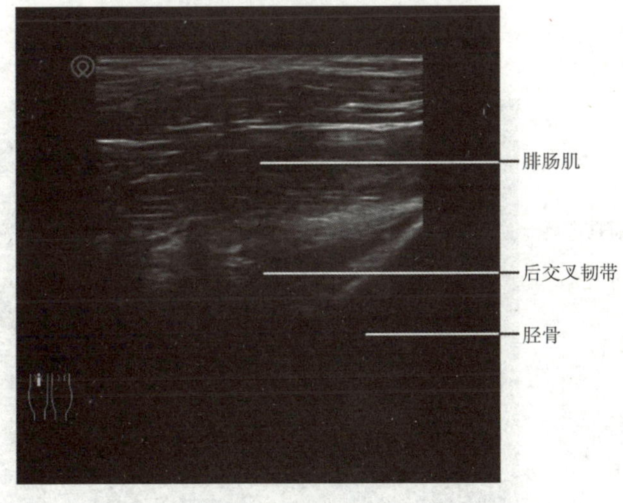

B. 膝关节后部 B 超纵断位扫查

图 5–23　膝关节 B 超扫查

八、内踝下部 B 超扫查阅片要点

1. 本处扫查常用于跖管综合征等疾病。

2. 左右、动态对比，可以观察屈肌支持带、胫后神经等有无异常影像表现。

参见图 5–24。

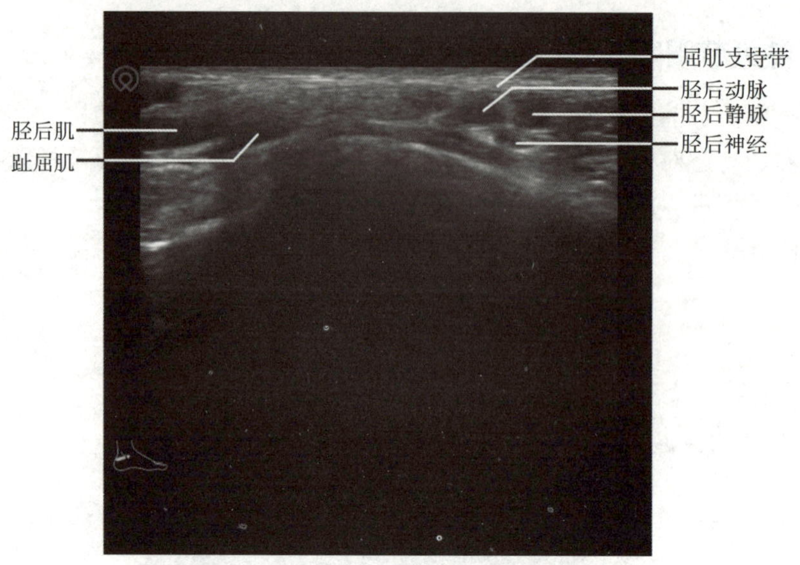

图 5-24 跖管 B 超横断位扫查

九、跟骨部周围 B 超扫查阅片要点

1. 本处扫查常用于跟骨刺、足跖筋膜炎、跟腱炎、足跟脂肪垫炎。

2. 左右、动态对比可以观跟骨、跟腱、足跖筋膜、足跟垫等结构有无异常影像表现。

参见图 5-25。

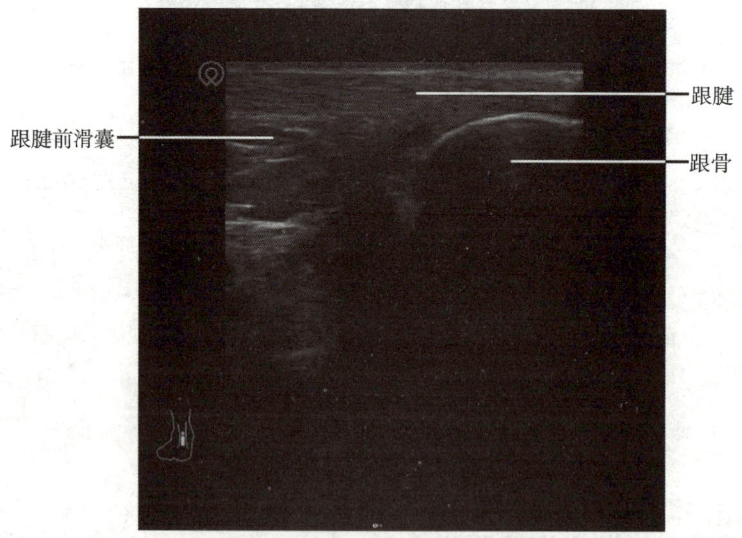

图 5-25 跟腱部 B 超纵断位扫查

第五节　姿态和动作评估

中医学理论强调的整体观念和辨证论治，同样适用于针刀医学中对肌肉骨关节疾病的诊治。肌肉骨关节疾病多与运动功能障碍、力学系统失衡、神经控制失调密不可分。在面对肌肉骨关节疼痛的时候，需要从神经系统控制下肌肉之间的协同运动模式去分析、评估及治疗，而不是仅仅着眼于局部的疼痛，或者是孤立的关节运动障碍。

针刀诊治同样遵守中医学“急则治标，缓则治本”“治病必求于本”的治疗原则。对人体姿态与动作的整体运动模式进行评估和分析，找出导致疼痛和功能障碍的根源即为求本。弗拉基米尔－扬达（Vladimir Janda，1928—2002）认为：“动作系统是作为一个整体在工作。试图孤立地理解动作系统不同部位的损伤而不是把动作系统的功能理解为一个整体，是一个严重的错误做法。”

肢体疼痛或关节功能障碍有结构性、功能性及生物化学性等不同原因，就病理机制而言，结构（机械）、功能、生物化学三者有联系，也有不同，因此需要做相应的临床检查与功能动作评估以确定治疗方法。如结构性问题，骨关节退变、椎间盘病变及组织的延展性受限、椎体排列紊乱等，可以采用针刀治疗、整脊治疗、手法牵伸、关节松动术、肌筋膜链的手法、牵引等方法。功能性问题，即疼痛或关节功能障碍是因为关节控制和稳定出现障碍或缺陷，应该进行功能性训练。炎症反应，就需要用药物、理疗、中药内服或外敷等方法进行干预。骨错缝、筋出槽需要手法调整；组织延展性和关节活动受限，需进行牵伸及手法、关节松动术等治疗。功能性问题，不能用药物、手术、微创进行干预，以免产生医源性损伤。

一、姿态评估

人体姿态指保持身体的方式。它是指全身各肌肉和关节在静态或动态动作上的结构性联结。姿态评估可分为静态评估与动态评估两种，静态评估是观察身体各部分于某一位置时的排列，动态评估是观察身体各部分于运动时的排列。姿态评估能反映出肌肉的长度与张力，以及肢体节段和关节的排列状态。理想姿态是身体各个部分之间保持平衡协调的状态，以此保证人体处于合适的生物力学状态，并发挥最佳效能。患者在自然、放松的状态下保持姿势，医师于患者正面、侧面及背面进行观察。

（一）标准姿势观察

1. 正面观　重力线通过面颊中央，经过前额、鼻尖、下颏，过胸骨柄、胸骨、剑突、肚脐及耻骨联合，距离两腿、两膝、两踝等距。

（1）*头面部*　中立位，无旋转或倾斜。

（2）*肩峰与锁骨*　两侧肩峰与锁骨等高对称。

（3）*肚脐*　无左右偏移。

（4）*骨盆*　髂前上棘等高与重力线等距。

（5）股骨　无明显内旋或外旋。

（6）膝关节　髌骨朝向正前方且等高，胫骨对称、无明显旋转，下肢肌肉形状与体积相近。

（7）踝关节　双侧内踝等高，脚掌微外旋。

2. 侧面观　重力线通过乳突中央、肩峰、第 2 骶椎、股骨大转子、髌骨、踝关节前 3 ～ 4cm。

（1）头面部　中立位，无前倾或后仰，下颏无前伸或后缩。

（2）颈椎　正常曲度，轻微前屈。

（3）肩胛骨　平贴上背部，无内旋或外旋。

（4）胸椎　正常曲度，无后凸太过或平坦。

（5）腰椎　正常曲度，无前凸太过或平背。

（6）骨盆　中立位，髂前上棘和耻骨联合处于同一垂直平面上，双臀及大腿肌肉形状与体积相近。

（7）髋膝关节　中立位，无过度屈曲或伸展。

（8）踝关节　中立位，腿部与地面成 90°角。

3. 背面观　重力线穿过头颅与颈胸腰骶正中央。

（1）头部　中立位，无侧倾，无扭转。

（2）肩部　中立位，无耸肩，无塌肩，两侧对称。

（3）肩胛骨　中立位，内侧缘基本平行，距脊柱 3.8 ～ 5cm，肩胛骨平贴肋廓，无明显前倾；双侧肩胛骨下角等高，无明显翘起、下压或旋转。

（4）手臂　手臂自然下垂，距两侧胁肋等宽，双侧手肘手腕等高。

（5）胸腰椎　上下成一条直线。

（6）骨盆　两侧髂后上棘等高，距重力线距离相等。

（7）髋关节　中立位，双侧股骨大转子等高，臀下线相似且等高。

（8）下肢　成一条直线，无膝内翻或外翻，双侧腓肠肌形状及大小相似。

（9）足踝　内外踝等高，跟骨及跟腱无偏斜，脚掌微外旋。

（二）不良姿势评估

1. 正面观

（1）头面部　望神观色，察看有无口面㖞斜、肌肉痿废、面肌抽搐。

（2）头颈位置　观察鼻子是否位于中线，能否与胸骨柄及剑突连成一条直线。胸锁乳突肌、斜角肌、斜方肌上部是否明显突出。

（3）锁骨位置　锁骨应从胸锁关节微微上扬至肩锁关节。察看两侧是否对称，胸锁关节有无凸起。

（4）圆肩　可见肩内旋、手臂内旋，会观察到较多的手背表面。此姿势与驼背姿势有关，提示胸肌、肱骨内旋肌群紧张，易导致肱二头肌长头腱的挤压。

（5）胸腹部　观察胸腹部与颈、骨盆是否对应，有无偏斜及旋转。观察肚脐是否居中，若居右提示左侧腰大肌短缩，若居左提示右侧腰大肌短缩。

（6）骨盆　骨盆向左侧旋转可导致左足内翻、足外侧压力增加、旋后增加，右足旋前增加。骨盆向右侧旋转可导致右足内翻、足外侧压力增加、旋后增加，左足旋前增加。

（7）膝外翻　髂胫束与股二头肌短缩，股薄肌、半腱肌、半膜肌拉长。膝关节外侧压力增加。

（8）膝内翻　髂胫束与股二头肌拉长，股薄肌、半腱肌、半膜肌短缩。膝关节内侧压力增加。

（9）髌骨位置　髌骨应位于膝关节正前方。髌骨位置偏外提示髌骨外侧支持带紧张或髂胫束、股外侧肌肉紧张；位置偏内提示髌骨内侧支持带紧张或股内侧肌群紧张。若膝过伸，髌骨通常会下移与股骨相互挤压，出现膝前疼痛，或刺激髌下脂肪垫导致髌下脂肪垫炎。

（10）Q 角　描述骨盆与大腿及小腿间的关系，即髌骨中心到髂前上棘连线与髌骨中心到胫骨粗隆连线之间的夹角。正常为 15°～ 20°，女性较男性大。Q 角过大会导致髌骨滑动轨迹向外侧偏移，引发软骨退变。

（11）胫骨内旋　胫骨内旋及髋内旋肌群紧张短缩，使髋内旋，可导致内八字足，足旋前、足跟外翻、足弓降低。

（12）胫骨外旋　胫骨外旋及髂胫束、臀大肌、臀中肌后部纤维紧张短缩，使髋外旋，可导致外八字足，足旋后、足跟内翻、高足弓。

（13）扁平足　跟骨外翻，距骨滑至跟骨内侧，足弓消失。跖底韧带与筋膜过度牵拉紧张，跖内在肌较弱。

（14）高弓足　跟骨旋后，其余部分旋前，足弓升高。跖内在肌及跖底筋膜短缩。

2. 侧面观

（1）头前倾　耳垂的重垂线落于肩峰之前。肩胛提肌可因被拉长而弱化，其他伸肌因代偿而紧张。

（2）颈椎过伸，下颏前突　颈部伸肌短缩，屈肌因伸长而弱化。此姿势与胸椎后凸增加有关。

（3）颈胸结合部　可见驼背或软组织隆起。

（4）圆肩　两侧或一侧肩前突，提示菱形肌较弱及斜方肌中下部纤维伸长弱化，胸肌与肋间肌短缩。

（5）胸椎后凸增加　斜方肌中下部纤维和菱形肌因拉长而弱化，上腹部肌肉、肋间肌与胸肌紧张短缩。

（6）腹部突出　腰椎前凸增加或骨盆前倾。

（7）腰椎前凸增加　提示骨盆前倾，腰部竖脊肌紧张或屈髋肌紧张，腹直肌和髋伸肌因拉长而弱化。

（8）腰椎平直，生理曲度减少　提示骨盆后倾，或髋伸肌短缩，髋屈肌拉长而弱化，或多裂肌被抑制而失活。

（9）骨盆前倾　髂前上棘在耻骨联合之前。腰椎前凸增加，腹部突出，腰部竖脊肌紧张，腹直肌和髋伸肌拉长弱化。

（10）骨盆后倾　髂前上棘在耻骨联合之后。腰椎前凸减少而变得平直，髋伸肌紧张，髋屈肌被拉长。

（11）膝关节屈曲　腘绳肌、腘肌紧张短缩或由于髋关节屈曲所造成。股四头肌与比目鱼肌拉长。膝关节前方结构的压力增加。

（12）膝关节过伸　股四头肌短缩，腓肠肌伸长，髋关节过伸，踝关节背屈减少，膝关节后关节囊因拉伸而紧张，髌骨股骨关节面易损伤及退变。

（13）踝关节背屈增加　伴有髋膝关节屈曲，胫前肌紧张短缩。可表现有踝关节疼痛和退变。

（14）踝关节背屈减少　与膝关节前方压力增加、股四头肌短缩及距上关节活动受限有关。

3. 背面观

（1）头颈倾斜　倾斜侧的肩胛提肌、胸锁乳突肌、斜角肌和斜方肌上部紧张。

（2）头颈旋转　胸锁乳突肌、棘肌、半棘肌使头颈旋转至对侧；头前直肌、头下斜肌、头后大直肌、头夹肌、颈夹肌使头颈旋转至同侧。

（3）肩不等高或耸肩　肩胛提肌和斜方肌上部紧张短缩一侧的肩会高于另一侧；若两侧都短缩，会表现为耸肩。

（4）两侧肌肉体积不等大　肌肉不对称需区分生理运动不对称所导致，还是病理性的肌肉萎缩。

（5）肩胛骨外展内收及前突后缩　肩胛骨外展常伴前突，表现为圆肩，通常伴随有菱形肌和斜方肌下部肌纤维伸长或较弱。肩胛骨内收常伴后缩，单侧少见，通常伴有该侧菱形肌的紧张短缩；双侧肩胛骨内收后缩，多见于保持军姿的人群的站姿，通常伴有双侧菱形肌的紧张短缩。

（6）肩胛骨旋转　肩胛骨向上旋转时，肩胛内缘和下角外展远离胸椎，大菱形肌、斜方肌下部伸长，斜方肌上部、肩胛提肌及小菱形肌缩短。肩胛骨向下旋转时，肩胛内缘及下角内收靠近胸椎，斜方肌下部和大菱形肌缩短，斜方肌中、上部纤维和小菱形肌及肩胛提肌伸长。

（7）翼状肩胛　肩胛骨内侧缘翘起，提示胸长神经受损或前锯肌无力。

（8）脊柱侧弯　触诊棘突，观察有无偏移或其连线是否与重力线重叠。

（9）胸廓　观察颈、胸廓与骨盆三者相对位置是否正常，胸廓有无旋转或偏移。躯干右旋是右侧腹内斜肌与左侧的腹外斜肌、腰大肌、腰部竖脊肌、半棘肌、多裂肌、回旋肌收缩；躯干左旋是左侧腹内斜肌与右侧的腹外斜肌、腰大肌、腰部竖脊肌、半棘肌、多裂肌、回旋肌收缩。

（10）上肢与胁肋间的空间　空间较大一侧的上肢有外展，此侧的冈上肌或（和）三角肌较对侧短，或是由于脊柱侧弯。

（11）手肘位置　上肢过度内旋提示肩胛下肌、胸大肌、大圆肌紧张短缩。看到手掌的范围越大，提示肱骨内旋越大。

（12）胁肋部皮肤皱褶　躯干侧向皱褶深的一侧，腰方肌或腰部竖脊肌缩短紧张或骨盆上抬。

（13）骨盆倾斜　抬高侧腰方肌、竖脊肌、内收肌缩短，对侧髋的外展肌群缩短。

（14）髂后上棘　脊柱弯向高的一侧，高的一侧髂骨旋前。

（15）臀线　臀线高的一侧骨盆抬升。

（16）膝内翻和膝外翻　O 形腿提示膝内翻，X 形腿提示膝外翻。

（17）腘窝凸起　提示膝过伸或滑囊炎。

（18）小腿中线内移或外移　腘横纹中点与跟腱的连线为小腿中线。中线内移提示髋关节外旋或胫骨外旋或兼有，也提示髋外旋肌群（臀大肌、臀中肌后部纤维、梨状肌、闭孔肌、上孖肌、下孖肌、腰大肌、缝匠肌）紧张；中线外移提示髋关节内旋或胫骨内旋或兼有，也提示髋内旋肌群（臀小肌、臀中肌前部纤维、内收肌群、耻骨肌、股薄肌）紧张。

（19）足外翻　足旋前位。外踝高，内踝低，多由足内侧承重。提示足旋前肌群（腓骨长短肌、趾长伸肌、踇长伸肌）挛缩或足旋后肌群（小腿三头肌、胫后肌、胫前肌、踇长屈肌、趾长屈肌）较弱。

（20）足内翻　足旋后位。外踝低，内踝高，多由足外侧承重。提示足旋后肌群（小腿三头肌、胫后肌、胫前肌、踇长屈肌、趾长屈肌）挛缩或足旋前肌群（腓骨长短肌、趾长伸肌、踇长伸肌）较弱。

二、肌肉失衡评估

神经控制系统与肌肉骨骼系统之间的失调是产生肌肉骨骼疼痛的基本原因之一。肌肉受神经系统与肌肉骨骼的牵拉生物力学系统的双重调控。这一整体系统的任一结构或功能出现问题，都会对肌肉系统造成影响，产生肌张力、肌力、肌肉耐力、平衡性、协调性及肌容积的变化。肌肉失衡是肌肉功能障碍的系统表现，是肌肉长度或力量的不均衡，或张力高低的失衡。肌肉失衡引发运动模式的改变，以及身体异常适应性的改变，导致关节应力变化，产生关节疼痛及功能障碍和退变。肌肉失衡是机体对肌张力增高而产生的整体反应，不是单个肌肉的个别行为。其主要发生在易紧张短缩的肌肉与易被抑制的肌肉之间，并且一般累及所有肌肉系统。Vladimir Janda 针对肌肉失衡问题提出了 3 个著名的综合征，即上交叉综合征、下交叉综合征和分层综合征。分层综合征是上交叉综合征与下交叉综合征共有的表现。每个综合征各有不同的姿势表现和临床特征，对治疗和训练有重要指导意义。

肌肉失衡评估就是通过在做被动动作时评估其阻力与末端感觉，来评估肌肉长度与张力。正常情况下在推拉动作末端可感觉有轻微的阻力。若肌肉伸展受限，在被动动作末端有明显的阻力和疼痛。评估时须两侧对比。以下以改良 Thomas 测试为例予以说明。

改良 Thomas 测试　患者以坐骨结节刚好坐在床的边缘，保持坐骨结节在此位置不动仰卧躺在床上，同时以双手抱住非测试侧的膝盖屈髋屈膝并固定骨盆，或患者屈髋屈膝后医师以身体抵住患者非测试侧的足底。然后观察被测试侧的下肢。

（1）髂腰肌　正常状态下，大腿不离开床面，末端感觉无痛且有弹性。若大腿离开床面，末端感觉疼痛且有僵硬的阻滞感为髂腰肌紧张。

（2）股直肌　正常状态下，膝关节角度小于90°，膝关节被动屈曲可达125°，末端感觉为无痛且有弹性；若膝关节角度大于90°，末端感觉疼痛且有僵硬的阻滞感为股直肌紧张。

（3）阔筋膜张肌、髂胫束　髋外展0°，髋关节被动内收可达15°～20°。正常末端感觉为无痛且有弹性；若疼痛且有僵硬的阻滞感为紧张。

（4）髋内收肌群　髋外展0°，髋关节被动外展20°～25°。正常末端感觉为无痛且有弹性；若疼痛且有僵硬的阻滞感为紧张。

三、功能动作评估

人的基本功能动作主要为呼吸及站立状态下的前屈、后伸、旋转，以及单腿支撑下的各种功能活动。功能动作评估的设计就是使用基本身体动作来观察患者最自然的功能动作模式。在动作模式测试中，尽量少给提示以观察患者习惯的动作模式反应，同时记录有无疼痛出现及最低得分，出现不对称也要记录下来。康复训练首先解决疼痛与动作的不对称，然后提高功能动作评分。

1. 站立位功能动作测试

（1）站立位前屈测试　用于观察髋关节、脊柱屈曲和下背部肌肉的功能活动。

（2）站立位后伸测试　用于观察双上肢上举过头时肩关节、髋关节和脊柱的正常伸展能力。

（3）站立位旋转测试　用于观察颈、躯干、骨盆、髋、膝和足的正常旋转灵活性。

2. 胸椎灵活性测试　胸椎灵活性会对呼吸及颈肩腰的功能产生重要影响。胸椎灵活性受限使肩胛和腰椎产生过度代偿，导致肩胛和腰椎稳定性功能障碍，也会导致头颈功能活动失调和呼吸模式的改变。

3. 高举深蹲　测试髋、膝、踝双侧的对称及灵活性。手臂高举过头还评估了双肩的对称灵活性及胸椎的伸展能力。

4. 单腿平衡站立　测试一腿单独支撑时保持姿势稳定的能力。指示步态站立中期的单腿支撑状态及其功能稳定性控制中的骨盆控制，测试臀中肌的功能及负重时足部外形和功能，认识患者在平衡调节中使用的是踝调节，还是髋调节，抑或跨步调节。

5. 单腿下蹲测试　测试下肢动力连锁反应中髋、膝、踝的功能。踝关节背屈不足的代偿方式是足旋前，这会增加作用于系统的应力使其他部位过度承载。这不仅导致足踝问题，还可引发膝、髋及腰背代偿动力连锁反应。臀大肌是下肢动力连锁反应的一个关键因素，单腿下蹲测试出现骨盆下沉或膝外翻提示对侧臀大肌无力。

6. 单腿搭桥　测试核心稳定及运动控制能力，以及躯干和骨盆的抗旋转能力。

7. 呼吸模式测试　正常的呼吸模式在神经肌肉骨骼系统中具有重要作用。呼吸模式异常可导致运动模式的异常，呼吸力学对姿势和脊柱的稳定性发挥关键作用。

功能性动作评估是对单双腿支撑及呼吸和核心多平面的功能动作测试。目的是分析损伤机制，找到造成姿势控制不良和平衡失调的原因，为动作纠正性训练提供依据。

【复习思考题】

1. 骨关节病变 X 线、CT、MRI 检查可以相互替代吗？
2. B 超应用在针刀治疗中的意义是什么？
3. 人体姿态会出现哪些异常？

第六章 针刀治疗一般流程

针刀治疗的一般流程包括调整患者体位、进针刀点的揣定、消毒与麻醉、进针刀规程、针刀入路、针刀松解方法、术后手法和康复技术、器械辅助等方面。

第一节 针刀治疗术前准备

一、患者的体位

针刀操作时患者应选择适当的体位。一方面便于医者施术，另一方面也让患者感到舒适自然，达到定点准确、操作方便、疗效佳的目的。临床常用仰卧位、侧卧位、俯卧位、俯卧垫腰位、屈膝位、屈髋位、俯伏坐位等体位，且要求定好位后不改变姿势、体位等以保障疗效。凡体质虚弱、年老、精神过度紧张和初诊的患者，应首先考虑卧位。

1. 仰卧位 适用于定点位于头、面、颈、胸、腹部和四肢等身体前方部位的患者。患者仰卧，头下垫枕双手放在腹部或者身体两侧，腘窝下方可垫枕，使膝关节适当屈曲（图 6–1）。

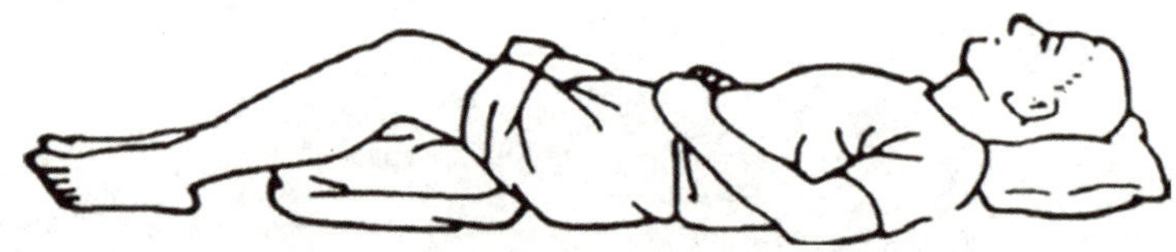

图 6–1 仰卧位

2. 侧卧位 适用于定 点位于侧头、侧胸、侧腹、臂和下肢外侧等部位的患者。患者侧卧，头下垫枕，上肢放在身体前方，髋关节和膝关节微屈（图 6–2）。

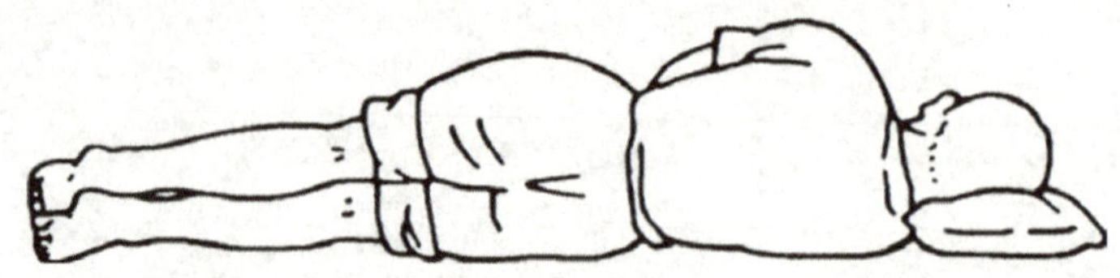

图 6–2 侧卧位

3. 俯卧位 适用于定点位于头、项、肩、背、腰、骶和下肢后面等部位的患者。患者俯卧，面部可放在治疗床前方的洞里以使颈部放松，上肢放在体侧或者从床的两侧垂下（图 6–3）。

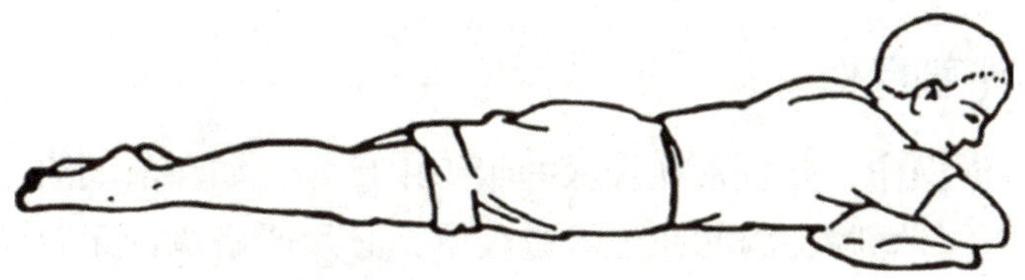

图 6–3　俯卧位

4. 俯伏坐位　适用于定点位于头顶、头后、项、肩、背部等部位的患者。俯伏坐位一般需要特制的针刀治疗椅或者靠背椅，令患者俯伏坐在特制的针刀治疗椅上，或者令患者倒坐在靠背椅上，双手并列放在椅背上，前额放在自己的手背上（图 6–4）。

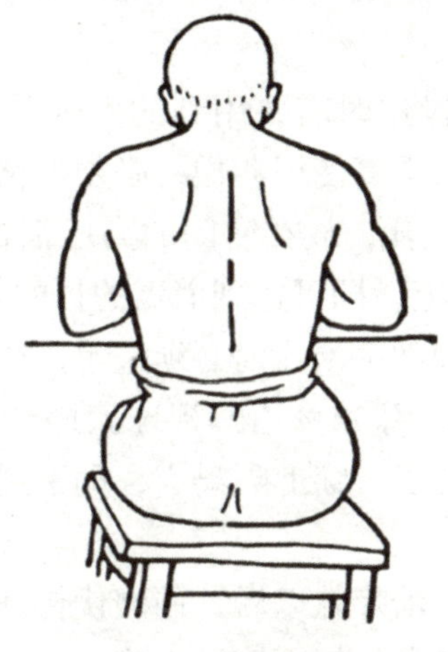

图 6–4　俯伏坐位

二、进针刀点的揣定

《难经·七十八难》曰："知为针者信其左，不知为针者信其右。"即知晓针术的人重视押手的作用，不知晓针术的人只信赖刺手的作用，强调了揣穴的重要性。《灵枢·九针十二原》所云"右主推之，左主持而御之"也强调了揣穴的重要性。"知为针者信其左"这一揣穴原则在针刀治疗中同样具有重要的指导意义，在保证针刀治疗的安全性和有效性方面有着不可替代的作用。

1. 单指揣定　用左手拇指定位后，用指尖按压，适用于一般部位的操作，并要避开神经、血管及重要脏器。如肩胛骨喙突、腕管等处需用左手拇指推开神经血管，针刀刀口线与左手拇指指甲面平行缓缓刺入，待抵达骨面后行针刀松解操作。

2. 双指揣定　用左手拇指、食指捏持固定需针刀松解的肌肉或病理性反应物，如条索、硬结等，适用于危险部位的病理性反应物，或者容易移动的病理反应物。如斜方肌中的条索结节常位于肺尖上方，且条索结节不容易固定，此时可用左手拇指、食指捏持固定容易活动的条索结节，右手持针刀准确刺入条索结节。

三、消毒与无菌操作

针刀治疗是有创操作，并且常在较深的组织中操作，如深部的肌、腱、骨膜上，有时甚至深达关节腔、骨髓腔。因此在施术过程中，必须严格执行无菌操作要求。

1. 治疗室的消毒 进行针刀操作应具有专门的针刀治疗室，治疗室内应具备紫外线消毒灯、治疗床、治疗椅、器皿柜、操作台、急救设备等器具，应保证空气流动和合适的室温，地面和墙面应当容易清洁。治疗室内应保持清洁干燥，地面和治疗床可淋洒0.1%次氯酸钠溶液。治疗床上的床单要经常换洗、消毒，最好使用一次性床单。每日中午和晚上应紫外线空气消毒两次，每次不低于30分钟，每日工作结束后彻底洗刷地面，每周大扫除1次。

2. 治疗器械的消毒 针刀操作时需要用到的手术器械有针刀、手套、洞巾、纱布等，最好选用一次性器械。如果重复使用器械，必须严格消毒灭菌，最好使用高压蒸汽消毒法。将针刀等器械用纱布包扎，放在密闭的高压消毒锅内，一般在1.2kg/cm^{2}的压力，120℃高温下保持15min以上，即可达到消毒的目的。

3. 医生和助手消毒 医生和助手治疗前必须洗手，须先用刷子和肥皂充分洗刷手掌背面和指甲缝，用清水洗净后，用75%乙醇棉球涂擦全手。操作时，医生和助手必须戴无菌橡胶手套、消毒口罩和帽子，穿上隔离衣，助手递消毒巾及针刀时，均应用无菌镊子钳夹，勿使器械污染。

4. 患者施术部位消毒 标记治疗点以后，用碘伏棉球涂擦治疗点局部皮肤，应从单个治疗点或多个治疗点的中心点向外绕圈擦拭2遍，由内向外擦拭，且不留空隙，擦拭范围半径不低于10cm，然后覆盖无菌小洞巾，露出治疗点，使治疗点正对洞巾的洞口中间。消毒之处须避免接触污物，以防重新污染。

5. 术中无菌操作 医生和助手均应严格执行无菌操作原则。医生洗手后不能接触未经消毒的物品，助手不可在治疗医生的背后传递针刀和其他用具。一支针刀只能在一个治疗点使用，不可在多个治疗点使用同一把针刀，以防感染。

6. 术后注意事项 治疗结束后，迅速用无菌敷料覆盖刀孔，若同一部位有多个刀孔，可用无菌纱布覆盖包扎。患者24～48小时内刀孔保持清洁干燥，不可沾水。

四、麻醉方法

针刀治疗前实施麻醉的作用是消除或减轻患者疼痛和不适感，以确保针刀治疗操作能够安全顺利地进行。针刀操作中以局部浸润麻醉较为常见。一般选用稀释后的0.25%～1%的利多卡因注射液，每个治疗点注射1mL。一次治疗总量不超过2%利多卡因400mg。局麻药过量有中毒风险。治疗点消毒后，选取合适的皮内注射针吸取局麻药液，针头斜面紧贴皮肤，进入皮内以后推注局麻药液，造成白色的橘皮样皮丘，然后经皮丘刺入，分层注药，若需浸润远方组织，穿刺针应由上次已浸润过的部位刺入，以减少穿刺疼痛。注射局麻药液时应加压，使其在组织内形成张力性浸润，与神经末梢广泛接触，以增强麻醉效果。

第二节 针刀治疗技术

一、针刀握持方法

正确的针刀握持方法是针刀操作准确的重要保证。针刀在人体内可以根据治疗需求随时转动方向，而且对各种疾病的治疗刺入深度都有不同的规定。因此针刀的握持方法要求能够掌握针刀方向和控制刺入的深度。

术者的右手食指和拇指捏住针刀柄，术者中指托住针刀体，置于针刀体的中上部位，环指和小指置于施术部位的皮肤上，作为针刀刺入时的一个支撑点，以控制针刀刺入的方向和深度。在针刀刺入皮肤的瞬间，环指和小指的支撑力和拇、食指的刺入力的方向是相反的，以防止针刀在刺入皮肤的瞬间，因针刀刺入的惯性作用而刺入过深。另一种方法是在刺入较深部位时使用长型号针刀，其基本握持方法和前者相同，只是要用左手拇食指捏紧针刀体下部。一方面起扶持作用，另一方面起控制作用，防止在右手用力刺入时，由于针体过长而发生针体发生弓形变，引起进针刀方向改变。

以上两种是基本的握持针刀方法，适用于大部分的针刀治疗。治疗特殊部位时，根据具体情况持针方法也应有所变化。

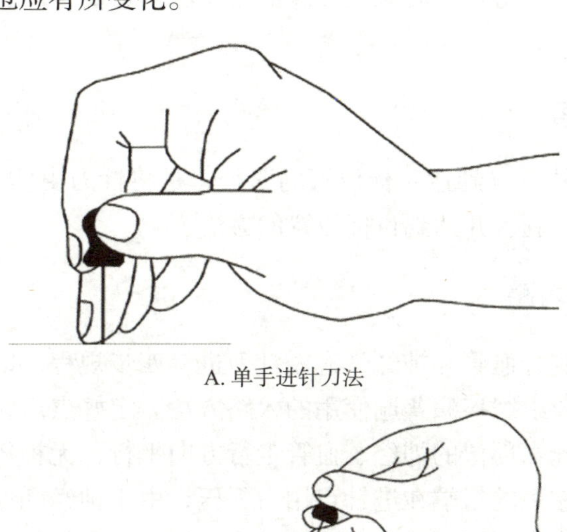

A. 单手进针刀法

B. 夹持进针刀法

图 6–5 针刀握持方法

二、进针刀四步规程

1. 定点：确定针刀的进针点并标记 针刀治疗的时候针刀要刺穿皮肤到达目标位

置，因此要选择最佳的进针刀点，并标记。要求进针刀点与目标位置的距离尽可能短，同时进针刀的路径要避开神经、血管等重要组织。准确定点是基于对病因病理的精确诊断，对进针刀部位解剖结构立体、微观的掌握。定点的准确与否，直接关系到治疗效果。

2. 定向：确定针刀刺入的角度和针刀刀口线的方向 定向一方面是使刀口线尽可能和人体重要血管、神经及肌肉纤维等走向平行，以尽可能减少不必要的损伤；另一方面是使针刀体和人体结构呈一定的角度。定向是在精确掌握进针刀部位结构的前提下，采取适当的手术入路，有效地避开重要的神经、血管和脏器，确保手术安全、有效。

3. 加压分离：以手指压在定点的皮肤上，使重要的神经、血管被挤向一侧 进针刀时以左手拇指下压进针刀点皮肤，同时横向拨动，使重要血管、神经在挤压的作用下尽可能地被分离在指腹一侧，此时右手持针刀紧贴左手拇指甲缘刺入。加压分离是在浅层部位有效避开神经、血管的一种方法，是在刺入针刀之前，为了确保安全而对定点处实施的措施。

4. 刺入：针刀快速穿透皮肤到达皮下 在加压分离的基础上，右手持针刀快速、小幅度地用力下压，使针刀瞬间穿过皮肤。穿透皮肤以后，针刀以缓慢的速度推进至目标位置，在推进的过程中不断轻轻抖动针刀，使之避开神经、血管。然后在目标位置根据需要进行治疗。刺入时，防止针刀刺入过深而损伤深部重要神经、血管和脏器，或超过病灶而损伤到健康组织。

三、针刀的入路

针刀的入路是指从定点到达目标位置的路径，是将针刀由体外经皮肤、皮下组织、筋膜、肌肉等解剖层次刺入并达到目标位置的方法。

（一）一般针刀入路

一般针刀入路是避开血管和神经，遵循针刀进针四步规程，即定点、定向、加压分离、刺入是治疗慢性软组织疾病普遍使用的入路方法。定好点后，将针刀针刃端放置在进针点后，刀口线与施术部位的神经、血管走行方向平行，无神经、血管处和肌肉纤维的走行方向平行，以左手的指端在进针点用力下压，由于神经和血管在活体组织中有一定的活动度，因此当指尖下压时，走行于其下方的神经、血管将向两侧移位，此时再将针刀快速刺入皮肤，进入体内，此时按压手仍保持按压状态，持针手持住针刀柄，边抖动边下压针身使针刀缓慢深入，做到边探索边进针，切忌鲁莽进针刀。

（二）以骨性标志为依据的针刀入路

在非直视的情况下，以骨性标志为依据的针刀入路遵循的原则是针刀刃不离骨面以保证安全操作。这种方法的优点：①有骨性标志为依据，可以有效地避免损伤神经和血管。骨性标志可以在体表精确触知，或者在体内用针刀精确触知，而一般骨性标志和神经、血管的位置是相对固定的，这有利于避开神经和血管。②有骨性标志为依据，可以精确判断针刀刃在体内的位置，不致于造成因为位置不清而引起意外，例如针刀刃始终不离开肋骨骨面可有效地避免气胸。

1. 以骨突标志为依据　骨突一般是肌肉和韧带的起止点，也是慢性软组织损伤的好发部位。如果骨突处附着的软组织（肌腱或韧带）病变，可以以骨突为依据，针刀直达骨面，然后再将针刀刃移至肌腱或韧带的附着处进行治疗。

如针刀治疗腕管综合征，是以手舟骨结节、豌豆骨、大多角骨和钩骨钩为依据来切开腕横韧带的附着点。首先在掌根部确定手舟骨结节、豌豆骨体表投影处、大多角骨体表投影处和钩骨钩体表的投影。进针时，以骨突为依据，以辅助手拇指按在进针刀点处，使针刀垂直于进针点皮肤表面，针刀刃与上肢纵轴平行，使针刀刃快速穿过皮肤、掌腱膜等组织到达腕横韧带在上述四块骨的附着点处，切开腕横韧带。参见图 6–6。

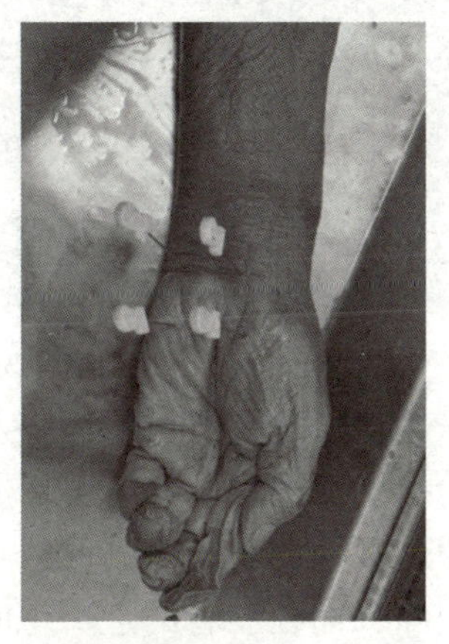

A. 松解层次一：针刀刺入皮肤层

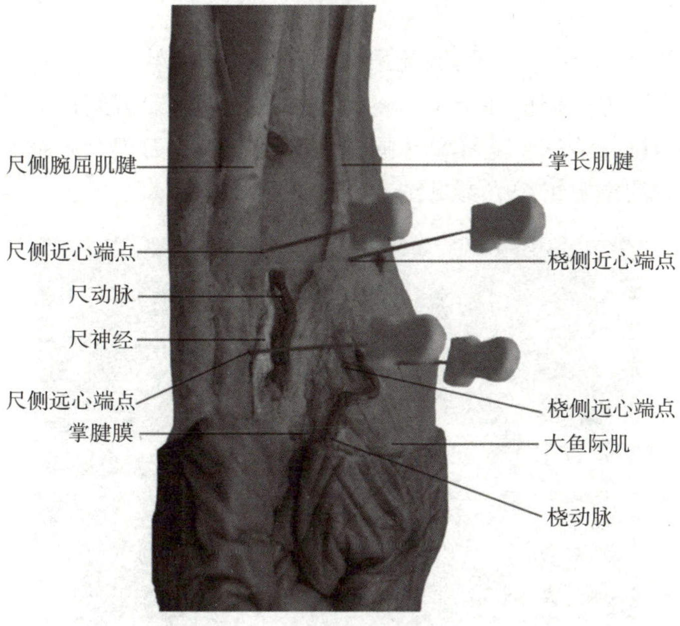

B. 松解层次二：针刀穿过皮肤进入掌浅横韧带

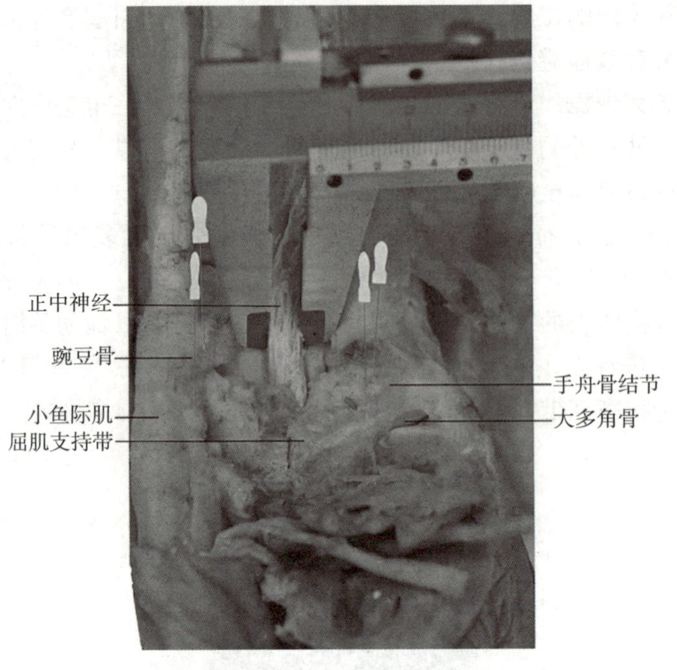

C. 松解层次三：针刀切割腕横韧带

图 6–6　针刀切割腕横韧带手术入路

2. 以肋骨标志为依据　在治疗胸背部疾病时，多以肋骨标志为依据。肋骨虽深藏于肌肉内，但在针刀刺入浅层后即可到达肋骨平面，此时可以肋骨为依据。但如果胸部的慢性软组织损伤疾病不在肋骨表面，而在肋骨的上下缘时，应先根据病变部位在最靠近的肋骨缘确定进针刀部位，然后再移动针刀刃到病变部位，这样能掌握进针刀深度，不会使针刀刃失控刺入胸腔。

3. 以横突为依据　治疗脊柱两侧及颈、胸、腰部慢性软组织损伤疾患时，以横突为依据。在病变组织附近根据横突定位，将针刀刺入，当针刀刃到达横突后，再移动针刀刃到病变组织部位进行治疗。这样易掌握深度，不会使针刀刃刺入胸腔、腹腔，也不会损伤颈椎横突前方的重要组织。参见图 6–7。

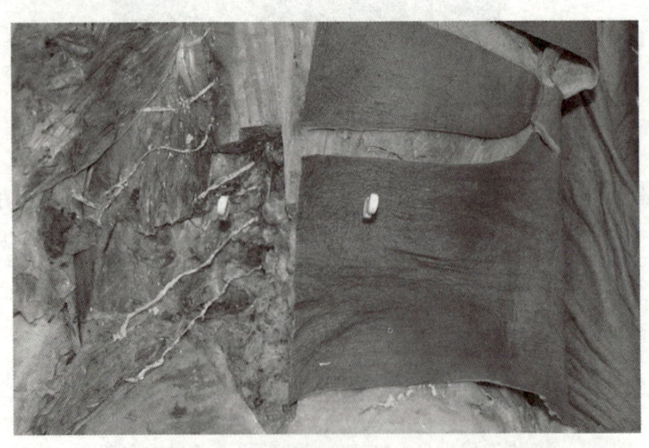

图 6–7　以第 3 腰椎横突为标志的手术入路

4. 以关节突关节为依据 颈椎、腰椎病需要松解关节囊时，多以关节突关节为依据进针。关节突关节即椎间关节，由上位脊椎的下关节突与下位脊椎的上关节突构成。腰椎关节突关节位于相应上位椎体棘突水平，呈垂直纵向方向，距正中线距离约为1.5cm。进针刀时，先按照关节突关节在体表的投影区确定进针刀点，快速将针刀刺入皮肤，然后探索、摆动，缓慢进针，边进针刀便寻找骨性组织，到达骨性组织后边下切边探索寻找关节间隙，颈椎关节突关节的关节间隙为水平位，腰椎关节突关节的关节间隙为垂直位，找到关节间隙后才能松解关节囊。参见图 6–8。

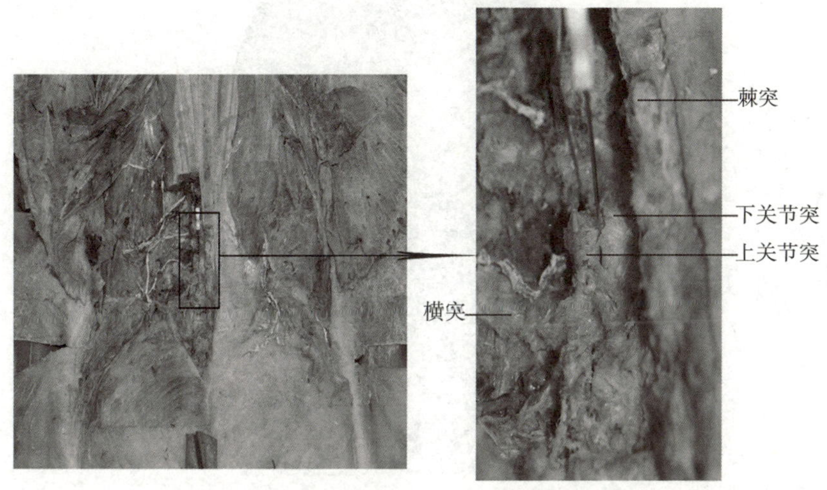

图 6–8 以关节突关节为依据的手术入路

（三）以腱性标志为依据的针刀入路

松解浅表的韧带及肌腱，多以腱性标志为依据。进针时，术者根据治疗目的，用手触清目标肌腱或韧带以确定进针点。进针刀时，使针刀刃快速刺入皮肤直达肌腱或韧带表面，此时手下有坚韧的阻力感，然后按照治疗目的进行操作。例如，对于尖足畸形的脑瘫患者，松解跟腱可以有效地矫正其尖足畸形。参见图 6–9。

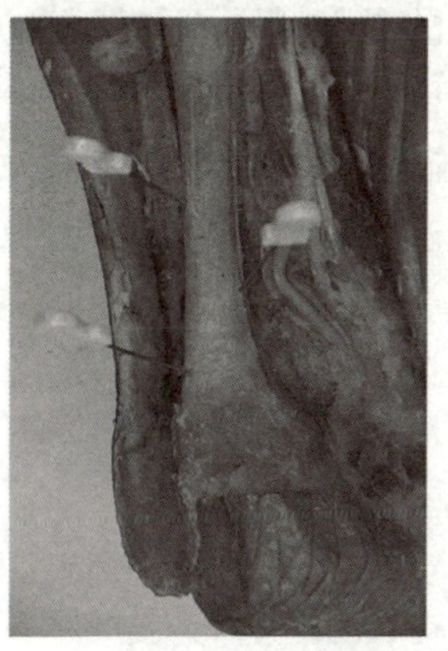

图 6–9 以腱性标志为依据的手术入路

（四）以肌腱附着点为依据的手术入路

多用于肌腱与骨的连接处的松解，是在骨缘松解肌附着点，以松解该处的粘连、瘢痕或降低肌肉的张力。针刀刃不离骨面，术后充分压迫止血。如对头半棘肌在枕骨上附着处的松解（图 6–10）等。

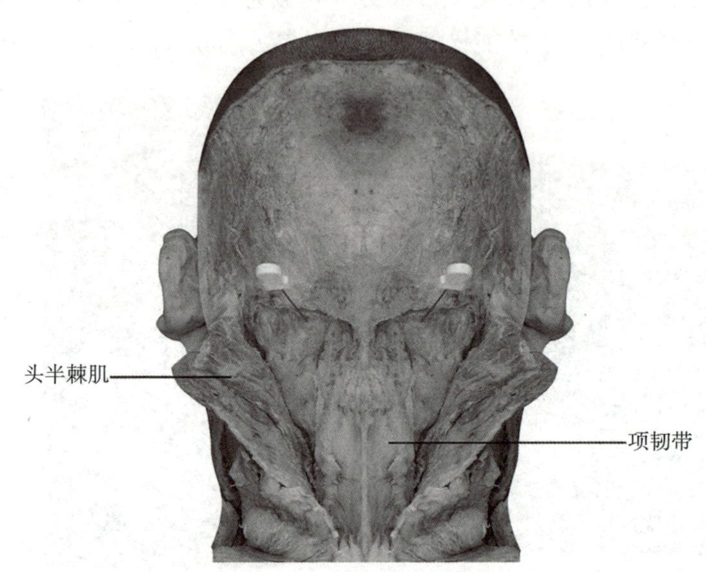

图 6–10　以肌腱附着点为依据的手术入路——头半棘肌的止点松解

（五）以组织层次为依据的针刀入路

通常治疗点没有明确的骨性标志、没有骨面依托的部位需以组织层次为依据进针刀。

人体不同部位的组织厚度差异很大，需要针刀松解的组织层次深浅不一，针刀穿过不同组织时医生手下的感觉也不一样，因此对于组织层次应该有清楚的把握。例如屈指肌腱鞘位置表浅，需要切开松解的是腱鞘而不是肌腱，针刀治疗该病的原则是有效切开腱鞘，避免损伤肌腱。以该病为例，按一般方法刺入，针刀穿过腱鞘时可有落空感，继续进针达肌腱时针下可有针刀刃碰触坚韧组织的感觉，此时令患者屈伸患指，术者可感觉到针刀刃与运动的肌腱之间所产生的摩擦感，此时停止进针。在此位置轻提针刀至腱鞘表面，依定点标志行腱鞘切开。此针刀入路为皮肤→皮下筋膜→腱鞘。参见图 6–11。

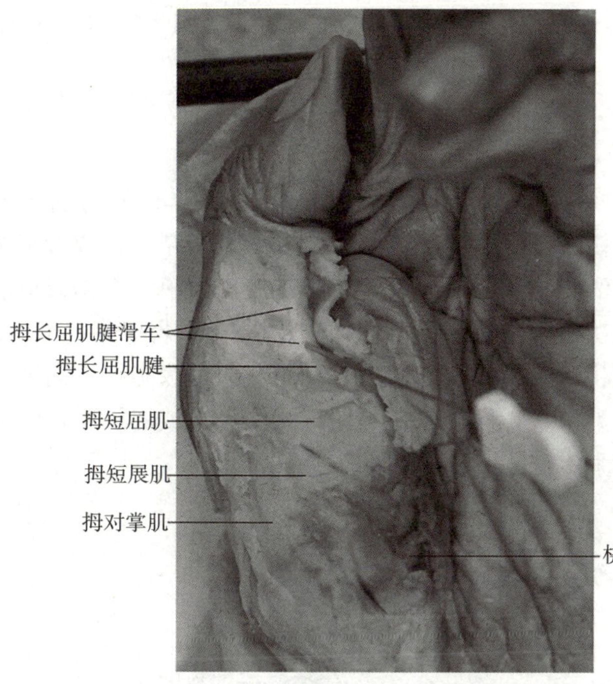

图 6–11　治疗腱鞘疾患手术入路

对于深层组织，首先要找准深层组织的体表投影，然后找准病变位置，并清楚覆盖于病变组织上的神经、血管、肌肉、韧带等各种组织的解剖层次关系，以浅层组织为依据，按一般方法刺入，到达病变部位后，根据治疗目的决定是否调转刀口线，原则是保持刀口线与神经、血管的走向相一致，然后再进行各种治疗操作。

如果松解目标在深层，而浅层组织又比较松弛，则可以用手推开浅层组织，直接进入深层。如治疗肱桡关节滑囊炎时，因肱桡关节滑囊位于肱桡肌上端的深面，且深层尚有诸多神经、血管，为了能够安全手术，用手将肱桡肌扳开，用左手拇指下压，将深层的神经、血管分开，推挤到两侧，针刀刃紧贴左手拇指甲刺入，这样针刀刃可以穿过皮肤到肱二头肌止腱，穿过肱二头肌止腱即达桡肱关节滑囊，再进行治疗。此针刀入路为皮肤→皮下筋膜→肱二头肌止腱→桡肱关节滑囊。

以上介绍的五种基本的针刀入路，适用于大多数疾病的针刀治疗，另外有些特殊疾病还有其特殊的针刀入路。随着针刀临床技术的发展，还会不断地对针刀入路进行补充，如肌骨超声引导下的针刀入路等。

四、常用针刀治疗技法

针刀技法是指针刀治疗过程中，针刀刃和针刀体作用于病灶组织，根据不同的治疗目的，采用不同的术式，实施具体治疗的操作方法。因此它是针刀操作技术的核心部分，也是取得治疗效果的根本手段。

目前，绝大多数针刀操作都是针对软组织病变进行松解操作，虽有针刀骨减压技术、针刀骨折复位术的报道，但这只是极少数，故本教材不予介绍。一般来说，针刀松解软组织可概括为两类——锐性松解和钝性松解，即切开和牵拉，此外还有神经触激术。

（一）锐性松解

锐性松解是指通过针刀刃直接将目标组织切开的方法。针刀前端的刃具有切开作用，能够对紧张的筋膜、韧带等病变组织进行小范围的切开减压，或者把挛缩的组织切开延长，或者把相互粘连的组织切开分离，这些都是锐性松解。根据刀口线方向与组织纤维走行方向的关系，锐性松解可分为纵行切开法、横行切开法和铲切法 3 种。

1. 纵行切开法　是指将针刀刀口线与肌肉、韧带或肌筋膜走行方向平行，在快速刺穿皮肤直达病变组织后，刀口线方向仍保持与肌纤维、韧带或肌筋膜走行方向一致，纵行切割部分病变软组织的手术操作方法（图 6–12）。

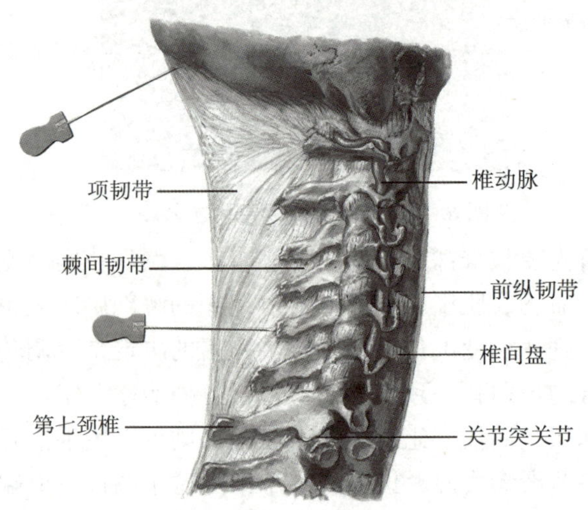

图 6–12　纵行切开法

（1）纵向纵切　沿着平行于病损组织纤维的长轴方向移动针刀并提插，且针刀刀口线始终与病损组织纤维长轴平行。

（2）连续纵向纵切　在纵向纵切的基础上，做到每刀之间没有间隙，形成较长的切口。连续纵向纵切的目的是切断所有病变组织的纤维。

（3）横向纵切　沿着垂直于病损组织纤维的长轴方向移动针刀并提插，且针刀刀口线始终与病损组织纤维长轴平行。

2. 横行切开法　是指将针刀刀口线与肌肉、韧带或肌筋膜走行方向平行，在快速刺破皮肤直达病变组织后，感觉持针手下有硬结、条索感，再调转刀口线 90°，使其垂直于病变组织的肌纤维、韧带或肌筋膜的走行方向，横行切开部分病变软组织的手术操作方法（图 6–13）。一般横行切开法的松解作用较强，故多在病变严重的病例中使用，同时此法对组织也有一定的损伤。临床上，多根据患者病情选用适当的方法。

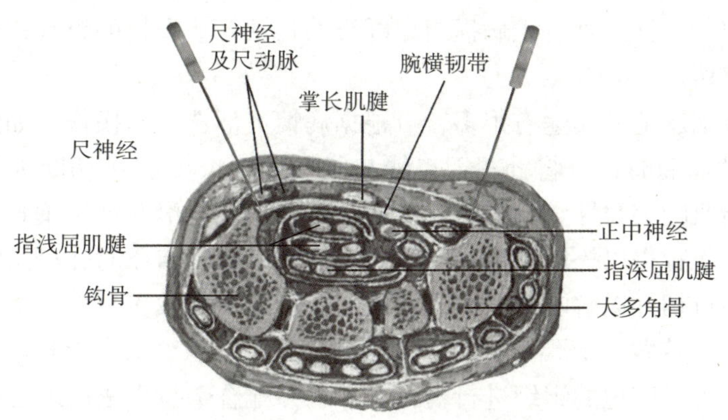

图 6-13　横行切开法

（1）纵向横切　沿着平行于病损组织纤维的长轴方向移动针刀并提插，且针刀刀口线始终与病损组织纤维的长轴垂直。纵向横切可将部分过度痉挛、挛缩的纤维组织切成多个节段。

（2）横向横切　沿着垂直于病损组织纤维的长轴方向移动针刀并提插，且针刀刀口线始终与病损组织纤维长轴垂直。横向横切可将多个痉挛、挛缩纤维组织切断。

（3）连续横向横切　在横向横切的基础上，做到每刀之间没有间隙，连续切断组织纤维，目的是切断所有病变组织的纤维。

3. 铲切法　是指针刀到达病损部位时，针刀刃紧贴病损表面施行铲切的方法。铲，指针刀刀口线与骨面呈一定的角度（45°～60°），在骨面上轻柔推铲（避免伤及骨膜），将粘连在骨面上的病损组织剥离松解（图 6-14）。如将粘连在骨面上的肌肉、韧带从骨面上铲起，或将肌腱表面的粘连铲开，或水平铲断浅筋膜中的粘连，当觉得针下有松动感时即出针。

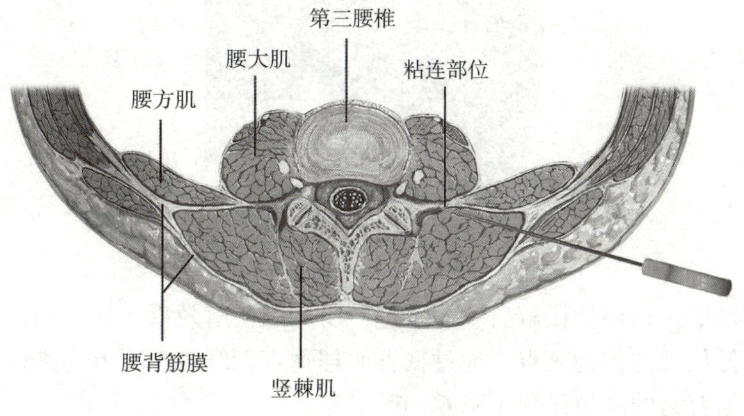

图 6-14　铲切法

（1）纵向铲切　针刀沿与病损组织纤维的长轴平行，或与脊柱的纵轴平行，或与重要组织长轴走行方向平行进行铲切。

（2）横向铲切　针刀垂直于病损组织纤维的长轴，或脊柱的纵轴，或重要组织长轴走行方向进行铲切。

锐性松解在临床上的用途有很多，可根据病情灵活选用与操作。如因挛缩变形的肌筋膜引起顽固性疼痛时，可将针刀刀口线与肌纤维成 45°～ 90°切断少量肌筋膜，即可缓解症状。屈指肌腱狭窄性腱鞘炎时，可将针刀刀口线与滑车纤维垂直，切开狭窄的腱鞘，使受卡压的肌腱得以松解。当神经途经骨性纤维管受卡压时，可用针刀将骨性纤维管的纤维部分横行切开以解除卡压。当滑液囊等囊腔内有较多炎性积液而呈高张力状态时，可用针刀把囊腔做“十”字切开，使液体流出在周围组织中吸收。当组织缩短而影响功能活动时，可对缩短的组织进行横行切开，并配合牵拉手法使之延长等。

（二）钝性松解

钝性松解指的是用针刀的针体通过杠杆原理对软组织进行撬拨，以钝性牵拉的方式加强切开减压、延长、分离等作用。锐性松解和钝性松解可以互相促进，切开是牵拉的前提，不切开则难以有效牵拉；针刀切开的范围非常有限，牵拉可有效地增强切开松解的效果。

1. 纵行摆动法　行锐性松解后，为了进一步加强松解效果，拇指和食指持针刀柄作为力点，中指托住针体作为支点，通过杠杆原理沿纤维走行方向进行撬拨，使针体对软组织形成强有力的牵拉作用（图 6–15）。

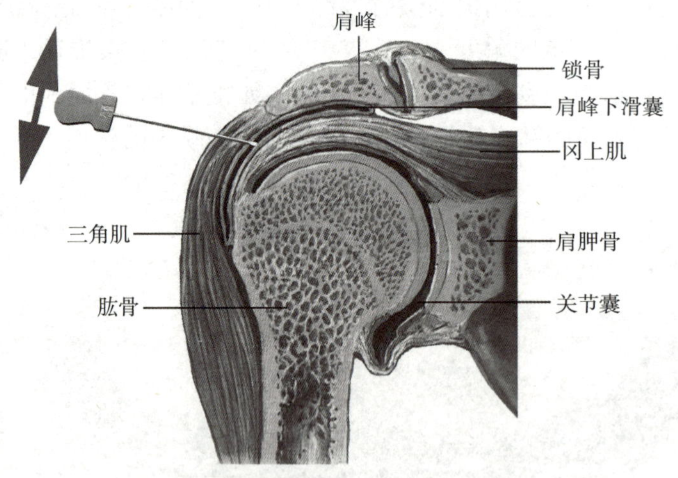

图 6–15　纵行摆动法

2. 横行摆动法　行锐性松解后，为了进一步加强松解效果，拇指和食指持针刀柄作为力点，中指托住针体作为支点，通过杠杆原理垂直于纤维走行方向进行撬拨，使针体对软组织形成强有力的牵拉作用（图 6–16）。

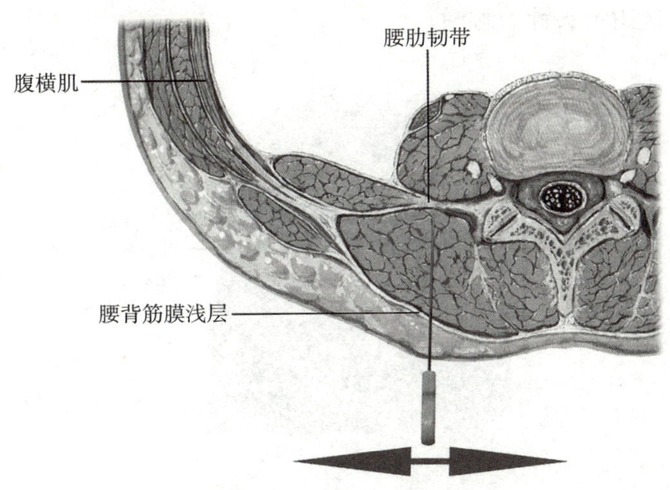

图 6–16　横行摆动法

3. 通透剥离法　适用于相邻组织平面之间发生的粘连。针刀达病损部位后，在相邻组织之间，与相邻组织界面水平摆动针刀以达到分离粘连的目的。如肌肉与韧带粘连、韧带与韧带粘连或膝关节髌韧带与脂肪垫人面积粘连处。该法操作幅度大，松解彻底，适用于肌肉、肌腱粘连比较严重部位的治疗。参见图 6–17。

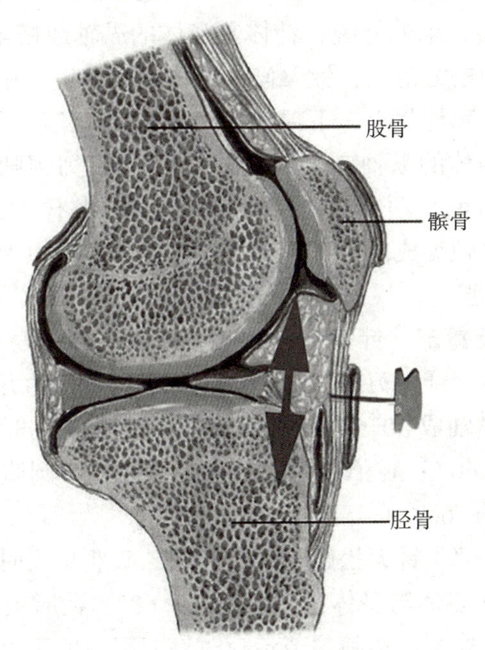

图 6–17　通透剥离法

（三）神经触激术

神经触激术适用于神经病变。刀口线和神经纵轴平行，针刀刺入直达神经根、神经干和（或）神经表面并触激神经，患者出现放电感即止，不可过度触激损伤神经（图

6–18）。有条件者可选用钝头针刀触激。

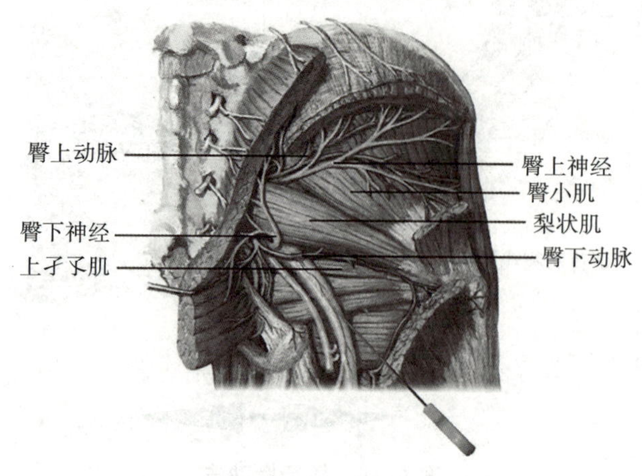

图 6–18　神经触激术

五、针刀操作的角度和深度

针刀操作的角度是针刀治疗过程中保证安全和取得疗效的关键，精准的针刀方向可以直达病所，取得明显的疗效而不伤及治疗局部其他脏器及血管、神经。大部分针刀操作的角度要求垂直于皮面，也就是说，针体与身体的纵轴或横轴成 90°，但根据不同部位、不同治疗目的、不同松解范围，针刀操作的角度会发生变化。

1. 枕项部　在治疗枕部枕骨上、下项线之间及枕下三角区域时，患者俯卧位，医师坐于患者头侧，针体与身体的纵轴夹角应大于 90°，使针刀刃朝向头顶部，可以保证治疗过程中针刀不会损伤脊髓。项部的治疗要求针刀体与身体的纵轴成 30°～ 60°，使针刀刃朝向足部，因为颈椎棘突成向下排列状，这样的角度可以保证在操作时，有棘突的阻挡针刀不至于误入脊髓腔。

2. 胸腹部、腰背部及臀部　针刀治疗一般要求针刀体与身体的纵轴或横轴成 90°。如在治疗肩胛提肌损伤时，针刀刃朝肩胛骨内侧角，针刀体的方向朝外下，在俯卧位时针刀体与身体的纵轴和横轴成 30°～ 60°；在处理冈上肌损伤时，则针刀刃朝下，即针刀体与身体纵轴成 30°～ 60°；在治疗冈下肌、大圆肌、小圆肌时，针刀刃朝对侧，即针刀体与身体横轴成 30°～ 60°。

3. 肩及四肢部　在肩部，针刀松解喙突治疗肱二头肌短头时，左手按住喙突，针刀刃朝下外不离喙突，即针刀体与身体横轴成 30°～ 60°。在肘关节进行针刀治疗时，针刀刃一般垂直于皮面或朝外侧；在膝关节治疗时针刀刃一般垂直于皮面。在针刀治疗过程中，一般要求针刀必须到达治疗部位的骨面。进针刀时根据患者的体型肥瘦、不同部位和治疗需要，治疗深度要求不一，总的原则是必须使针刀刃到达所要治疗的肌肉、肌腱和韧带。四肢部尤其是上肢部，肌肉比较薄弱，针刀治疗宜浅；胸部进针刀宁浅勿深，并且在治疗时针刀刃一定要顶着肋骨骨面，以免进入胸腔。腰背部肌肉比较丰厚，一般进针刀稍深，2 ～ 4cm 即可。臀部有比较粗大的肌肉覆盖，故进针刀深度宜深，一般在 3 ～ 6cm。

六、出针刀法

出针刀法是指治疗完毕后，将针刀拔出并覆盖无菌敷料的操作方法。出针刀时应先以左手持纱布按压住针孔周围皮肤，将针刀轻巧地直接垂直于皮肤向外拔出。动作应轻巧，随势提出，不能妄用强力，以免发生意外。若拔针刀后，针孔有出血，可用消毒纱布或无菌干棉球在针孔处轻轻按压片刻即可。最后用创口贴或无菌敷料覆盖刀口。

第三节 针刀术后手法与康复训练

针刀术后手法是在行针刀术后，医师根据病情需要，通过手法加强针刀治疗作用的一种辅助疗法，是经过几十年的临床反复实践所形成的精细入微、疗效可靠的一整套手法治疗体系。

一、针刀术后手法

针刀治疗对病变部位难以做到彻底松解，需要手法松解配合来达到最佳疗效。此外，涉及小关节微小移位的疾病也必须施以恰当的整复及松动手法进行辅助治疗。针刀术后手法一般分为牵拉手法、助动手法和整复手法三种。

（一）牵拉手法

牵拉手法主要针对肌肉、肌腱、韧带、神经等软组织损伤，一般持续牵拉 10s 左右，反复 2 ～ 3 次。如前斜角肌牵拉手法：患者取仰卧位。医者将一手放于患者枕后部做固定，另一手的拇指或第一掌骨按在胸锁交界处，将患者头部抬起，使颈椎前屈、旋转并侧屈至健侧，保持 10s 后放松，反复操作 2 ～ 3 次。

（二）助动手法

助动手法主要针对颈、腰椎及肩、肘、膝、髋、踝等骨关节功能受限，用手法待其处于某一功能受限位时，再顺势快速牵拉或按压以恢复其功能。如腰椎助动手法：患者取站立位，双脚自然分开，弯腰前屈。医者立于患者对面，双手置于患者身体两侧以保护患者，嘱患者身体前倾，至极限角度时医者双手置于患者肩背部，轻轻向前弹压一下，以增大前倾的角度。

（三）整复手法

整复手法主要针对“骨错缝、筋出槽”的脊柱及骨盆、肩、膝等关节，使其“骨复位、筋归槽”而快速好转。

1. 骶髂关节整复手法

（1）*俯卧后伸扳法* 患者俯卧位。医者立于患侧，用一手按压在骶髂关节之处，另一手由患侧大腿下段前面穿入，用前臂上段托住，使患腿离床 10cm 左右，并使患者骶髂关节处于后伸状态，伸到一定程度之后，再施弹性冲击法，有时可有移动感或发出“喀”的响声，再缓缓放下。此手法适用于骶髂关节后错位者。

（2）俯卧拉腿推臀法　若俯卧后伸扳法不能复位者，换用此法。以右骶髂关节后上错位为例。患者俯卧，双手抓扶床沿。第二助手立于床头，双手抓扶患者腋下；第一助手立于足部床边，双手紧握患肢踝部。术者站于患侧，双手重叠置于右髂后上棘部，嘱患者腰部放松，术者口令“1、2、3”。当“1、2”时，第一助手牵拉并上下抖动患侧下肢 1 ～ 2 次；在“3”发出瞬间，3 人同时发出爆发力，术者向前下方冲压，第一助手用力向下牵拉抖动，第二助手用力拉住患者，可闻及弹响声。此手法适用于骶髂关节后错位者。

（3）屈膝屈髋法　以左骶髂关节前错位为例。患者仰卧床沿，双下肢伸直。术者立其左侧，双手握住下肢中上部并屈膝屈髋朝向患者右肩方向按压，术者两手同时徐徐用力，并往返屈伸 2 ～ 4 次；待其放松后，嘱咐患者吸气，再憋住；术者在患者憋气状态下，将其下左肢压向右肩方向最大角度时，双手加闪动力将患者左下肢再加大而有限制地（不可暴力，以免撞伤肋弓）按压一下，常可闻及关节复位响声。此手法适用于骶髂关节前错位者。

（4）屈膝屈髋拉臀压髂法　若屈膝屈髋法不能复位者，换用此手法。以右骶髂关节前下错位为例。患者仰卧，右侧屈膝屈髋位。医生以左手掌按压髂前上棘部，右肩近胸侧顶住患者右膝，右手拉住右坐骨结节，嘱患者髋部放松，术者弓背弯腰将患者右膝髋关节屈曲至最大角度时，左手向下方冲压，右肩用力顶住患者右膝向前下按压，同时右手用力向上牵拉坐骨结节，可闻及弹响声。此手法适用于骶髂关节前错位者。

（5）仰卧屈髋压膝法（分膝法）　患者仰卧，两膝分开，双足跟并齐，使鼻 - 脐 - 足跟保持在一条直线上，双手置于腹部，全身放松。令患者双目微闭，“意守丹田”，然后深吸气后再缓慢呼出，至呼气将尽时，医者双手将分开的双膝用有弹性的巧力下压，并立即将患者双腿迅速屈髋屈膝悬抱于腹部片刻，以减轻髋部、大腿两侧或腹股沟部的肌肉韧带受到牵拉而感到一过性疼痛。骶髂关节前错位、后错位者均适用此手法。

2. 腰椎整复手法

（1）单人侧卧斜板法　以腰 4 棘突偏右为例。患者右侧卧位，右下肢伸直，左下肢屈髋屈膝，放于右大腿内侧上，右手放于枕上，左手屈肘放于身旁，头略后仰。术者面对患者立于床边，左手伸直抓扶患者左侧肩锁部，右后拇指按于患者腰 4 棘突处，右肘稍屈按压于左臀部，嘱其全身放松，术者双手同时轻松将患者左肩、左臀部作前后扭转推摇 2 ～ 3 次，待感到已放松后，左手将其肩推后固定，右肘用力将其臀部向前搬按至最大角度，术者紧收右肘，加上身按压的闪动力，常可听到腰后关节“咯得”响声或在右拇指触及其腰 4 后关节还纳时的弹跳感。先松动健侧，再复患侧。此手法适用于腰后关节错位、腰椎间盘突出症患者。

（2）双手重叠直接冲压法　患者取俯卧位。医师两手叠掌置于施术部位，双肘垂直，利用上身重量垂直按压，当患者腰肌放松时加上冲压闪动力，重复 2 ～ 4 次。亦可用两个枕头把冲压处悬空，腰部所需冲压力大些。此手法适用于腰椎后凸及侧弯者。

（3）坐式旋转摇扳法　以 L_3 棘突偏左，L_4 棘突偏右为例。患者取坐位。助手坐于患者左前方，用双膝、双手夹持患者左大腿。医师立于患者背后，嘱患者双手互抱，医师右手从患者右肩侧伸出，抓住患者左肩臂部，左手扶按于患者左侧腰骶关节右侧，拇指按住 L_5 棘突左旁，嘱患者腰背放松，徐徐将患者拉动向前弯腰并向右转，先左右摇动 2 ～ 3 下，待患者适应后，将其转至右侧最大角度时，再加一闪动力转动，左拇指在"定点"处加阻力。按以上方式做左转方向复位。助手固定患者右腿，医师右拇指"定点"于患者 L_4 棘突右旁固定，其余操作同上述程度，将 $L_{3\sim4}$ 后关节复正。如无助手，可令患者骑坐于床上或抵靠木椅上而将其下肢固定即可。此手法临床适用于左右旋转式腰椎后关节错位者。

3. 胸椎整复手法

（1）拢胸上提法　患者坐位，双手臂于胸前交叉，双手自然搭在肩前，双膝关节自然伸直。医者站于患者背后，双手由两侧环抱患者臂膀，双手与患者肘部相扣，以胸部或斜向左侧或右侧胸顶在患者 T_5 椎体或椎旁，抱患者后仰，患者放松失稳时寸劲斜上抱提，可闻及数声"咔哒"声。此手法适用于胸椎后关节错位者，伴有骨质疏松者也适用。

（2）俯卧叠掌推按法　患者俯卧位，口鼻置于洞中，以利于呼吸；胸下可垫薄枕，两臂平放于身体两侧，可使全身肌肉放松。医者站于患者尾端一侧（逆式），双掌重叠，掌根置于胸椎棘突上，与皮肤成 60°，先令患者吸气，然后屏住气，医者趁机短促用力，顿挫地向前下方推按，并沿脊柱有节奏地自下而上（逆式）地边推按边移动手掌。对偏歪错位之椎体则应作重点按压。此手法适用于胸椎后关节错位者，伴有骨质疏松者慎用。

4. 颈椎整复手法

（1）推头拉颈侧扳法　腰椎侧弯者或骶髂关节错位者伴有颈椎旋转侧凸，若不先纠正而直接采用斜板法整复颈椎可致患者疼痛、头晕、心悸等不适反应。患者坐位。医者站于患者一侧，一手掌抱扶于患者颈椎中部横突较突出侧颈椎，前臂压住患者近侧肩部，另一手掌压住患者近侧耳颞部，两手协调用力，反向顿挫推拉（提），闻及响动，复位成功。注意：老幼体弱及骨质疏松者不宜采用此手法。

（2）斜板法整复颈椎　患者坐位，低头 30°。医者站于患者身后，一手托患者下颌，另一手抵对侧额颞部，徐徐将患者下颌转向一侧，当达到最大限度时，两手协调用力，再以一轻巧之力继续顿挫旋提，可闻及复位声响，术毕。

（3）定点复位法整复寰枢关节紊乱　以寰枢棘突偏右为例。骶髂关节错位者多伴有寰枢关节紊乱。医生用左手拇指扣在患者的寰枢棘突顶部，嘱患者微低头致左手拇指下有感觉，再将医生左侧拇指移动到患者枢椎棘突右侧，余四指自然附于患者左侧耳颞部，嘱患者向左侧微偏头，然后右手掌托住患者左侧下颌，两手协调用力，右手向右边旋转，用左拇指拨正即可。

（4）卧位颈椎成角定点复位法　患者仰卧。医生用双手颌 – 枕牵引，持续数分钟。

调整颈椎角度：上段（$C_{1\sim2}$）略低头（0°～15°）；中段（$C_{3\sim5}$）轻度屈颈（15°～35°）；下段（$C_{6\sim7}$）中度屈颈（35°～50°）。令患者轻轻侧向转头至最大限度。术者一手托住枕部，拇指轻轻定位于患椎横突部，另一手扶持下颌，双手协调调整屈颈度数，使成角落于患椎，再将下颌继续向一侧轻巧用力，顿挫旋转，并向后上方轻轻提拉一下，即可闻及复位声响。余患椎同法逐一复位矫正。

5. 膝关节整复手法 患者取俯卧位。医师立于患者患侧，医师用固定手的虎口处对准患肢腘窝处，将患者膝部固定在治疗床上，用手指触摸关节间隙，用活动手抓住患侧足踝上方，微微上抬足踝使膝关节屈曲，令活动手的手臂与患者小腿成一直线，沿小腿方向做拔伸运动，使膝关节松动，反复 2 ～ 3 次，然后缓缓放下。此手法临床适用于膝关节活动受限者。

6. 肩关节整复手法

（1）*肩关节上提和下压受限整复手法* 以右肩关节为例。患者取仰卧位。医师立于患者患侧，将左手拇指和鱼际肌高处放于锁骨外 1/3，肩胛骨尖峰与内缘下部；用右手鱼际肌高处放在左手拇指上，以加强握力。双臂伸直，向头部方向行拿法；而后左手手指放在患侧锁骨头表面，用右手手指加强握力，医师身体向后移动，用伸直的手向患者足部做牵拉。此手法临床适用于肩关节上提和下压受限者。

（2）*肩关节前突和后缩受限整复手法* 以右肩关节为例。患者取仰卧位。医师立于患者患侧，以右手小鱼际高处的压力来固定胸骨上端，左手手指置于锁骨上窝及锁骨下窝以握紧锁骨，并向上提升锁骨，感受到锁骨轻微松动，反复 2 ～ 3 次；而后在锁骨上做反向牵拉动作，增加肩胛骨回缩度，把左手拇指和鱼际肌高处放在患者锁骨腹面，用右手加在左手拇指上加强握力，医师身体前倾并透过伸直的手臂做反向牵拉动作。此手法临床适用于肩关节前突和后缩受限者。

针刀术后手法来源于对人体生理、病理、解剖学的熟悉和对力学知识的灵活运用。在针刀手法的施术过程中务必达到以下操作标准：①手法操作定位准确，避免非病变组织受到力的作用；②手法操作要以安全为前提，禁止过度和盲目使用手法；③手法操作轻巧，用力轻柔，务求达到无损伤、无痛苦且立竿见影的疗效。

二、康复训练

肌肉骨关节的疼痛有可能源于其功能障碍而非组织结构的病理变化，功能本身发生改变可能产生无组织病理变化的临床症状，厘清损害是源于功能障碍还是组织结构的病理变化非常重要。针刀善于解决组织的结构问题，对组织间的粘连与关节活动受限的一些病理因素具有良好的治疗效果，还会对神经及肌肉筋膜组织产生触激与激活，为疾病康复打下良好的基础。功能是不同部位、不同结构之间作为一个整体相互关联、相互作用的结果。功能障碍是运动程序或结构间相互关联发生异常的表现，解决这一问题就非针刀所宜，而须功能训练。

康复的任务是优化运动控制程序，改善神经与肌肉或肌肉组织之间的功能协调，使运动控制更加精准，关节活动更加稳定、灵活，肌肉之间、肌肉与神经之间、肌肉与骨关节之间的关系更加协调。康复训练在针刀治疗前与治疗后均可进行。针刀治疗前的康复训练可以使针刀治疗的目标更加明确，治疗部位更加精准；针刀治疗后的康复训练可以进一步提高并巩固疗效且可减少复发，康复训练后组织的含氧量增加还可以促进组织的术后修复，并促进肌肉骨关节正常功能的恢复。

（一）呼吸训练

呼吸模式对姿势及核心控制发挥关键作用，呼吸力学的紊乱可产生神经肌肉骨骼系统的失衡，引起诸多功能障碍与疼痛。正常的呼吸模式应当是腹部和胸廓的圆筒状扩张与回缩，而不仅仅是前后或上下运动，要像一个被吹起的气球在各个方向充盈。在膈式占主导的呼吸模式，呼吸频率一般为 8 ～ 12 次 / 分，呼气相时长为吸气的 2 倍。呼吸运动训练可改善核心稳定和运动控制，放松肌肉、降低肌张力，改善肌肉骨关节疼痛，增强肌肉耐力与体适能等。呼吸训练方法简单易行，主要有吹气球呼吸训练、坐姿呼吸训练、仰卧呼吸训练、俯卧呼吸训练等。

（二）核心稳定性训练

正常的核心稳定与运动控制是脊柱与肢体实现功能的基础，核心稳定与控制的习得遵循固定的运动学习阶段。首先是认知 – 动觉阶段，也就是患者对运动控制能力的学习与感知。在此阶段，需感知腰 – 骨盆、肩胛 – 胸椎、颈 – 头枕等关键部位的运动。其次是运动学习阶段，要求患者学习在正常功能范围内运动，并且可使用关键部位进行更为复杂的训练。最后阶段是自主阶段，即不再需要意识或思考就能实现正常的活动。训练方法主要有 cat–camel 式、bird–dog 式、侧桥、dead–bug 式、背桥等。训练进阶六原则：①从不负重到负重（重力）训练；②简单到复杂；③速度由慢到快；④耐力训练到肌力训练到爆发力训练；⑤增加阻力；⑥从稳定支撑面到不稳定支撑面。

（三）局部稳定性训练

颈椎稳定性训练包括局部肌群的激活与训练，如头长肌、颈长肌、斜方肌中下束及前锯肌训练等；其次是颈椎的静态训练与动态训练；最后是反应性训练。肩关节稳定性训练如前锯肌、斜方肌中下束激活训练。臀部髋关节稳定性训练如腘绳肌训练、臀中肌激活训练、臀大肌激活训练等。

（四）感觉运动刺激训练

感觉运动刺激训练可以训练肌肉的协调性及反应速度，增强平衡功能，增加臀肌活动以稳定骨盆，重建良好的核心控制，显著提高身体运动的协调功能。包括缩足等静态训练，在维持缩足及腰椎、骨盆、颈椎中立位姿势下躯干前倾跨半步向前等动态训练，在不稳定支撑面上完成蹲、跳、跨步、推、拉等功能性训练。

在康复训练中，注重训练动作的质量而不是运动的数量。注意正确的姿势控制、正确的呼吸模式与运动模式，还要避免疲劳与动作代偿产生。

第五节　异常情况的处理和预防

一、晕针

晕针是指在针刀治疗过程中患者出现晕厥的现象。

【表现】

患者突然出现精神疲倦、头晕目眩、面色苍白、恶心欲吐、多汗、心慌、四肢发冷、血压下降等；重者神志不清，晕厥。

【原因】

1. 患者血管神经功能不稳定，多有晕厥史或肌内注射后的类似晕针史。
2. 饥饿、过度疲劳、大汗、泄泻、大出血后，患者正气明显不足。
3. 恐惧、精神过度紧张。
4. 体位不当、不舒适。

【处理】

1. 立即停止治疗，将针刀迅速拔出。
2. 患者去枕平卧，抬高下肢，松衣盖被，打开门窗。
3. 轻者静卧，给予温水、安慰。
4. 重者，点按或针刺人中、合谷、内关穴，温灸关元、气海，一般 2 ～ 3 分钟即可恢复。
5. 必要时可考虑吸氧或人工呼吸、静脉推注 50% 葡萄糖 10mL 或采取其他急救措施。

【预防】

1. 做好医患沟通，消除紧张、顾虑。
2. 选择舒适持久的体位。
3. 仔细询问病史，晕针史，心脏病、高血压病患者应格外注意。
4. 治疗点要精、少，操作要稳、准、轻、巧。
5. 患者在大饥、大饱、大醉、大渴、疲劳、过度紧张、大病初愈或天气恶劣时，暂缓针刀治疗。
6. 痛觉敏感者，或操作起来比较复杂、较费时间的部位，可根据情况局麻、全麻，或硬膜外麻醉等。
7. 术后候诊室休息 15 ～ 30 分钟，无异常再离开。

二、针刀折断

针刀折断是指在针刀手术操作过程中，针刀突然折断没入皮下或深部组织里。

【表现】

针刀折断，残端留在患者体内，或部分针体露在皮肤外面，或全部残端陷没在皮肤、肌肉之内。

【原因】

1. 针具质量不好，韧性较差，或针身腐蚀锈损。

2. 针刀反复多次使用，在应力集中处易因用力过猛造成弯针部位发生疲劳性断裂。

3. 患者精神过于紧张，肌肉强烈收缩，或针感过于强烈，患者不能耐受而突然大幅度改变体位。

【处理】

1. 术者保持冷静，切勿惊慌失措。嘱患者不要紧张，切勿乱动或暂时不要告诉患者针断体内。保持原来体位，以免使针体残端向肌肉深层陷入。

2. 若断端尚留在皮肤之外，可用止血钳夹紧慢慢拔出。

3. 若残端与皮肤相平或稍低，但仍能看到残端时，可用左手拇指、食指下压刀孔两侧皮肤，使断端突出皮外，然后用止血钳夹持断端拔出体外。

4. 针刀断端完全没入皮肤下面，若断端下面是坚硬的骨面，可从刀孔两侧用力下压，借骨面作底将断端顶出皮肤。或断端下面是软组织，可用手指将该部捏住将断端向上托出。

5. 若针刀断在腰部，因肌肉较丰厚，深部又是肾脏，加压易造成断端移位而损伤内脏。若能确定断针位置，应迅速用左手绷紧皮肤，用 2% 利多卡因在断端体表投影点注射 0.5cm 左右大小的皮丘及深部局麻。手术刀切开 0.5cm 小口，用刀尖轻拨断端，断针多可自切口露出。若断针依然不外露可用小镊子探入皮肤内夹出。

6. 若断针部分很短，埋入人体深部，在体表无法触及和感知，必须采用外科手术探查取出。手术宜就地进行，患者不宜搬动移位。必要时，可借助 X 线照射定位。

【预防】

1. 术前认真检查针具，并试验其钢性和韧性。不合格的针刀坚决不用。

2. 针前应叮嘱患者，针刀操作时绝不可随意改变体位、姿势。

3. 治疗时应避免用力过猛，遇阻力过大时，绝不可强力摆动。

4. 医者操作手法稳、准、轻、巧。

5. 术后应立即仔细清洁针刀，除去不合格针刀。一般情况下多次性针刀使用两年应报废。

三、出血

针刀刺入体内切开细小的毛细血管时少量出血是不可避免的。但刺破大血管或较大血管引起大出血或造成深部血肿的现象临床中屡见不鲜，必须高度重视。

【表现】

1. 表浅血管 刀孔涌出鲜红或暗红色血液；或淤积在皮下形成青色淤斑，局部肿胀，疼痛。

2. 肌层血管 局部疼痛、血肿；血肿明显时致局部神经受压而引起麻木，活动受限。

3. 胸腹部血管 血液可流入胸腹腔，引起胸闷、咳嗽、腹痛、休克等。

4. 椎管内出血 血肿压迫不同部位的脊髓而表现不同的脊髓节段压迫症状，甚至截瘫。若颈椎上段损伤，可影响脑干血供而出现生命危险。

【原因】

1. 对施术部位血管分布掌握不够，或对个体差异估计不足。

2. 施术不按四步进针规程操作，也不问患者感受，强行操作，一味追求快。

3. 血管本身病变，如动脉硬化使血管壁弹性下降，壁内因附着粥样硬化物而致肌层受到破坏，管壁变脆，受到意外、突然的刺激容易破裂。

4. 血液本身病变，如血小板减少，出凝血时间延长，血管破裂后，出血不易停止。凝血功能障碍明显者，一旦出血，常规止血方法难以遏制。

5. 某些肌肉丰厚处深部血管刺破后不易发现，针刀术后又行手法治疗或在刀孔处再行拔罐，造成血肿或较大量出血。

【处理】

1. 表浅血管出血 用消毒干棉球压迫止血。小血管丰富处，无论出血与否，都应常规按压刀孔 1 分钟。若少量出血而皮下青紫淤斑者，可不予特殊处理。

2. 较深部位血肿 局部肿胀疼痛明显或仍继续加重，可局部冷敷止血或肌内注射酚磺乙胺（止血敏）。24 小时后，局部热敷、理疗、按摩，外用活血化瘀药物等。

3. 有重要脏器的部位出血 椎管内、胸腹内出血较多或不易止血者，需立即进行外科手术。若出现休克，则先做抗休克治疗。若出现急腹症则对症处理。

【预防】

1. 熟练掌握治疗局部解剖知识，弄清血管运行的确切位置及体表投影。

2. 严格按照四步进针规程操作，施术过程中密切观察患者反应。认真体会针下的感觉，若针下有弹性阻力感，患者有身体抖动、避让反应，并诉针下刺痛，应将针刀稍提起、略改变进针方向再行刺入。

3. 术前应耐心询问病情，了解患者出、凝血情况，有无血小板减少症、血友病等，必要时，先做出凝血时间检验。若是女性，应询问是否在月经期，平素月经量是否较多。

4. 术中操作切忌粗暴，应中病则止。若手术部位在骨面，松解时针刀刃应避免离开骨面，更不可大幅度提插。

值得说明的是，针刀松解部位少量的渗血是有利于病变组织修复的，既可以营养被松解的病变组织，又可以调节治疗部位生理化学的平衡，同时又可改善局部的血液循环状态等，是有利而无害的。

四、神经损伤

针刀治疗多在神经、血管周围进行操作。临床医生对神经的分布、走向等情况一般都掌握较好，只有少数因医者解剖掌握不好或患者解剖变异、针刀操作不规范，术后手法过于粗暴而出现神经损伤，多数表现为强烈的刺激反应，遗留后遗症者极少。

【表现】

1. 针刀治疗过程中，突然有触电感或出现沿外周神经末梢或逆行向上放散的一种麻木感，其传导速度异常迅速。若有损伤，多在术后 1 日左右出现异常反应。

2. 轻者可无其他症状，较重者可同时伴有该神经支配区内的麻木、疼痛、温度觉改变或运动功能障碍。

【原因】

1. 解剖知识不全面，立体概念差，没有充分考虑人体生理变异。

2. 麻醉（局麻、神经阻滞麻醉、全身麻醉）后实施针刀手术，针刀刺中神经干时患者没有避让反应或避让反应不明显而被忽视。

3. 盲目追求快针，强刺激，采用重手法操作而致损伤。

4. 针刀术后，用手法矫形时过于粗暴，夹板固定太紧、时间太久等。

【处理】

1. 立即停止针刀操作。若患者疼痛、麻木明显，可局部先以麻药、类固醇类药、维生素 B 族药配伍封闭。

2.24 小时后，给予热敷、理疗、口服中药，按照神经分布区行针灸治疗。

3. 局部轻揉按摩，在医生指导下加强功能锻炼。

【预防】

1. 严格按照四步进针规程操作。治疗时宜摸索进针，若刺中条索状坚韧组织，患者有触电感并沿神经分布路线放射时，应迅速提起针刀，稍移动针刀位置后再进针。

2. 在神经干或其主要分支循行路线上治疗时，不宜局麻后针刀治疗，也不宜针刀手术后向手术部位注射药物，如普鲁卡因、氢化可的松、酒精等。

3. 术前要检查针具是否合格。

4. 术后手法治疗一定不要粗鲁，特别是在腰麻或全麻下手法矫形，患者没有应有的避让反应等，最易造成损伤。

5. 熟练掌握解剖知识，充分重视解剖变异可能带来的伤害，治疗过程中不轻易改变定点时患者的体位与姿势。

五、气胸

针刀引起创伤性气胸是指针具刺穿了胸腔且伤及肺组织，气体积聚于胸腔，从而造成气胸，出现呼吸困难等现象。

【表现】

患者突然胸闷、胸痛、气短、心悸，严重者呼吸困难、发绀、冷汗、烦躁、恐惧，到一定程度会发生血压下降、休克等危急现象。患侧肋间隙变宽，胸廓饱满，叩诊鼓音，听诊肺呼吸音减弱或消失，气管可向健侧移位。如气窜至皮下，患侧胸部、颈部可出现握雪音，X 线胸部透视可见肺组织被压缩现象。

【表现】

主要是针刀刺入胸部、背部和锁骨附近的穴位过深，针具刺穿了胸腔且伤及肺组织，气体积聚于胸膜腔而造成气胸。

【处理】

一旦发生气胸，应立即拔出针刀，采取半卧位休息，要求患者心情平静，切勿恐惧而反转体位。一般漏气量少者，可自然吸收。同时要密切观察，随时对症处理，如给予镇咳消炎药物，以防止肺组织因咳嗽扩大创孔，加重漏气和感染。对严重病例例如发现呼吸困难、发绀、休克等现象需组织抢救，如胸腔排气、少量慢速输氧、抗休克等。

【预防】

针刀治疗时，术者必须思想集中，选好适当体位，根据患者体型肥瘦，掌握进针深度，施行手法的幅度不宜过大。对于胸部、背部的施术部位，不宜过深。

六、感染

在针刀治疗过程中，一般都是深入肌腱、关节间隙、软组织深部进行切开、剥离，一旦感染就会造成表皮及深层组织脓肿。

【表现】

1. 术后 3 ～ 4 天后切口疼痛不减轻反而增重，或切口疼痛一度减轻后又加重。

2. 体温升高，术后有微热已经下降，而后体温又有上升者。

3. 切口组织发硬，水肿紧胀感，有压痛，逐渐加重，或切口部皮肤已有红肿。组织深部反应筋膜以下的感染有特殊性，即切口表面只有轻度发红或根本无发红，但局部肿胀压痛和自觉痛则明显；如果体温持续不降或温度再度升高，切口肿胀表现有增无减，而体温却不再升高、甚至反有下降者，可能脓肿已经形成。

【原因】

1. 适应证选择不当，患者全身状态不佳，疾病抵抗力及抗感染能力低下，切口有污染时则可酿成感染。

2. 患者已有深部或浅部感染灶，未被发现或未予重视。

3. 无菌操作不严格。

【处理】

1. 全身处理，给予敏感的抗生素。

2. 外敷用碘伏、消炎药、罗红霉素软膏，定时换药。

3. 必要时做脓肿试穿，及时切开引流。

【预防】

针刀手术切口小，几乎不见裂痕，本不易感染，但针刀术后确有感染者，所以对感染问题必须认真对待。

1. 室内定期用紫外线消毒灭菌，治疗台上的床单要经常换洗、消毒，建议使用一次性床单。

2. 术中使用的所有器械均需高压蒸汽消毒灭菌或为一次性使用。一支针刀只能用于一个患者，一次性针刀用后应立刻废弃。

3. 术时医生、助手应穿干净的工作服、戴帽子和口罩，医生要戴无菌手套。术野皮肤充分消毒，规范消毒。术中递送针刀等手术用具，无菌敷料覆盖针刀口时要规范。术后 3 日内刀口清洁干燥。

七、内脏损伤

针刀引起内脏损伤是指针刀刺入内脏周围过深，针具刺入内脏而出现各种内脏损伤的症状。

【表现】

刺伤肝、脾时，可引起内出血，肝区或脾区疼痛或向背部放射；如出血不止，可出现腹痛、腹肌紧张，并有压痛及反跳痛等急腹症症状。刺伤心脏时，可出现强烈的刺痛；重者有剧烈的撕裂痛，引起心外射血，立即导致休克、死亡。刺伤肾脏时，可腰痛、肾区叩击痛，出现血尿，严重时血压下降、休克。刺伤胆囊、膀胱、胃、肠等空腔脏器时，可引起局部疼痛、腹膜刺激征或急腹症症状。

【原因】

主要是术者缺乏解剖学知识，对施术部位和其周围脏器的解剖关系不熟悉，加之针刀刺入过深而引起的后果。

【处理】

损伤严重或出血明显者，应密切观察，注意病情变化，特别是要定时检测血压。对于休克、腹膜刺激征，应立即采取相应的措施进行抢救。

【预防】

掌握重要脏器部位的解剖结构，明了躯干部施术部位的脏器组织。操作时，注意凡有脏器组织、大的血管神经处都应避免深刺。肝、脾、胆囊肿大及心脏扩大的患者，胸、背、胁、腋的部位不宜深刺。

【复习思考题】

1. 如何揣定进针刀点？
2. 消毒和麻醉有哪些注意事项？
3. 针刀入路有哪些？
4. 如何提高针刀治疗的安全性和有效性？

下篇 临床应用

第七章 针刀治疗概述

掌握针刀治疗的适应证和禁忌证范围是针刀治疗的关键，也是针刀技术规范化和保证治疗安全的基础。随着针刀技术的发展，针刀的适应证也在发生变化，本章所列举的适应证和禁忌证是被大多数人所公认的。此外，针刀属于有创治疗手段，要求保证整体与局部兼顾，控制治疗量与度，并与手法康复等手段相结合。

第一节 适应证和禁忌证

针刀治疗具有针对软组织的切开和牵拉作用，同时也有类似针灸治疗的机械刺激作用，因此针刀治疗具有明确的适应证和禁忌证。

一、适应证

1. 慢性软组织损伤 四肢和躯干肌、腱、腱围结构、筋膜、韧带等组织的慢性损伤，如肌筋膜炎、斜角肌慢性损伤、肩胛提肌损伤、腰三横突综合征、肱骨外上髁炎、屈指肌腱狭窄性腱鞘炎、髌下脂肪垫炎、跟痛症、肩周炎、陈旧性踝关节扭伤等。

2. 骨关节疾病 四肢和脊柱骨和关节疾病，如颈椎病、腰椎间盘突出症、骶髂关节紊乱、骨性关节炎、缺血性股骨头坏死、关节僵直、类风湿关节炎、强直性脊柱炎等。

3. 周围神经卡压综合征 各个部位的周围神经卡压综合征，如枕神经卡压综合征、肩胛上神经卡压综合征、肩胛背神经卡压综合征、脊神经后支卡压综合征、臀上皮神经卡压综合征、梨状肌综合征、股外侧皮神经卡压综合征、腕管综合征、踝管综合征等。

4. 其他 脊源性疾病、痉挛性脑瘫、三叉神经痛、面肌痉挛、周围性面瘫、过敏性鼻炎、陈旧性肛裂、痛经、美容、瘢痕、腋臭等。

二、禁忌证

1. 全身禁忌证

（1）*严重内脏病的发作期* 此时患者应积极行内科治疗，待病情稳定后再择期行针刀治疗。

（2）*出血倾向者* 如选择针刀治疗，可能出现治疗部位止血困难，甚至形成血肿；长期使用华法林、阿司匹林等抗凝药物者，接受针刀治疗时应向医生说明，以便医生做出恰当的处理。

（3）*体质极度虚弱不能耐受者* 相对而言，针刀治疗刺激量要比针灸更大，虽然医师通常会采用局部麻醉措施，但还是会有一些不适感，因此体质极度虚弱者不能实施针刀治疗。

（4）*妊娠妇女* 如接受针刀治疗，可因疼痛刺激出现流产的风险。

（5）*精神紧张不能合作者* 如勉强接受针刀治疗，可能出现晕针或者相反的治疗效果。

2. 局部禁忌证

（1）*施术部位有感染、坏死、血管瘤或肿瘤者* 若施术部位有感染、坏死者，容易加重患者感染和肌肉坏死；若血管瘤者，容易出现大量出血；若有肿瘤者，可能造成肿瘤增生、扩散。

（2）*施术部位有红肿、灼热，或在深部有脓肿者* 说明患者局部可能有急性感染，应积极查明原因，对症治疗。若深部有脓者，针刀治疗可使脓肿扩散到周围软组织，使病情加重。

（3）*施术部位有重要神经、血管或有重要脏器而施术时无法避开者* 不能采用针刀治疗，避免损伤重要神经、血管。

第二节 针刀治疗的基本原则

一、整体与局部兼顾

经筋痹证的治疗原则是“以痛为输”，与之相似，针刀治疗运动系统慢性损伤经常遵从“以痛为输”的治疗原则，也就是寻找病灶部位的压痛点进行针刀治疗，这是针刀治疗最常用的方式。但人体是一个各部位互相联系的有机整体，在生理功能上各个部位互相关联，在病理变化上可以互相影响，在运动系统尤其如此。人体两足直立行走，力线从足一直贯穿身体到头，一个部位的结构或功能出现异常，很可能通过力线影响到其他部位。如长期存在的腰椎侧弯可带来颈椎侧弯代偿，颈椎长期侧弯会使面部两侧不对称。再如骶髂关节紊乱前下错位型可导致股直肌损伤，继而股四头肌肌力失衡，可造成髌股关节吻合不良，出现膝关节疼痛，此时不应单纯从膝关节本身考虑问题，而需要从股四头肌、骶髂关节等入手治疗。所以对于常见的针刀治疗适应证来说，出现症状的部位一定是病变部位，但病变部位不一定表现出明显的症状。

因此，“以痛为输”是针刀治疗的一条非常有价值的经验，但针刀治疗需要在“以痛为输”之外考虑症状出现的部位和人体整体之间的关系。局部和整体建立联系的渠道有全身的神经网络、血管网络，同时还有全身的肌筋膜网络，肌筋膜网络具有传递、调整全身力线的作用。据此有专家提出了网眼理论和弓弦学说。针刀治疗要兼顾整体和局部，既要针对出现症状的部位进行治疗，也要通过神经、血管、肌筋膜网络究其根源，对根源问题进行治疗。

二、控制针刀治疗量与度

1. 控制针刀治疗的次数 针刀治疗运动系统慢性损伤，虽然与外科手术相比针刀治疗伤口小得多，但治疗过程中也不可避免地产生一定损伤，因此要求根据具体病情选择适当的治疗次数，在达到最佳效果的同时尽可能减少伤害。一般情况下，同一部位针刀治疗每周 1 次，非同一部位针刀治疗可每日连续治疗，一般 4 次为 1 个疗程，疗程根据病情、病种而异。

2. 控制针刀刺入的深度 针刀治疗要求对患者的病变情况有足够清晰的认识，对病变的层次要有明确的把握。如果病变的层次在浅筋膜，针刀刺入的深度就要限制在浅筋膜；如果病变层次在肌组织，针刀刺入的深度就要限制在肌组织层次；如果病变层次紧贴骨面，针刀刺入的深度一定要到达骨面，避免损伤浅层组织。控制针刀松解深度的目的也是为了避免盲目操作，减少不必要的伤害，同时做到定点的准确性。《素问・刺齐论》也表达了相似的观点：“刺骨者无伤筋，刺筋者无伤肉，刺肉者无伤脉，刺脉者无伤皮，刺皮者无伤肉，刺肉者无伤筋，刺筋者无伤骨。”

3. 控制针刀松解的程度 针刀松解包括对组织的切开和牵拉，但是切开和牵拉的程度必须要控制。针刀刺入人体以后本身就是一个微小的损伤，所以针刀治疗过后往往会出现不同程度的针刀伤口附近组织水肿，一次治疗松解的程度越高，水肿也就越严重，持续时间也就越长，所以减少不必要的治疗操作可以有效地减轻术后反应。人体肌、腱、腱围、筋膜、韧带等组织大多承担一定程度的外力，在体内起稳定关节的作用，当这些组织出现慢性损伤以后，本身的功能是下降的，针刀松解不可避免地切断部分组织，切断过多势必影响组织稳定关节的能力，因此，针刀治疗达到减轻病痛的目的即可，不要对这些组织松解过多。针刀松解这些组织的原则：能采用牵拉方式松解的就不用切开方式松解，能少切开几次就不多切开几次，能纵向切开就不横向切开。

三、与手法和康复等相结合

针刀治疗一个非常重要的原则是与必要的其他方法相结合，即“针刀为主、手法为辅、药物配合、器械辅助”。

1. 手法为辅 针刀术后手法是在针刀治疗以后，根据患者病情需要，通过手法加强针刀治疗作用的一种辅助方法。针刀刃一般只有 1mm 左右，形成的切口很小，对于某些患者松解作用有限，当达不到松解要求时，需要手法牵拉被松解组织来增强松解作用。如针刀术后针对软组织的牵拉手法和针对关节的助动手法、整复手法。

针刀治疗与术后手法相辅相成、互相促进。如对挛缩严重的软组织，只用针刀治疗松解效果有限；只用牵拉的方法则起效缓慢，或者疗效不持久。当二者结合起来时可以把松解效果发挥到最大，即先用针刀切开挛缩组织，然后对被切开的挛缩组织施加牵拉手法，可以起到最佳的松解延长作用。另外，涉及关节微小移位的疾病也必须施以恰当的整复手法进行辅助治疗，才能去除病理因素。

在针刀术后手法的施术过程中要遵循以下操作标准：①手法操作定位准确，使之准确地作用到病变位置；②手法操作要以安全为前提，不允许盲目和过度使用手法；③对解剖结构和人体力学有充分的了解，根据治疗所需要的作用来选择或设计手法。

康复训练可最大程度地恢复和发展患者身体和心理等方面的潜能。对于运动系统慢性损伤而言，很多患者都存在肌肉和神经功能不良的情况，存在运动能力和运动控制方面的问题，比如椎间盘突出患者可能存在核心肌肉力量不足，膝骨关节炎患者可能存在股四头肌力量不足，陈旧性踝关节扭伤患者存在踝关节不稳。在这种情况下，在针刀和手法治疗以后还要根据姿态评估和动作评估配合康复训练，以使神经和肌肉功能恢复到较好状态。

2. 药物配合　适当应用药物以达到吸收针刀术后的组织渗出和出血、促进微循环恢复和预防感染等目的。常用药物有以下三大类：①非甾体抗炎药，具有解热、镇痛等作用，临床上广泛用于骨关节炎、类风湿关节炎、各种疼痛症状的缓解治疗。②活血化瘀药，即用温热的药物配合活血化瘀药物，以温经通络散寒化瘀，驱散阴寒凝滞之邪，使经脉舒通，活血化瘀。③抗生素，用于针刀术后预防感染。

3. 器械辅助　颈椎病、腰椎间盘突出症等针刀术与手法整复后，予以颈托、腰围等佩戴治疗。骶髂关节紊乱后上错位型针刀术后配合下肢皮牵引治疗。另外，对于肢体畸形的患者，适当运用器械辅助针刀治疗可以起到矫正畸形的作用。如跟腱挛缩针刀松解后可使用特制的支架一段时间。

【复习思考题】

1. 哪些疾病适合针刀治疗？
2. 针刀治疗的禁忌证有哪些？
3. 针刀治疗的基本原则有哪些？

第八章 慢性软组织损伤

针刀治疗最常见的适应证就是慢性软组织损伤，慢性软组织损伤是运动系统慢性损伤的最重要的组成部分。中医学的经筋病、痹证通常可对应于慢性软组织损伤。

第一节 斜方肌慢性损伤

斜方肌慢性损伤是临床的常见病，斜方肌覆盖了颈肩后部，因颈部活动幅度较大，频率较高，故斜方肌上部损伤较多，临床主要表现为颈肩部疼痛。本病多为缓慢发病，以单侧损伤多见，如延误治疗，常会继续发展。

【相关解剖】

斜方肌为位于项区与胸背区上部的三角形扁阔肌，于后正中线两侧左右各一块。斜方肌以腱膜形式起于上项线内 1/3 部至枕外隆凸、项韧带全长、C_7 棘突、全部胸椎的棘突及棘上韧带。其止点可分为三部分：上部纤维向下方止于锁骨外 1/3 部的后缘及其附近的骨面；中部纤维平行向外止于肩峰的内侧缘和肩胛冈上缘的外侧部；下部纤维斜向外上止于肩胛冈上缘的内侧部。

斜方肌上部肌纤维收缩，使肩胛骨上提、上回旋、后缩靠近脊柱；中部肌纤维收缩，使肩胛骨后缩；下部肌纤维收缩，使肩胛骨下降、上回旋和后缩。如一侧肌纤维收缩，使头向同侧屈和对侧旋转；两侧同时收缩，使头后仰和脊柱伸直。斜方肌宽大且富含血供，受 $C_{3\sim4}$ 神经前支和副神经支配。该肌的主要营养动脉是颈横动脉、肩胛上动脉，其次来自枕动脉及节段性的肋间动脉。

【病因病理】

1. 病因

（1）急性创伤　跌落摔伤或车祸时的挥鞭式损伤，以及暴力撞击等都可使斜方肌颈段拉伤，日久迁延变成慢性损伤。

（2）慢性损伤　是最主要的致病因素。斜方肌上、中、下三部分中的上部最容易损伤。

（3）不良姿势　生活和工作中的不正确姿势，如久坐无靠背的座椅、高键盘操作、不正确的驾车姿势、反复快速投篮动作、长期背单肩包，以及一些习惯性动作如习惯性头前倾姿势、长时间接听电话、拉小提琴等均容易使斜方肌上部出现慢性损伤。

（4）脊柱畸形　如在骨盆倾斜、脊柱侧弯、身体两侧不对称的情况下，斜方肌上部代偿性持续收缩可造成损伤。

2. 病理　急慢性损伤导致斜方肌痉挛、挛缩、粘连、瘢痕等病理改变。

【临床表现】

1. 症状

（1）疼痛　患侧颈、肩、背部酸痛沉紧，活动颈部时患处有牵拉感，甚至伴有头痛、上肢痛。

（2）被动后仰运动　喜向患侧做后仰运动，按压、捶打患处有舒服感并可缓解症状。

（3）颈椎活动受限　重者，低头、旋颈等活动障碍。

2. 体征

（1）压痛　斜方肌起止点、肌腹等多处压痛。

（2）条索状结节　斜方肌分布区常可扪及条索状结节。

【辅助检查】

X线片一般无明显变化，病程长者，枕后肌肉在骨面附着处可有骨赘生成。

【针刀治疗】

1. 体位　俯卧位或俯伏坐位。

2. 体表标志　上项线、枕外隆凸、C_7 棘突、胸椎棘突、锁骨、肩峰、肩胛冈。

3. 定点

（1）斜方肌在枕外隆凸和上项线附着点的阳性反应点。

（2）斜方肌在 C_7 棘突附着点的阳性反应点。

（3）斜方肌在 T_{12} 棘突附着点的阳性反应点。

（4）斜方肌在肩胛冈上下缘止点的阳性反应点。

（5）斜方肌肩峰止点的阳性反应点。

（6）斜方肌肌腹阳性反应点，多见于上斜方肌垂直走行部分和水平走行部分交界处。

4. 消毒与麻醉　常规消毒，铺无菌洞巾，不麻醉或0.5%利多卡因局部麻醉，每点注射1～2mL，注入麻药时，必须先回抽注射器确认无回血。

5. 针刀器械　Ⅰ型4号针刀。

6. 针刀操作

（1）斜方肌在枕外隆凸和上项线附着点处阳性反应点　刀口线与人体纵轴一致，针刀体向脚侧倾斜30°，按四步规程进针刀达枕外隆凸骨面，调转刀口线90°，向下铲切3

次，范围 0.5cm。

（2）斜方肌在 C_7 棘突附着点阳性反应点　刀口线与人体纵轴一致，针刀体与皮肤垂直，按四步规程进针刀达 C_7 棘突顶点骨面，纵横摆动 1 ～ 3 次，范围 0.5cm。

（3）斜方肌在 T_{12} 棘突附着点阳性反应点　刀口线与人体纵轴一致，针刀体与皮肤垂直，按四步规程进针刀达 T_{12} 棘突顶点骨面，纵横摆动 1 ～ 3 次，范围 0.5cm。

（4）斜方肌在肩胛冈上下缘止点的阳性反应点　刀口线与斜方肌肌纤维一致，针刀体与皮肤垂直，按四步规程进针刀达肩胛冈骨面，纵横摆动 1 ～ 3 次，范围 0.5cm。

（5）斜方肌肩峰止点的阳性反应点　刀口线与斜方肌肌纤维方向一致，针刀体与皮肤垂直，按四步规程进针刀达肩峰骨面，纵横摆动 1 ～ 3 次，范围 0.5cm。

（6）斜方肌肌腹阳性反应点　在定点位置触知阳性反应点结节条索并用拇指、食指将其固定，如果可能将其捏起使之与深层组织分离。刀口线和肌纤维平行，针刀与皮面垂直，针刀经皮肤刺入达结节条索表面，将结节条索表面筋膜切开并纵横摆动即可。

术毕，拔出针刀，局部压迫止血 3 分钟后，无菌敷料覆盖伤口。

7. 疗程　每次治疗的治疗点数量视患者病情而定，一般每次定点不超过 10 个。如患者耐受能力差，可分多次完成治疗。同一治疗点治疗间隔 3 ～ 7 天，不同定点可于次日治疗。一般 4 次为 1 个疗程，视患者病情确定疗程。

【术后手法及康复】

1. 术后手法　斜方肌上部牵拉术。

2. 纠正习惯姿态　纠正驼背和身体的左右不对称，纠正生活和工作中不正确的姿态。站立或行走时手插进裤袋可缓解上斜方肌张力。游泳和跳绳有助于放松斜方肌。

3. 康复训练　中下斜方肌激活训练。

第二节　头夹肌慢性损伤

头夹肌慢性损伤，又称“扁担疙瘩”。由于长期反复定向低头工作，使头夹肌在附着点出现损伤、粘连、瘢痕、挛缩和增生。

【相关解剖】

头夹肌起于 C_3 至 T_3 的棘突及棘上韧带（项韧带），止于上项线外侧端及乳突后缘，它和枕部肌肉共同在上项线外侧端交织附着，枕部肌肉又移行于帽状腱膜，与额肌呈前后状态共同紧张帽状腱膜。单向收缩使头转向同侧，双侧收缩使头后仰。

【病因病理】

1. 病因

（1）急性创伤　跌落摔伤或车祸时的挥鞭式损伤，以及暴力撞击等都可使头夹肌拉

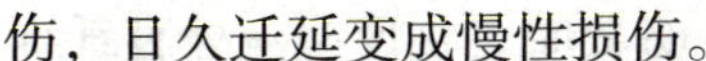

伤，日久迁延变成慢性损伤。

（2）慢性损伤　长期挑担等劳损史是最主要的致病因素。头夹肌是使头部后仰的主要肌肉之一，头颈部的活动以 T_1 为支点，而 T_1 本身活动幅度较小，头颈部在频繁大幅度活动时，C_7 棘突成为应力集中点。因此头夹肌 C_7 棘突的附着处极易受损。

（3）不良姿势　长期反复定向低头等生活和工作中的不正确姿势。

2. 病理　头夹肌的附着处出现损伤、粘连，进而机化、增生形成瘢痕、挛缩。头颈部其他肌肉活动可影响头夹肌的修复。即使是头夹肌肌腱处在制动状态下，其肌腹会在其他肌肉的活动下不停收缩运动。因此，头夹肌损伤后，其修复和损伤同时进行，进而损伤点的瘢痕组织越来越厚。

【临床表现】

1. 症状

（1）头夹肌起止点疼痛：颈项部有僵硬感，患侧枕骨缘的上项线外侧端或 C_7 棘突处疼痛。热敷可使颈项松弛，但附着处疼痛始终存在。不适感随气候变化而加重。

（2）旋转仰头受限。

（3）严重者引起上肢麻木感、头晕、目眩等症状。

2. 体征

（1）头夹肌起止点压痛：在 C_7 棘突处或枕骨上项线单侧或双侧压痛。

（2）对抗仰头疼痛加剧：用手掌压住枕部，使其低头。令患者努力抬头后伸，即引起疼痛加剧。

（3）C_7 棘突处有隆起的包块。

【辅助检查】

X 线片一般无明显变化；病程长者，头夹肌在骨面附着处可有骨赘生成。

【针刀治疗】

1. 体位　俯卧位或俯伏坐位。

2. 体表标志　枕骨上项线、乳突、C_2 棘突、C_7 棘突。

3. 定点

（1）上项线头夹肌附着处阳性反应点。

（2）C_7 棘突阳性反应点。

4. 消毒与麻醉　常规消毒，铺无菌洞巾，不麻醉或 0.5% 利多卡因局部麻醉，每点注射 1 ～ 2mL，注入麻药时，必须先回抽注射器确认无回血。

5. 针刀器械　Ⅰ型 4 号针刀。

6. 针刀操作

（1）上项线头外侧端夹肌附着处阳性反应点　针刀刃与头夹肌纤维一致，针刀体与骨面垂直，按四步规程进针刀达骨面，纵横摆动 3 ～ 4 次，必要时可将反应点处腱纤维“十”字切开，以松解头夹肌止点张力。

（2）C_7 棘突阳性反应点　刀口线与肌纤维一致，针刀体与皮面垂直，按四步规程进针刀达病灶即可，不可超过棘突根部，纵行切开 2 ～ 3 次，以松解头夹肌起点张力。

术毕，拔出针刀，局部压迫止血 3 分钟后，无菌敷料覆盖伤口。

7. 疗程　每次治疗的治疗点数量视患者病情而定，一般每次定点不超过 10 个。如患者耐受能力差，可分多次完成治疗。同一治疗点治疗间隔 3 ～ 7 天，不同定点可于次日治疗。一般 4 次为 1 个疗程，视患者病情确定疗程。

【术后手法及康复】

1. 术后手法　头夹肌牵拉术。

2. 康复训练　颈部稳定性训练。

第三节　斜角肌慢性损伤

斜角肌慢性损伤是指因外伤、劳损等后天因素及先天颈肋、高位肋骨等先天因素刺激斜角肌，或斜角肌痉挛、肥大、变性等，引起臂丛神经和锁骨下动脉的血管神经束受压迫或刺激，而产生的一系列神经、血管受压迫症状，临床表现为上肢疼痛、麻木、肿胀、肢凉等。本病多发于 20 ～ 30 岁的青年女性，以右侧较为多见。

【相关解剖】

1. 斜角肌　由前斜角肌、中斜角肌、后斜角肌组成，均位于较厚的椎前筋膜深面，由第 4 ～ 6 对颈神经的前支支配，具有提第 1、第 2 肋，以助深吸气，侧屈颈椎的作用。

（1）前斜角肌　起于 $C_{3\sim6}$ 横突前结节，肌纤维向前外下方止于第 1 肋骨上面的斜角肌结节，其止点附着处的后缘和第 1 肋骨上面构成一锐角，其抵止部附近为腱组织，腱组织比较坚韧但缺乏弹性，膈神经紧贴前斜角肌前面下行。

（2）中斜角肌　起于 $C_{2\sim6}$ 横突后结节，肌纤维向外下方止于第 1 肋骨上面锁骨下动脉沟后方的骨面，其抵止处附近组织也很坚韧，但缺乏弹性。

（3）后斜角肌　起于 $C_{5\sim7}$ 横突后结节，肌纤维向下止于第 2 肋外面。

2. 血管神经束　主要包括锁骨下动脉、锁骨下静脉和臂丛神经。

前斜角肌的后缘、中斜角肌的前缘和第 1 肋骨的上面共同围成的三角形间隙称为斜角肌间隙，有臂丛神经和锁骨下动脉通过；而锁骨下静脉则在前斜角肌的前方跨过第 1 肋的上面。该局部常见的解剖学变异为前斜角肌和中斜角肌的肌腹合并，臂丛神经和锁骨下动脉由合并的肌腹中穿过，加大了臂丛神经和锁骨下动脉受压的风险。

臂丛神经穿过斜角肌间隙时，紧靠锁骨下动脉的后方，臂丛神经下干呈水平位或稍向上绕过第 1 肋骨上面，臂丛神经的中干和上干位于下干的外上方。由于血管神经束所处的特殊位置，容易受压而出现相应症状。

【病因病理】

1. 病因

（1）急性创伤　跌落摔伤或车祸，以及暴力撞击等都可使斜角肌拉伤，日久迁延变成慢性损伤。

（2）慢性损伤　是最主要的致病因素。前斜角肌最容易损伤。

（3）不良姿势　生活和工作中的不正确姿势，如长期俯卧或侧卧枕头高矮不合适、不正确的驾车姿势、反复快速转身投篮动作、长期背单肩包、长时间接听电话、拉小提琴等，均容易使斜角肌出现慢性损伤。

（4）先天畸形　肩部下垂、高位胸骨、C_7横突肥大、高位第1肋骨、臂丛位置偏后，使第1肋骨长期刺激臂丛神经，导致支配的前斜角肌发生痉挛。

（5）脊柱畸形　在骨盆倾斜、脊柱侧弯、身体两侧不对称的情况下，因维持颈椎的力平衡失调，斜角肌代偿性持续收缩可造成损伤。

2. 病理

（1）多因颈部前屈、后伸、侧屈和旋转时，前斜角肌受牵拉扭转而发生损伤，或提拎重物损伤，使斜角肌痉挛、肿胀、肥厚、变性，刺激或挤压从其间穿越的臂丛神经及锁骨下动脉而产生相应的症状。

（2）神经根受压又可加剧前斜角肌痉挛，形成恶性循环。

【临床表现】

1. 症状

（1）疼痛：患侧颈前外侧痛，上肢放射性疼痛、麻木或触电感，以前臂、上肢尺侧、手指尤为明显。

（2）肢冷：患侧上肢皮肤温度降低，颜色变白；后期可因静脉回流受阻而出现手指肿胀、色紫。

（3）臂丛神经长期受压，可出现患肢小鱼际肌肉萎缩，肌力减退。

（4）少数患者偶有交感神经症状，如瞳孔扩大、面部汗出、患肢皮温下降等，严重者可出现霍纳征。

2. 体征

（1）患侧锁骨上窝稍显饱满，前斜角肌局部肿胀、肌腹增粗或痉挛。

（2）压痛：患侧前斜角肌局部压痛明显。

（3）活动受限：颈部活动受限，尤其向健侧旋转障碍明显。常呈手托患肢，或上举患肢而不敢下垂。

（4）艾迪森试验、超外展试验阳性，常见于血管受压；举臂运动试验、臂丛神经牵拉试验阳性，常见于神经受压。

【辅助检查】

以影像学检查为主，X线检查一般无异常，部分患者可见颈肋或 C_7 横突过长或高位胸肋。可伴脊柱侧弯、骶髂关节双侧不对称等。

【鉴别诊断】

1. 神经根型颈椎病 好发于中老年人，发病缓慢，病程较长，易反复发作；其疼痛呈神经根型分布；颈椎活动受限；臂丛神经牵拉试验及压顶试验阳性，艾迪森试验阴性。影像学检查可明确诊断。

2. 胸小肌综合征 令患者胸肌收缩或上肢过度外展，做患肢抗阻力内收检查，可出现脉搏减弱或消失，改变肩臂位置后，症状减轻，压痛点在喙突部位。

3. 锁骨下动脉逆流综合征 本病由于锁骨下动脉于发出椎动脉的近端发生狭窄，使锁骨下动脉远端的压力低于同侧椎动脉压力，脑基底动脉血液经该侧椎动脉反流入锁骨下动脉，出现肩臂及手指疼痛、肌力减弱、握物无力、手指活动不灵活、感觉麻木等。血管造影可明确诊断。

【针刀治疗】

1. 体位 患者取仰卧位。

2. 体表标志 锁骨、第1肋骨、颈椎横突。

3. 定点 术者以拇指在颈椎横突末端按压寻找阳性反应点。

4. 消毒与麻醉 常规消毒，铺无菌洞巾，不麻醉或0.5%利多卡因局部麻醉，每点注射0.5～1mL，注入麻药时，必须先回抽注射器确认无回血。

5. 针刀器械 Ⅰ型4号针刀。

6. 针刀操作

（1）横突阳性反应点 患者仰卧位，头转向健侧。术者立于患者头侧床头，左手从颈侧点按颈椎横突末端，在触压酸胀明显处定点。左手拇指加压分剥横突前的血管、神经、肌肉等直达骨面。刀口线与肌纤维方向呈45°，即刀口线与颈椎纵轴平行，针刀体垂直于横突骨面，按照四步规程进针刀达横突骨面，缓慢移动针刀刃至前结节，手下感前结节肌肉坚硬或痉挛，在此位置轻提针刀切1～2刀；也可将刀口线调转45°，即垂直前斜角肌纤维方向切1～2刀，以切断少量前斜角肌纤维，每点切开2～3次，以松解前斜角肌张力。

（2）前斜角肌肌腹阳性反应点 患者仰卧。术者坐于患侧，左手拇指、食指、中指将病变之前斜角肌捏住，针刀刀口线与前斜角肌纤维方向一致，针体垂直皮肤刺入，左手中指垫于前斜角肌侧后，引导针刀达病变处，纵行疏通剥离2～3刀，若有痉挛之肌纤维，将刀口线调转90°切2～3刀，以松解前斜角肌张力。

（3）第1肋骨上缘阳性反应点 刀口线与人体纵轴平行，针刀体垂直第1肋骨，按

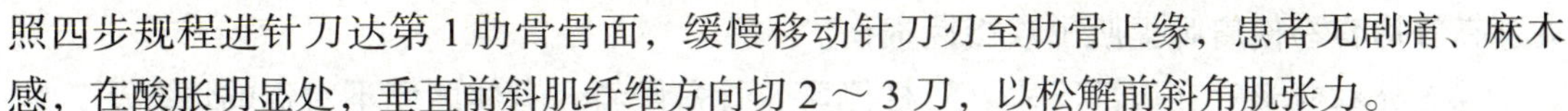

照四步规程进针刀达第1肋骨骨面，缓慢移动针刀刃至肋骨上缘，患者无剧痛、麻木感，在酸胀明显处，垂直前斜肌纤维方向切2～3刀，以松解前斜角肌张力。

术毕出针刀，压迫止血，无菌敷料包扎。

7. 疗程 每周治疗1次，4次为1个疗程，视患者病情确定疗程。

【术后手法及康复】

1. 术后手法 前斜角肌牵拉术。

2. 康复训练 颈椎稳定性训练。

第四节 肩胛提肌慢性损伤

肩胛提肌损伤，又称为肩胛提肌综合征，是以肩背部及项部疼痛不适，有酸重感，严重时影响颈肩及上肢活动为主要表现的病症。慢性发病者为多，常反复发作、经久不愈，是临床较常见的一种颈肩部软组织损伤疾病。本病以中青年患者居多，患者多有长期使用电脑或伏案工作史，肩胛提肌损伤往往被含糊地诊断为颈部损伤、肩颈痛、肩胛痛，也有被误诊为颈椎病、肩周炎或落枕等。

【相关解剖】

肩胛提肌位于项部两侧，其上1/3位于胸锁乳突肌的深面，下1/3位于斜方肌的深面，为带状长肌。起自颈椎$C_{1\sim4}$横突的后结节，肌纤维斜向后下稍外方，止于肩胛骨的上角和肩胛骨内侧缘的上部。此肌收缩时，使肩胛骨上提内收，并向内旋转；若将肩胛骨固定，该肌单侧收缩可使头颈侧后屈，两侧同时收缩可使头后仰。肩胛提肌受肩胛背神经（$C_{3\sim5}$）支配。

【病因病理】

1. 病因

（1）急性损伤　多由突然性动作造成。颈部过度前屈时，突然扭转颈部易使肩胛提肌起点（$C_{1\sim4}$横突后结节部）的肌纤维撕裂；上肢突然过度后伸，使肩胛骨迅速上提和向内上旋，肩胛提肌突然强烈收缩，而肩胛骨因受到多块不同方向肌肉的制约，使肩胛骨与肩胛提肌不能达到同步配合，从而导致肩胛提肌止点（肩胛骨内上角）肌腱撕裂。

（2）慢性损伤　肩胛骨与胸廓相连的骨关节为肩锁关节－锁骨－胸锁关节，而另一重要连接是靠许多肌肉将肩胛骨悬吊在胸廓上，其中主要的是肩胛提肌。人坐或站时，肩胛骨由于重力向下坠，需要肩胛提肌等向上牵拉，使肩胛提肌经常处于高张力状态，同时肩胛提肌是头部旋转活动的应力集中处，因而容易造成肩胛提肌损伤。

（3）不良姿势　生活和工作中的不正确姿势，如长期伏案工作、织毛衣、睡眠时枕头过高等均容易使肩胛提肌出现慢性损伤。

（4）脊柱畸形　在肩部下垂、脊柱侧弯、骨盆倾斜、身体两侧不对称的情况下，因维持颈椎的力平衡失调，肩胛提肌代偿性持续收缩可造成损伤。

（5）风寒湿　局部感受风寒湿侵袭，肩胛提肌产生痉挛、缺血、水肿、代谢产物淤积等病理改变。

2. 病理

（1）本病急性损伤，从而引起肩胛提肌淤血、肿胀和局部肌痉挛，出现颈肩疼痛，后期受损组织通过自身修复、机化、粘连而形成瘢痕。

（2）慢性损伤或急性损伤未有效治疗及局部感受风寒湿侵袭等导致肩胛提肌产生痉挛、缺血、水肿、代谢产物淤积等病理改变，形成条索结节等，从而引起疼痛、肌紧张、僵硬等。

【临床表现】

1. 症状

（1）急性肩胛提肌损伤　发病突然，有明确的损伤史，多为一侧发病，疼痛较剧，患处肿胀、拒按，疼痛可沿肩胛提肌的走向放散，上肢后伸及耸肩动作受限或使疼痛加重。

（2）慢性肩胛提肌损伤　颈肩背部酸胀疼痛、沉重不适感，可向头颈部或肩背部放散，严重者可见颈部活动受限，或患侧耸肩畸形。多累及单侧，亦可双侧受累。疼痛部位以肩胛骨内上角最为明显，伴有颈部肌肉僵硬，耸肩或活动肩关节，肩胛骨内上方可有弹响声。低头、受凉或提拿重物时症状加重。病久者可有头痛、头晕、心烦等症状。

2. 体征

（1）急性肩胛提肌损伤　①压痛：在肩胛提肌体表投影范围内有明显的压痛点，主要分布在肩胛骨内上角、肩胛提肌抵止前的肋骨面及 $C_{1\sim4}$ 横突部的后结节上。②肿胀、僵硬：触诊可有组织紧张、僵硬，并伴有硬结和条索状物。③特殊姿势受限：让患者尽力后伸患侧上肢，上提并内旋肩胛骨，可使疼痛加剧，或根本不能完成此动作。

（2）慢性肩胛提肌损伤　①压痛：在肩胛提肌体表投影范围内有明显的压痛点，主要分布在肩胛骨内上角、肩胛提肌抵止前的肋骨面及 $C_{1\sim4}$ 横突部的后结节上。②硬结和条索状物：触诊可有组织紧张、僵硬，并伴有硬结和条索状物。③摩擦音与弹响声：活动肩关节，肩胛骨上角有摩擦音，重按弹拨有弹响声。④特殊姿势受限：让患者尽力后伸患侧上肢，上提并内旋肩胛骨，可使疼痛加剧，或根本不能完成此动作。

【辅助检查】

颈胸椎 X 线检查排除骨性病变，排除内脏病变引起的肩部牵涉痛。

【针刀治疗】

1. 体位 患者取俯卧位或俯伏坐位。

2. 体表标志 肩胛骨内侧缘，肩胛骨内上角。

3. 定点 术者以拇指在肩胛上角按压，寻找阳性反应点。

4. 消毒与麻醉 常规消毒，铺无菌洞巾，不麻醉或0.5%利多卡因局部麻醉，每点注射1～2mL，注入麻药时，必须先回抽注射器确认无回血。

5. 针刀器械 Ⅰ型4号针刀。

6. 针刀操作 刀口线与肌纤维方向一致，针刀体垂直于肩胛上角边缘骨面，按照四步规程进针刀达肩胛上角骨面，缓慢移动针刀刃至肩胛上角边缘，在此位置轻提针刀3～4mm，再切至骨缘，每点切开4～5次，以切断少量肩胛提肌附着点纤维、松解局部粘连、瘢痕，降低肩胛提肌张力。参见图8-1。

术毕出针刀，压迫止血，无菌敷料包扎。

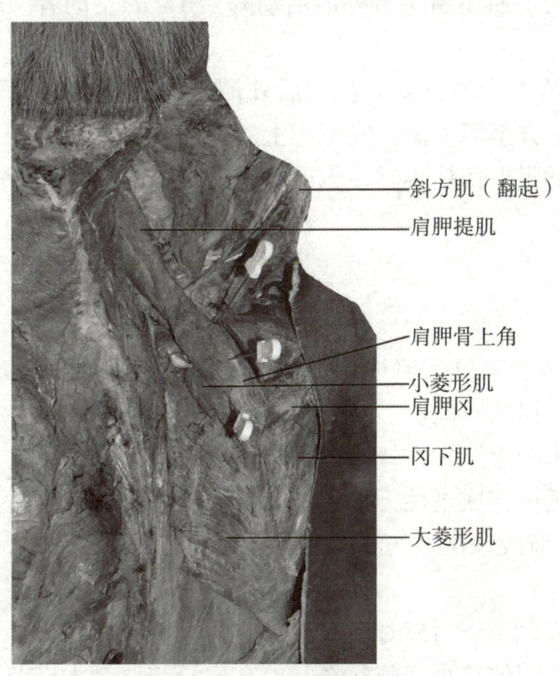

图8-1 针刀治疗肩胛提肌慢性损伤

7. 疗程 每周治疗1次，4次为1个疗程，视患者病情确定疗程。

【术后手法及康复】

1. 术后手法 肩胛提肌牵拉术。

2. 康复训练 颈部稳定性训练。

第五节　冈上肌慢性损伤

冈上肌慢性损伤是指冈上肌受到喙肩韧带与肩峰部的摩擦、牵拉和卡压等损伤，产生疼痛渗出和粘连等无菌性炎症改变。冈上肌损伤较常见，好发于中年体力劳动者，有肩部劳损或外伤史。患者常因肩痛或背痛就医。针刀治疗适用于冈上肌的慢性损伤。一般情况下损伤时间愈长，针刀治疗的疗效愈明显。

【相关解剖】

冈上肌位于斜方肌下，起于冈上窝，向外行于喙肩弓之下，以扁阔的肌腱（腱宽2.3cm）止于肱骨大结节最上方的骨面上。与冈下肌、肩胛下肌、小圆肌共同组成肩袖，附着于肱骨解剖颈，形状如马蹄形，其作用为固定肱骨头于肩胛盂中，协同三角肌动作使上肢外展。冈上肌是肩关节外展活动开始15°的发动者。冈上肌受肩胛上神经（$C_{5\sim6}$）支配。

肩胛上神经是臂丛上干的分支，行向后外侧，在肩胛横韧带下方经过肩胛切迹入冈上窝，再绕肩胛颈下方至冈下窝，支配冈上肌和冈下肌。其神经末梢的分布则紧贴骨面，故当冈上肌或冈下肌损伤粘连时，压迫肩胛上神经的末梢而产生剧烈疼痛。

【病因病理】

1. 病因

（1）解剖因素　冈上肌位于肩袖最中央，在肩关节肌群中是肩部四方力量之集汇点，因此是比较容易劳损的肌肉。

（2）损伤因素　①冈上肌常因摔跤、抬举重物或其他体力劳动，上肢突然猛烈外展而急性损伤，日久迁延可变成慢性损伤。②长期单侧肩部担重物、单肩挎包等造成冈上肌慢性损伤。③$C_{5\sim6}$节段颈椎损伤波及肩胛上神经冈下肌支。

2. 病理

（1）当上臂外展起动0°～15°时，或肩关节自动外展处于60°～120°时冈上肌肌腱须通过肩峰与肱骨头之间的狭小间隙，经常处在肩峰与肱骨大结节的挤压、摩擦与撞击之中，极易受损退变而钙化，是全身最常发生钙化的肌肉之一。

（2）冈上肌腱末端是冈上肌肌腱的高应力点，多在肱骨大结节以上1.25cm处，常因摔跤、单肩挎包等而损伤、撕裂、断裂，导致局部粘连、机化、硬化、钙化、挛缩，瘢痕形成等。

（3）冈上肌受肩胛上神经支配，该神经来$C_{5\sim6}$节段。当颈椎损伤、颈椎病波及该节段时，即引起冈上肌的放射性疼痛、酸麻胀感等症状。

【临床表现】

1. 症状

（1）疼痛　肩上部或外侧疼痛，有时向颈部或上肢放射。

（2）外展受限　肩关节自动外展 60°～ 120°时出现疼痛加剧，不愿外展；有时外展 0°～ 15°时出现疼痛而拒绝外展。

2. 体征

（1）压痛　冈上窝、肱骨大结节上方压痛多见。

（2）疼痛弧试验阳性　肩关节自动外展运动时＜ 60°或＞ 120°疼痛不明显，于 60°～ 120°时出现疼痛加剧，称为疼痛弧试验阳性。因为此范围冈上肌腱被挤压在肩峰和肱骨头之间，所以肩部疼痛最明显，也是冈上肌损伤的特征。

【辅助检查】

1. X 线检查　一般无异常，有时可见肱骨大结节处可有钙化、毛糙和骨质疏松，为组织变性后的一种晚期钙化性冈上肌损伤，治疗时要防止肌腱断裂。

2. MRI 检查　可见冈上肌局部信号异常（图 8–2）。

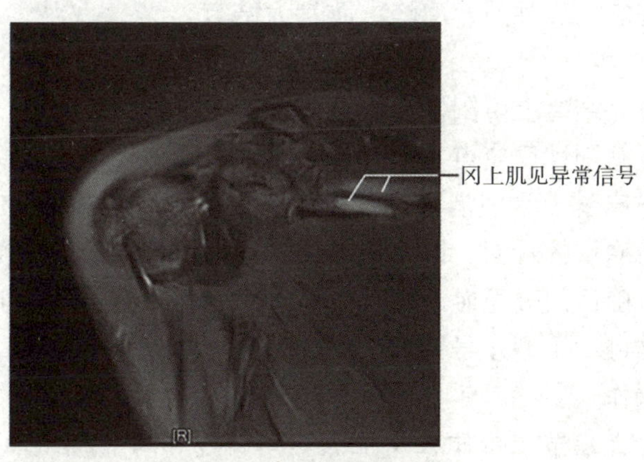

A. 冈上肌异常信号

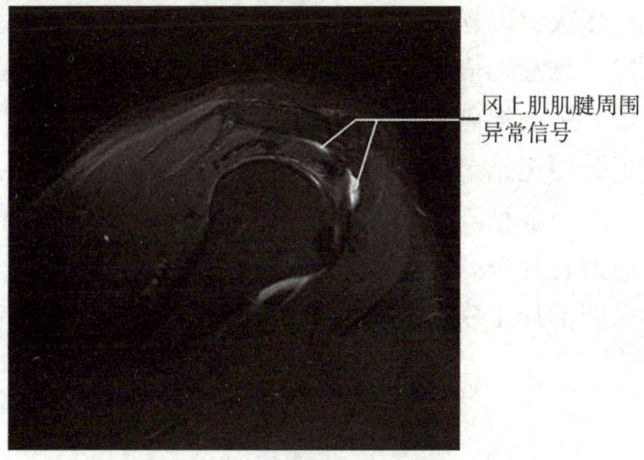

B. 冈上肌肌腱周围异常信号 1

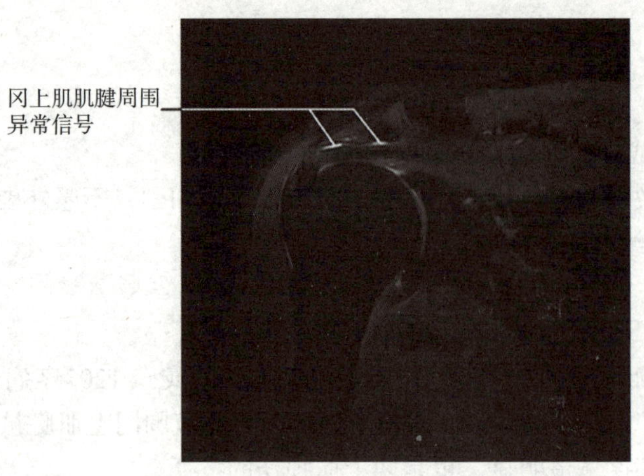

C. 冈上肌肌腱周围异常信号 2

图 8–2 冈上肌 MRI 片

【针刀治疗】

1. 体位 俯卧位、侧卧位或俯伏坐位。

2. 体表标志 肩胛冈、肩峰、肱骨大结节。

3. 定点

（1）肱骨大结节上份阳性反应点。

（2）冈上窝阳性反应点。

4. 消毒与麻醉 常规消毒，铺无菌洞巾。不麻醉或 0.5% 利多卡因局部麻醉，冈上窝麻醉时扪清痛点的骨面，以手指压住，注射针长轴应与背部平面几乎平行，直达冈上窝的骨面上，确认回吸无血、无气方可注入麻药，每点注射 1 ～ 2mL。

5. 针刀器械 Ⅰ型 4 号针刀。

6. 针刀操作

（1）肱骨大结节上份阳性反应点 刀口线和冈上肌纵轴平行，针刀体与骨面垂直，针体与上肢成 135°，按四步规程进针刀达骨面。提起针刀切开肌腱止点 1 ～ 2 次，然后纵横摆动 1 ～ 2 次，以松解此处粘连、瘢痕，降低冈上肌张力。

（2）冈上窝阳性反应点 刀口线和冈上肌肌纤维平行，即与人体横轴平行；针刀体与人体纵轴一致，由头端朝向足端，与背部皮肤表面几乎平行。按四步规程进针刀达冈上窝骨面，提起针刀至结节条索表面，再经结节条索表面切至骨面 1 ～ 2 次，然后纵横摆动 1 ～ 2 次，以松解粘连、瘢痕，降低冈上肌张力。

出针，压迫刀孔片刻，无菌敷料包扎。

7. 疗程 每周治疗 1 次，4 次为 1 个疗程，视患者病情确定疗程。

【术后手法及康复】

1. 术后手法　冈上肌牵拉术。

2. 康复训练　肩部稳定性训练、胸椎灵活性训练。

【注意事项】

确定冈上窝痛点时，应在肩胛冈上方与背部平行的方向扪压痛点，这样体表定点与痛性结节的连线就与背部皮面几乎呈平行的关系。应用本法进行针刀操作，针刀落点应达冈上窝的骨面，可以避免因针刀刃指向胸膜腔方向而误入胸膜腔造成气胸。

第六节　冈下肌慢性损伤

冈下肌起自冈下窝的骨面，肌束向外跨过肩关节后方，相当于天宗穴的位置，止于肱骨大结节中部。其功能是在上肢运动时稳定肱骨头于关节盂中，并外旋手臂。过度负荷会引起冈下肌慢性损伤。冈下肌慢性损伤十分多见，且损伤多在起点，慢性期疼痛非常剧烈。针刀治疗此病疗效显著。

【相关解剖】

冈下肌为肩带肌，位于肩胛冈下部。揭开皮肤皮下组织即可见到。其内上方为斜方肌覆盖，外下方为小圆肌、大圆肌和被部分背阔肌覆盖。冈下肌起自冈下窝及肩部筋膜，形似三角形，向上外聚集形成扁腱，经肩关节后方止于肱骨大结节的中份骨面，构成内肩袖的后份，冈下肌和小圆肌联合腱的腱宽4.7cm，止点腱下有滑液囊。该肌的作用为内收上臂和外旋肩关节。此肌由肩胛上神经$C_{5\sim6}$支配，该神经以丰富的神经末梢止于冈下窝。肩胛骨常有变异，有的冈下窝骨面菲薄，有的在骨面中间为空洞样缺损，这种先天的异常应引起注意。

【病因病理】

1. 病因

（1）解剖因素　冈下肌与肩胛骨骨面之间没有滑囊，肩关节活动时，冈下肌肌纤维与骨面发生摩擦，易出现损伤。

（2）损伤因素　突然或反复超负荷应力所致，例如一些体育项目中的频繁屈伸手臂、击球或支撑及不良体位和职业性操作姿势等可因超负荷造成冈下肌损伤。

（3）肩胛上神经卡压　$C_{5\sim6}$节段颈椎损伤波及肩胛上神经冈下肌支；肩胛上神经在肩胛上下孔等处卡压。

2. 病理　急、慢性损伤因素可导致冈下肌因超负荷而受到损伤，肌纤维撕裂、断裂，出现粘连、瘢痕、挛缩、钙化等。此外，除冈下肌受到损伤外，还可使肩胛上神经受到过度牵张而导致其受损。冈下肌损伤疼痛剧烈的原因：一是由于冈下窝的肩胛上神经末梢十分丰富。二是冈下肌损伤时，粘连、结疤可能较重，挤压神经末梢。合并冈下肌腱滑液囊炎时可致大结节下方 1.0cm 处疼痛、肿胀。

【临床表现】

损伤早期疼痛严重，在冈下窝或肱骨大结节处多有，连及肩峰的前方，上肢不能自由活动。慢性期痛觉减退，冈下窝有麻木感。患者喜做肩胛上提的动作，冈下窝及肱骨大结节处明显电击样疼痛或胀痛，可牵涉拇指，为酸胀痛，也可为麻痛，肩部活动受限，上臂上举不完全，手后伸摸背困难。病程较长者可于冈下窝处触及块状或条索状物，压痛明显，并可向患侧上肢尺侧放射。患肢内收位主动外展时，引起疼痛加剧或根本不能完成此动作。

【辅助检查】

1. X 线检查 一般无异常。

2. MRI 检查 可见冈下肌局部信号异常（图 8–3）。

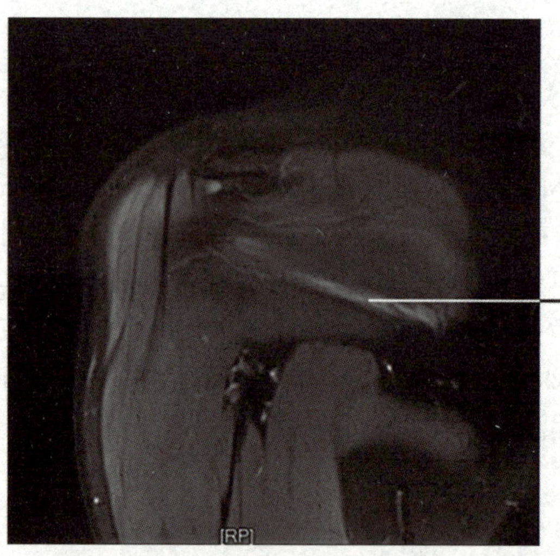

图 8–3 冈下肌 MRI 片

【针刀治疗】

1. 体位 俯卧位，患侧胸部垫枕。术野暴露好，可同时处理起、止点部位的损伤。

2. 体外标志 肩胛冈、肩胛骨内侧缘、肩胛骨外侧缘、肱骨大结节。

3. 定点

（1）冈下窝阳性反应点。

（2）肱骨大结节中份阳性反应点。

（3）肩胛上横韧带点：两种定位方法所定位置基本一致。①经肩胛冈中点与肩胛骨下角做一连线，再沿肩胛冈上缘做一切线，自两条线的交点向上 10 ～ 20mm 处位于冈上窝内的点即为肩胛切迹之体表投影点。②经肩胛冈中点做一条后正中线的平行线，该线与肩胛冈相交后形成 4 个交角，选择外上角并做其平分线，该平分线上距交点 15 ～ 20mm 处位于冈上窝内的点即为肩胛上切迹之体表投影点。

（4）肩胛下横韧带点：肩胛冈中外 1/3 交界处下方 20mm 处即为肩胛下孔的体表投影。

（5）大结节下方 1.0cm 处阳性反应点。

4. 消毒与麻醉 常规消毒，铺无菌洞巾，不麻醉或 0.5% 利多卡因局部麻醉，每点注射 1 ～ 2mL，注入麻药时，必须先回抽注射器确认无回血。

5. 针刀器械 Ⅰ型 4 号针刀。

6. 针刀操作

（1）冈下窝阳性反应点 刀口线与冈下肌纤维平行，针刀体与皮面垂直，按四步规程进针刀达骨面，切开 1 ～ 2 次，纵横摆动 1 ～ 2 次；若遇结节或条索，则提起针刀至结节、条索表面，再经结节、条索表面切至骨面 1 ～ 2 次，然后纵横摆动 1 ～ 2 次，以松解该处粘连、瘢痕，降低冈下肌张力。

（2）冈下肌止点 刀口线与三角肌纤维平行，针刀体与上臂成 135°角，按四步规程进针刀达骨面。调转刀口线与冈下肌纤维平行，调整针刀刃到大结节中份骨面的内侧腱末端处，继续推进针刀穿过冈下肌腱附着与游离的交界处的骨缘，纵横摆动 2 ～ 3 次，以松解该处粘连、瘢痕，降低冈下肌张力。

（3）肩胛上横韧带点 刀口线垂直于肩胛冈，紧贴肩胛冈进针至冈上窝底骨面（进针层次：皮肤→浅筋膜→斜方肌→冈上肌→冈上窝骨面），缓慢向前移动刀锋至有落空感，向两侧摆动刀锋至有触电感出现，向反方向移动刀锋 1 ～ 2mm（如向外侧摆动刀锋出现触电感，则向内侧移动刀锋，反之亦然），沿骨缘切割 2 ～ 3 下，切割幅度 5mm，以松解肩胛上横韧带的部分纤维，解除肩胛上神经在肩胛上孔处的卡压。

（4）肩胛下横韧带点 刀口线平行于肩胛冈，紧贴肩胛冈并稍向内侧倾斜探索进针至冈下窝骨面（进针层次：皮肤→浅筋膜→深筋膜→三角肌后束→冈下肌→冈下窝骨面）。到达冈下窝骨面后，调转刀口线方向 90°使之与肩胛冈轴线方向垂直，再将针刀沿骨面缓慢移动至肩胛骨外侧缘冈盂切迹边缘，左右摆动针刀寻找肩胛上神经（出现触电感），然后向外上方移动刀锋 3 ～ 4mm（跨过肩胛上神经）至肩胛下横韧带处，切割 2 ～ 3 刀，切割幅度 5mm（至骨面），以松解肩胛下横韧带的部分纤维，解除肩胛上神经在肩胛下孔处的卡压。

（5）大结节下方 1.0cm 处阳性反应点 合并冈下肌腱滑液囊炎时可松解此处。刀口线与三角肌纤维平行，针刀体与上臂皮肤面垂直，按四步规程进针刀达骨面。调转刀口线 90°，“丨”字切开 2 ～ 3 次，以降低冈下肌腱滑液囊张力。

针刀术毕，拔出针刀，局部压迫止血 1 分钟后，无菌敷料覆盖刀孔。

7. 疗程 每周治疗 1 次，4 次为 1 个疗程，视患者病情确定疗程。

【术后手法及康复】

1. 术后手法 冈下肌牵拉术。

2. 康复训练 肩部稳定性训练、胸椎灵活性训练。

【注意事项】

1. 在肩胛上横韧带点处针刀不易避开肩胛上神经伴行的动静脉，易造成血肿，增加局部张力，反而加重病情。一般在松解冈下窝阳性反应点、肱骨大结节中份阳性反应点效果不佳时运用，并谨慎操作。

2. 据解剖观察，肩胛骨体有先天缺损及骨内有空洞者，应注意X线片及物理检查，以免造成失误。

第七节　臀中肌慢性损伤

臀中肌损伤发生于臀中肌及肌筋膜，有急性、慢性两种。急性损伤者，局部肿痛明显，一般无复杂的临床症状，严重时可引起臀部麻木、发凉等症状。慢性者临床多见，肿胀不明显，但出现的症状较为复杂，还可累及梨状肌引起坐骨神经疼痛，行走受限。

【相关解剖】

1. 臀中肌 臀肌属髂肌后群，分为三层：浅层有臀大肌与阔筋膜张肌；中层由上而下依次是臀中肌、梨状肌、闭孔内肌和股方肌；深层为臀小肌和闭孔外肌。臀中肌为臀中层肌肉，起于髂骨翼外侧的臀前线和臀后线，前2/3肌束呈三角形，后1/3肌束呈羽翼状，在下端集中止于大转子外面及其后面，为主要的髋关节外展肌，并参与外旋及伸髋关节。站立时可稳定骨盆，从而稳定躯干，特别是在步行支撑相时尤为重要。臀中前部被阔筋膜覆盖，后部被臀大肌覆盖，其深层有臀小肌。该肌肉由臀上神经（$L_4 \sim S_1$）所支配，血供主要来自臀上动静脉，臀上神经和动静脉出梨状肌上孔。

2 梨状肌 梨状肌与臀中肌相邻，其起于$S_{2\sim4}$前面，穿坐骨大孔，止于大转子尖。其下孔有坐骨神经穿出。臀中肌病变后累及梨状肌时，会影响其关联的神经血管。

【病因病理】

1. 急性损伤 一般有明显的外伤史、突然体位改变或慢性损伤受诱因刺激引起臀中肌撕裂，引发炎症反应，刺激神经导致疼痛，疼痛引起肌肉痉挛，持续的肌肉、筋膜痉挛又可导致组织缺血、缺氧，释放致痛致炎物质，使疼痛加重。通常患者臀部疼痛剧烈，呈刺痛、撕裂痛、烧灼痛，行走、翻身或下肢抬高困难。在臀中肌筋沟处能摸到病理反应物（如肿块、条索状物等）。

2. 慢性损伤 日常生活中，长期行走、下蹲、弯腰等动作，引起慢性积累性损伤，使其在髂嵴附着区及其与臀大肌的结合部及大转子止点受到反复的应力牵拉和摩擦作用，以致该处肌肉、筋膜等软组织发生无菌性炎症反应，释放炎性介质，致使肌肉痉挛，局部血液循环障碍，有害代谢产物积聚，刺激神经血管束，产生相应的疼痛症状，久之产生粘连、挛缩，进一步引起局部循环障碍，并卡压周围神经，引起疼痛及麻木。当波及梨状肌时可出现梨状肌综合征。

【临床表现】

臀中肌损伤可根据损伤所波及的范围和病理变化，分为两型，即单纯型和臀梨综合型。

1. 单纯型

（1）症状 ①疼痛：臀中肌局部疼痛，下肢偶有散在疼痛和麻木感，但无神经根性刺激症状，无真正的放射痛。一些病例仅表现为足踝部的疼痛和不适，足底麻胀，趾蹋关节疼痛，局部无明显压痛。②麻木：下肢偶有散在疼痛和麻木感，或仅有足底麻胀。

（2）体征 ①压痛：臀中肌前外侧或后侧纤维处压痛，可触及痛性筋束，压之疼痛并可往同侧膝关节及远端肢体放散，下肢主动外展引起症状加重。②痛性筋束：臀中肌前外侧或后侧纤维可触及痛性筋束。③臀中肌步态与“鸭步”：臀中肌步态，又称Trendelenburg 步态，即摆动侧骨盆下降、躯干向支撑腿侧弯。当一侧臀中肌受损者行走时，其处于摆动相的健侧骨盆下降，躯干向患侧（支撑侧）弯曲，同时，患侧肩关节下掣来代偿；由于骨盆下降使摆动相下肢相对延长，其髋、膝关节屈曲及踝关节背伸的角度相应增大。双侧臀中肌受损时，其步态特征为行走时上身左右交替摇摆，状如鸭子，则又称为“鸭步”。④特殊试验：直腿抬高试验局限于臀部痛，小腿的神经系统检查阴性。

2. 臀梨综合型

（1）症状 ①疼痛：臀中肌、梨状肌局部疼痛，伴有患侧坐骨神经痛或麻木感，但无神经根性刺激症状。一些病例仅表现为足踝部的疼痛和不适，足底麻胀，趾蹋关节疼痛，局部无明显压痛。②麻木：患侧下肢麻木感，或有足底麻胀。

（2）体征 ①压痛：臀中肌、梨状肌压痛，并可向同侧膝关节及远端肢体放散，下肢主动外展、外旋症状加重。②痛性筋束：臀中肌、梨状肌可触及痛性筋束、条索状物。③臀中肌步态与“鸭步”。④特殊试验：梨状肌牵拉试验阳性。直腿抬高试验阳性，超过60°时因梨状肌不再受牵拉下肢放射痛反而减轻，臀中肌受牵拉而臀部疼痛可存在；直腿抬高加强试验阴性。

【针刀治疗】

1. 体位 俯卧位，或侧卧位，健侧腿在下伸直，患侧在上屈髋屈膝。

2. 体表定位 髂前上棘、髂后上棘、梨状肌体表投影（髂后上棘到大转子尖连线中内2/3为梨状肌上缘）。

3. 定点

（1）臀中肌起点阳性反应点。

（2）臀中肌与梨状肌交界处：髂后上棘与尾骨尖连线的中点与大转子连线的中、内1/3。

4. 消毒与麻醉 常规消毒，铺无菌洞巾，不麻醉或0.5%利多卡因局部麻醉，每点注射1～2mL，注入麻药时，必须先回抽注射器确认无回血。

5. 针刀器械 Ⅰ型4号针刀。

6. 针刀操作

（1）臀中肌起点 刀口线与臀中肌纤维平行，针刀体与皮面垂直，按四步规程进针刀达骨面，提起针刀到达痛性条索结节表面，纵行切开1～2次，然后纵横摆动1～2次（局部可有酸胀或酥麻感，也可牵涉患侧下肢），以松解该处张力、瘢痕，减轻臀中肌张力。

（2）臀中肌与梨状肌交界处 刀口线与下肢纵轴方向平行，针刀体与皮肤垂直，按四步规程进针刀达梨状肌附近，当患者有麻木胀窜感时，退针刀2cm，针刀体向外倾斜10°～15°，再进针刀，手下有坚韧感时，平行梨状肌肌纤维切开1～2次，再纵横摆动1～2次，以松解该交界处粘连、瘢痕，降低肌张力。

针刀术毕，拔出针刀，局部压迫止血1分钟后，无菌敷料覆盖刀孔。

7. 疗程 每周治疗1次，4次为1个疗程，视患者病情确定疗程。

【术后手法及康复】

1. 术后手法 臀中肌和梨状肌牵拉法。

2. 康复训练 臀中肌激活训练。

第八节 棘上韧带慢性损伤

脊柱的弯曲活动常使棘上韧带劳损或损伤，突然外伤也常使棘上韧带损伤。腰段的棘上韧带最易受损。陈旧性的慢性损伤，针刀治疗效果较理想。

【相关解剖】

棘上韧带为一狭长韧带，起于C_7棘突，向下沿棘突尖部止于骶正中嵴。此韧带的作用是限制脊柱过度前屈。

【病因病理】

脊柱在过度前屈时棘上韧带负荷增加。如果把脊柱前屈时的人体看作一个弯曲的物体，那么棘上韧带处在弯曲物体的凸面，腹部处于弯曲物体的凹面。根据力学原理，凸面所受的拉应力最大，凹面受到的压应力很小。所以，棘上韧带在脊柱过度前屈时最易牵拉损伤。如果脊柱屈曲位突然受到外力的打击，棘上韧带也会受损，脊柱屈曲受到暴力扭转也易损伤棘上韧带。

棘上韧带损伤点大多在棘突顶部的上下缘。如损伤时间较长，棘上韧带棘突顶部上下缘形成瘢痕、挛缩，可引起顽固性疼痛。

【临床表现】

1. 症状　腰背部有损伤或劳损史，受损伤棘突疼痛，腰部棘上韧带损伤时弯腰则疼痛加重。

2. 体征　棘突上有明显压痛点，且都在棘突顶部的上下缘，其痛点浅在皮下。

【针刀治疗】

1. 体位　俯卧位。

2. 体表定位　棘突顶点。

3. 定点　病变节段棘突顶点。

4. 消毒与麻醉　常规消毒，铺无菌洞巾，不麻醉或 0.5% 利多卡因局部麻醉，每点注射 1 ～ 2mL，注入麻药时，必须先回抽注射器确认无回血。

5. 针刀器械　Ⅰ型 4 号针刀。

6. 针刀操作　刀口线和脊柱纵轴平行，针刀体和背面垂直，按四步规程进针刀达棘突顶部骨面。将针刀体倾斜，如痛点在进针刀点棘突上缘，使针刀体和下段脊柱成 45°；如疼痛在进针刀点棘突下缘，使针刀体和上段脊柱成 45°，先纵行切开 1 ～ 2 次，再纵横摆动 1 ～ 2 次，以松解该处粘连、瘢痕。然后沿脊柱纵轴使针刀体向相反方向移动 90°，使其与上段脊柱或下段脊柱成 45°，先纵行切开 1 ～ 2 次，再纵横摆动 1 ～ 2 次，以松解该处粘连、瘢痕。

术毕，拔出针刀，局部压迫止血，无菌敷料覆盖刀孔。

7. 疗程　每周治疗 1 次，4 次为 1 个疗程，视患者病情确定疗程。

【术后手法及康复】

1. 术后手法　腰背肌牵拉术。

2. 康复训练　核心稳定性训练。

第九节　第 3 腰椎横突综合征

第 3 腰椎横突综合征，又称第 3 腰椎横突周围炎或第 3 腰椎横突滑膜炎。本病是由于腰部软组织劳损、筋膜增厚、粘连等病理变化对通过第 3 腰椎横突的腰脊神经后外侧支卡压，所致腰、臀部酸痛及腰部活动受限为主的综合征，是引起腰腿痛的常见病因之一。本病好发于从事体力劳动的青壮年，可有腰部外伤史，或超负荷弯腰负重致使腰部损伤史，或长时间弯腰劳作史。

【相关解剖】

第 3 腰椎横突位于 $L_{2\sim3}$ 棘突间水平，距正中线约 3.6cm（不恒定）。可见第 1 腰神经后支（参与组成臀上皮神经）自内上而外下穿行于位于第 3 腰椎横突中部背面的胸最长肌肌腹中，由于此处与横突尖部距离很近，当横突尖部附着软组织（肌肉、韧带、筋膜等）发生病变时，也有可能对此处的胸最长肌造成牵拉进而使臀上皮神经受到刺激，这是第 3 腰椎横突综合征患者同时可能出现（膝以上）下肢痛的解剖学基础。

1. 胸腰筋膜 在腰部，与第 3 腰椎横突相连的筋膜是胸腰筋膜，它是背部深筋膜的深层部分，向上续于项筋膜，向下附于髂嵴、骶骨后面和附近的韧带，向中线附于椎骨棘突和棘上韧带，向外侧附于肋骨角。胸腰筋膜的腰部发育良好，分为 3 层：其后层是腱性膜，覆被脊柱两侧纵行的竖脊肌；中层内侧附于横突及横突间韧带，分隔竖脊肌与腰方肌，其外侧缘与后层融合，作为腹肌的部分起处；前层从前面覆盖腰方肌。

2. 横突棘肌 又称横突棘肌群，是几部分起止点分别位于横突和棘突的肌肉的总称，包括半棘肌、多裂肌、回旋肌。横突棘肌群位于竖脊肌深面，居脊椎沟内，起自横突后斜向内上方走行，止于棘突。

3. 腰横突间肌 横突间肌位于相邻横突之间，起止点分别在相邻腰椎的横突。其功能为侧屈脊柱。

4. 腰髂肋肌 腰髂肋肌起于骶骨、髂嵴外侧唇、胸腰筋膜，止于上位腰椎横突、下 6 ～ 9 个肋骨。

5. 腰大肌 腰大肌位于腰椎椎体和横突之间的深沟内，呈纺锤状。起自 T_{12} 和 $L_{1\sim4}$ 及其之间的椎间盘侧面及全部腰椎横突。其肌纤维向下外方向与髂肌的内侧部共同组成坚强的髂腰肌腱，经腹股沟韧带的肌间隙，止于股骨小转子。腰大肌和髂肌合成的髂腰肌是一个强有力的屈髋肌，如果下肢固定，此肌收缩可使脊柱前屈。腰大肌受腰丛的肌支（T_{12}、$L_{1\sim4}$）支配。

6. 腰方肌 腰方肌位于腰椎侧方，起点在髂嵴后部的内唇、髂腰韧带及下 2 ～ 3 个腰椎横突尖部，止点在第 12 肋骨内侧半下缘。其肌纤维斜向内上方止于第 12 肋骨下缘。此肌两侧同时收缩时可降第 12 肋，还可协助伸脊柱腰段，一侧收缩时可使脊柱侧屈。腰方肌受腰丛（T_{12} ～ L_3）支配。

参见图 8–4。

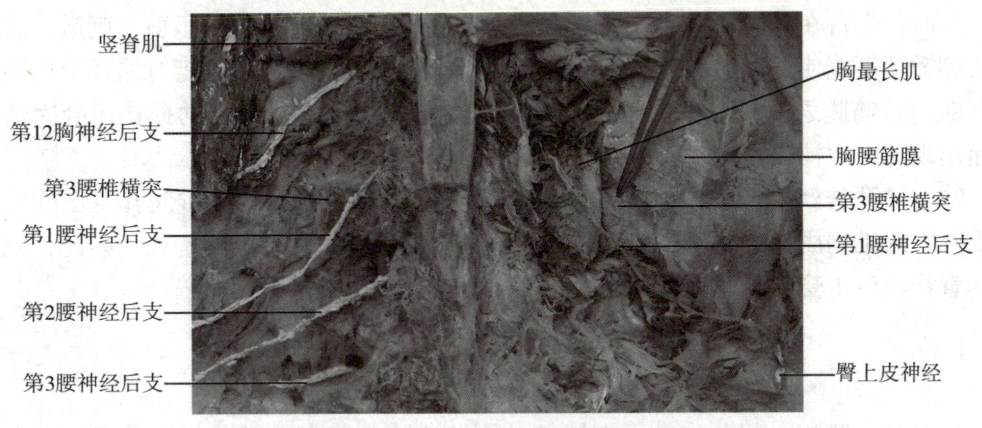

图 8-4 第 3 腰椎横突及周围结构

【病因病理】

1. 病因

（1）解剖因素 腰椎呈正常生理性前凸，L_3 位于这个前凸的顶点。在人类的 5 个腰椎中，L_3 是活动的中心，成为腰椎前屈、后伸、左右旋转时的活动枢纽。如前所述，在腰椎的横突上有多条肌肉、筋膜附着，这些肌肉的收缩可以左右腰椎的活动。两侧横突所附着的肌肉和筋膜有相互拮抗或协同的作用，以维持脊柱活动时人体重心的相对稳定。各个横突在发育时期所受的牵拉力大小不等，因此形成了它们的形状长短不一、方向也不相同。由于 L_3 横突最长，所以它所受的杠杆作用最大，在它上面附着的韧带、肌肉、筋膜等所受的拉力也最大，容易受到损伤。其次是 L_2 和 L_4 横突，而 L_1 和 L_5 横突所受的牵拉力最小。

（2）损伤因素 第 3 腰椎横突综合征的发病一般都与腰部活动不当有关，例如弯腰负重、持续弯腰操作（如做实验等工作）、负重的健身运动（如举杠铃）等。在这些情况下，如果姿势不正确，或用力过猛，或反复重复同一个动作，就可能使 L_3 横突上附着的肌肉或筋膜受到过度牵拉，从而出现附着点的损伤；或者，这些情况也可能使 L_3 横突的尖部反复摩擦与它相临近的软组织，造成这些部位软组织的损伤。

2. 病理

（1）受损伤的软组织局部毛细血管出血，或肌肉纤维断裂致腰痛。在自我修复的过程中，会有瘢痕形成并与 L_3 横突的尖部粘连，限制腰部的活动。当人体用力做弯腰活动或弯腰负重的劳动时，L_3 横突尖部的软组织会受到进一步损伤，引起局部再出血或充血和水肿，出现严重的临床症状。经过一段时间的休息，充血和水肿被吸收，临床症状有所缓解，但是，粘连更加严重，形成恶性循环。

（2）臀上皮神经受卡压或刺激致臀及大腿疼痛。臀上皮神经自 $L_{1\sim3}$ 椎间孔发出，穿出横突间韧带骨纤维孔后走行于第 $L_{1\sim3}$ 横突的背面，并紧贴骨膜，经过横突间沟穿过起始于横突的肌肉至其背侧。当 L_3 横突部出现肌肉或筋膜的损伤（撕裂、出血、血肿等）及相应的炎性反应（充血、渗出、水肿等）时，可导致临近肌肉的肌紧张或肌痉挛。此时，走行在此处的臀上皮神经（第 1 腰神经后支）即可受到压迫、刺激，这种压迫或刺激还可能使臀上皮神经产生水肿、变粗，而臀上皮神经在其走行路径上始终被束缚在肌肉、筋膜之中，因此受到挤压时无处躲避，所以 L_3 横突部的损伤还会因这种机制而出现臀上皮神经支配区域（臀及大腿）的疼痛。

（3）闭孔神经受卡压或刺激致股内收肌紧张或痉挛。由 $L_{1\sim3}$ 椎间孔发出的脊神经后支除有纤维构成臀上皮神经外，还有一部分纤维参与闭孔神经的构成。因此，此处发出的脊神经后支受到刺激时还可能反射性地引起股内收肌紧张或痉挛。

【临床表现】

1. 症状 腰痛，部分患者可有臀部及下肢（膝关节水平以上）放射痛（或麻木），极少数患者的疼痛（麻木）可放射至小腿外侧，但疼痛（麻木）不因腹压增高（如咳嗽、喷嚏等动作）而加重。

2. 体征

（1）腰部压痛位置局限于 L_3 横突尖端（一侧或两侧）。

（2）部分患者在 L_3 横突尖端处可触及硬结或条索。

（3）有些患者在臀中肌后缘与臀大肌前缘交界处可触及条索状物（系臀中肌紧张或痉挛所致），并有明显压痛。

（4）部分患者股内收肌紧张，触之呈条索状。

【辅助检查】

X 线检查 具有第 3 腰椎横突综合征临床表现的患者，其腰椎 X 线片表现并不一致。多数患者可以观察到 L_3 的两侧横突不等长，患者的腰部压痛多位于横突较长的一侧；但也有部分患者 L_3 两侧横突长度无明显差别；另有一部分患者，其 L_3 一侧横突表现为非水平位（向上方翘起）。部分患者可表现为腰椎侧弯。

【针刀治疗】

1. 体位 患者取俯卧位，腹部垫枕。

2. 体表标志 肋弓下缘、髂嵴、腰椎棘突。

3. 定点 L_3 横突尖阳性反应点。

4. 消毒与麻醉 常规消毒，铺无菌洞巾，不麻醉或 0.5% 利多卡因局部麻醉，每点注射 1 ～ 2mL，注入麻药时，必须先回抽注射器确认无回血。

5. 针刀器械 Ⅰ型 3 号针刀。

6. 针刀操作 进针点选在距 L_3 横突尖阳性反应点 10mm 的内侧处，刀口线与躯干纵轴平行，针刀体与皮面垂直，按四步规程进针刀达 L_3 横突骨面，调整针刀刃到达横突尖端边缘，此时调整刀口线方向，沿横突边缘弧形切割胸腰筋膜与横突连接处 4 ～ 5 次。参见图 8–5。

术毕，拔出针刀，局部压迫止血，无菌敷料覆盖刀孔。

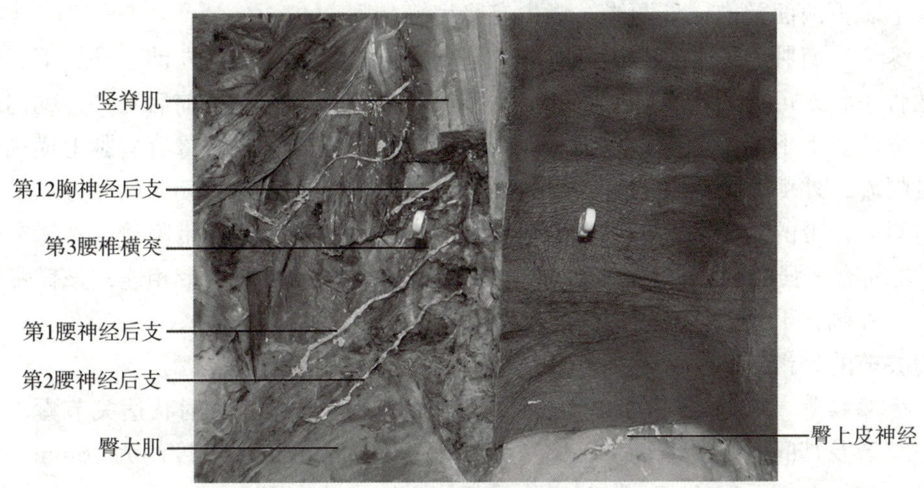

图 8-5 第 3 腰椎横突综合征针刀治疗

7. 疗程 每周治疗 1 次，4 次为 1 个疗程，视患者病情确定疗程。

【术后手法及康复】

1. 术后手法 行局部弹拨手法、腰背部牵拉术。

2. 康复训练 核心稳定性训练。

第十节 肩周炎

肩关节周围炎，简称肩周炎，俗称“五十肩”、肩凝证，是指以肩痛和肩关节运动功能障碍为主要临床表现的一组症候群。此病好发于 50 岁左右，女性多于男性，发病较慢，属于有自愈倾向的自限性疾病，其自然病程在不同个体差异较大，从数月到数年不等。

【相关解剖】

1. 肩关节

（1）广义的肩关节 包括肩肱关节、肩锁关节、胸锁关节、肩胛胸壁关节、第 2 肩关节、喙锁机制等。

（2）狭义的肩关节 指肩肱关节，即盂肱关节，由肱骨头和肩胛骨的关节盂构成，属球窝关节，是上肢最大的关节。其关节头大，关节窝小（仅为关节头面积的 1/3），关节盂的周缘附有纤维软骨构成的盂唇加大加深关节盂，是全身运动最灵活的关节。其周围没有强劲的韧带，靠包裹的冈上肌、冈下肌、小圆肌和肩胛下肌等 4 块肩袖肌来维护，故又称“肌肉依赖关节”。

（3）肩峰　肩胛冈向外的直接延续，突出于肩胛盂之上，形成肩的顶峰。肩峰形态扁平，有上、下两面及内、外两缘。峰尖有喙肩韧带附着。

（4）喙突　肩胛骨的一部分，为弯曲的指状突起，自肩胛颈凸向前、外、下，弯曲做环抱肱骨头状，可分为水平部及升部，两部以直角相接。升部呈前后扁平，朝向内上方，底部宽广。上下两面分别为肩胛下肌和冈上肌的附着部，内侧缘有肩胛上横韧带和椎状韧带附着，外侧缘为喙肱韧带的附着部。水平部呈上下扁平，朝向前外方。上面为胸小肌与斜方韧带的附着部，下方光滑，内侧缘有胸小肌和喙锁韧带附着。在喙突与锁骨外 1/3 之间有坚强的喙锁韧带相连。在喙突与肩峰之间有喙肩韧带相连，该韧带内侧起于喙突上外侧，十分坚强，形成喙肩弓。

2. 肩关节的韧带

（1）喙肱韧带　起自喙突的根部（水平部外缘），其纤维呈放射状达关节囊，延伸至大、小结节及其间的肱骨横韧带（图 7–6）。长度约为 24mm，宽度约为 16mm。喙肱韧带加强关节的上部，有约束、限制肩肱关节外展外旋的作用。

（2）喙肩韧带　连于喙突与肩峰之间，凌驾于肩关节上方，它与喙突、肩峰共同构成喙肩弓（图 8–6）。长度约为 27mm，宽度约为 13mm，厚度约为 15mm。此韧带将肩峰下滑囊自肩锁关节隔开。

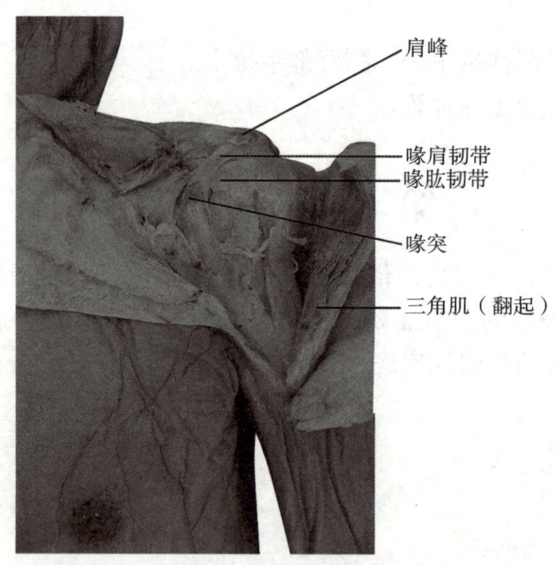

图 8–6　喙肩韧带和喙肱韧带

（3）肱骨横韧带　简称肱横韧带，为肱骨的固有韧带，厚度约 1mm，横跨在结节间沟的上方，连接大小结节之间，部分纤维与肩关节囊愈合。肱骨横韧带距小结节突起点 2cm 处开始增厚，增厚部分沿肱骨干向下延伸约 7cm，与结节间沟之间构成骨纤维管。

3. 肩关节周围的肌肉

（1）肱二头肌　有长、短两个头。长头以长腱起自肩胛骨的盂上结节和关节盂后缘，在肱骨结节间沟内穿过，在结节间韧带的下面穿出肩关节囊；短头与喙肱肌共同起自喙突。长、短头在肱骨中点处互相愈合，形成一梭形肌腹，向下移行于肌腱和腱膜。肌腱经过肘关节前面，再经旋后肌和旋前圆肌之间向后，止于桡骨粗隆。肱二头肌受来源于 $C_{5\sim7}$ 的肌皮神经支配，功能为屈肘关节，也可屈肩关节，在前臂旋前时有使之旋后的作用。

（2）肩胛下肌　肩胛下肌起自肩胛骨前面、肩胛下筋膜和附着于肌线的结缔组织，肌纤维斜向外上方，移行于扁腱，经肩关节囊前面止于肱骨小结节、肱骨小结节嵴的上部及肩关节囊前壁。此肌收缩时可使肱骨内旋（肩关节内收及旋内）并向前牵拉肩关节囊。肩胛下肌受来源于 $C_{5\sim7}$ 的肩胛下神经支配。

（3）冈上肌　起自冈上窝骨面的内侧 2/3 及冈上筋膜，肌束斜向外上方经肩峰及喙肩韧带的深面，止于肱骨大结节最上端的骨面并和肩关节囊愈着。

（4）冈下肌　起自冈下窝的内侧半及冈下筋膜，肌纤维向外逐渐集中，经肩关节囊的后面，止于肱骨大结节中部和关节囊。冈下肌肌腱与关节囊之间可能有一滑液囊，即冈下肌腱下囊。

（5）小圆肌　起自肩胛骨腋缘的上 2/3 背面，肌束向外移行于扁腱，止于肱骨大结节下部和肩关节囊。

（6）大圆肌　起自肩胛骨腋缘下部和下角的背面及冈下筋膜，肌束向外上方集中，经过肱三头肌长头的前面移行于扁腱，于背阔肌腱的下方止于肱骨小结节嵴。

（7）肩袖　在盂肱关节周围，冈上肌、冈下肌、小圆肌与肩胛下肌彼此交织，形成一半圆形马蹄状的扁宽腱膜，由前、上、后三个方向牢固地附着于关节囊上，不易分离，这一结构即称为肩袖。肩袖对稳定肩关节具有特殊意义。

（8）背阔肌　借腱膜起于 $T_{7\sim12}$ 及全部腰椎棘突，骶正中嵴，髂嵴后部和第 10 ～ 12 肋外面，止于肱骨小结节嵴。少数人的背阔肌也附着于靠近大圆肌起点的肩胛骨下角和腋缘下部的背面。肌纤维斜向外上方，逐渐集中，经腋窝的后壁、肱骨的内侧绕至大圆肌的前面，于大圆肌肌腱外侧移行于扁腱，止于肱骨小结节嵴。背阔肌由发自脊神经臂丛的胸背神经支配。

4. 肩关节周围的滑囊　滑囊是由结缔组织分化而成，内含滑液，腔壁无上皮细胞，大多位于肌（或肌腱）与韧带（或骨）之间，以减少摩擦。如果这些滑囊出现炎症、粘连等病变，必然会影响肩关节的活动。

（1）三角肌下滑囊　三角肌下滑囊位于三角肌深面、三角肌筋膜深层与肱骨大结节之间。该滑囊较大而恒定，由此囊膨出许多突起，其中一个突起进入肩峰下方，即为肩峰下滑囊。三角肌下滑囊在 40 岁以后容易发生损伤、变性、渗出、粘连等一系列病理变化，是导致肩周炎的因素之一。

（2）肩峰下滑囊　肩峰下滑囊简称肩峰下囊，位于肩峰与冈上肌腱之间，其上为肩峰，下为冈上肌腱的止点，由于冈下肌腱与关节囊相融合，所以可视作滑膜囊之底。肩峰下滑囊一方面协助冈上肌运动顺利进行，另一方面保证肱骨大结节顺利通过肩峰进行外展活动。该滑囊可随年龄的增长而出现退行性变，表现为囊壁增厚，可被厚而平滑的粘连分为数个腔隙。

【病因病理】

肩关节周围炎的发病原因，一般认为是在肩关节周围软组织退行性变的基础上，加之肩部受到轻微的外伤、积累性劳损、受凉等因素的作用后，未能及时治疗和注意功能锻炼，肩部功能活动减少，以致肩关节粘连，出现肩痛、活动受限而形成本病。其主要的病理变化为肩关节及其周围组织的损伤性、退行性的慢性炎症反应。临床上因冈上肌肌腱炎、肱二头肌肌腱炎、肩峰下滑囊炎、肩峰撞击症等造成肩部长期固定不动，或内分泌紊乱、慢性劳损、感受风寒湿邪等，均可继发肩关节周围炎，出现肩部肌腱、韧带、关节囊、滑液囊、韧带充血、水肿，炎性细胞浸润，组织液渗出，造成肩周围软组织广泛性粘连、疼痛、挛缩，进而造成关节活动严重受限。

颈椎病也是引起肩关节周围炎的原因之一，颈椎病变压迫 $C_{4\sim6}$ 脊神经，可造成肩部支配区软组织运动失调和神经营养障碍。此外，心、肺、胆道疾患可发生肩部牵涉痛，如原发病长期不愈，可使肩部肌肉持续性痉挛，造成肩关节活动受限，继发肩关节周围炎。

因此，本病的发病过程主要与以下 6 个方面的因素密切相关：①年龄及内分泌因素；②骨质疏松及肩关节退行性改变；③外伤与运动失稳；④颈椎退行性疾病；⑤感受风寒湿邪；⑥内脏牵涉痛长期不愈。

中医学认为，本病多是由于年老体衰，气血虚损，筋失濡养，风寒湿邪侵袭肩部致经脉拘急所致。故气血虚损、血不荣筋为内因，风寒湿邪侵袭为外因。内外因相互作用，共同影响，引起肩关节周围炎。

【临床表现】

1. 急性炎症期

（1）症状　①肩部自发性疼痛：可急性发作，多数是慢性疼痛，有的只感觉肩部不舒适及束缚的感觉。疼痛多局限于肩关节的前外侧，可延伸到三角肌的抵止点，常涉及肩胛区、上臂或前臂。②活动时疼痛加重：如穿上衣时耸肩或肩内旋时疼痛加重，不能梳头洗脸，患侧手不能摸背。③夜间疼痛明显：后肩疼痛迅速加重，尤其夜间为重，患者不敢取侧卧位。

（2）体征　①肩部外观正常。②压痛：多位于结节间沟、喙突、肩峰下滑囊或三角肌附着处、冈上肌附着处、肩胛内上角等处。③肩关节活动受限，外展和外旋受限明显。

2. 粘连渗出期

（1）症状　①肩痛逐渐减轻或消失。②肩关节挛缩、僵硬逐渐加重，呈冻结状态。梳头、穿衣、举臂、向后系带均感困难。

（2）体征　①压痛：轻微或压痛点减少。②肩关节活动受限：肩关节的各方向活动均比正常者减少 20% ～ 50%，严重时肩肱关节活动完全消失，只有肩胛胸臂关节的活动。③肌肉萎缩：三角肌、肩胛带肌轻度肌肉萎缩。

3. 缓解恢复期　为本症的恢复期或治愈过程。本期患者随着疼痛的消减，在治疗及日常生活劳动中，肩关节的缩、粘连逐渐消除，功能恢复正常。

【辅助检查】

1. X 线检查　多属阴性，对直接诊断无帮助，但可以排除骨与关节疾病，有时可见骨质疏松、冈上肌腱钙化，或大结节处有密度增高的阴影（图 8–7）。

2. MRI 检查　显示冈上肌、冈下肌、肱二头肌长头可见异常信号（图 8–8）。

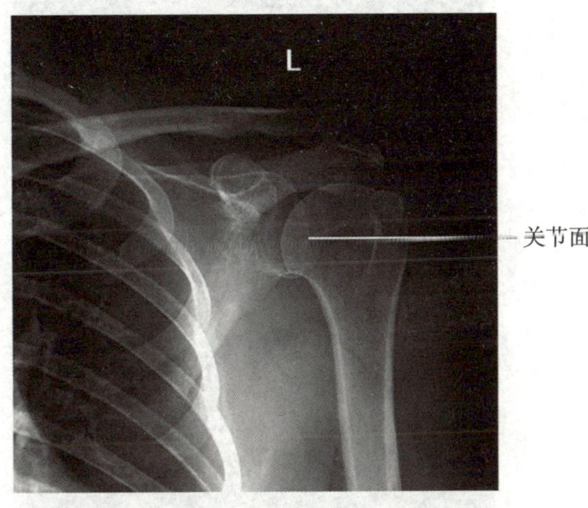

图 8–7　肩关节 X 线片（正位）

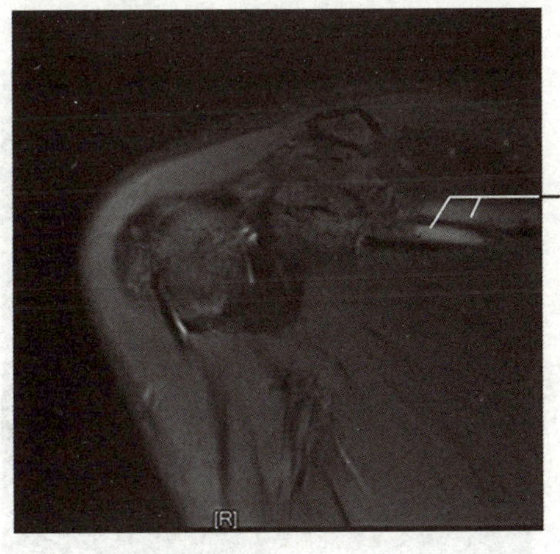

A. 冈上肌异常信号

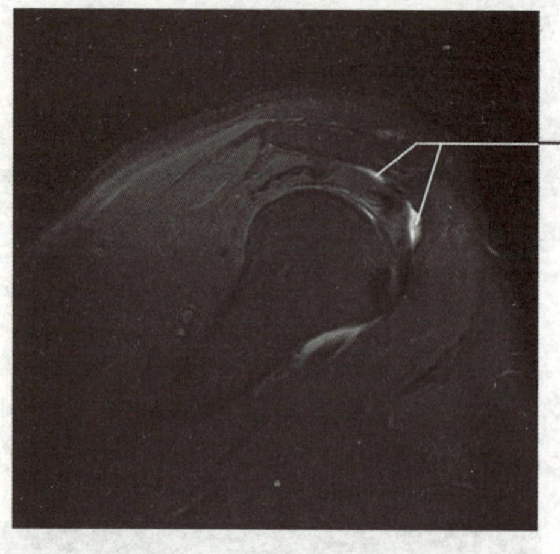

B. 冈上肌腱异常信号

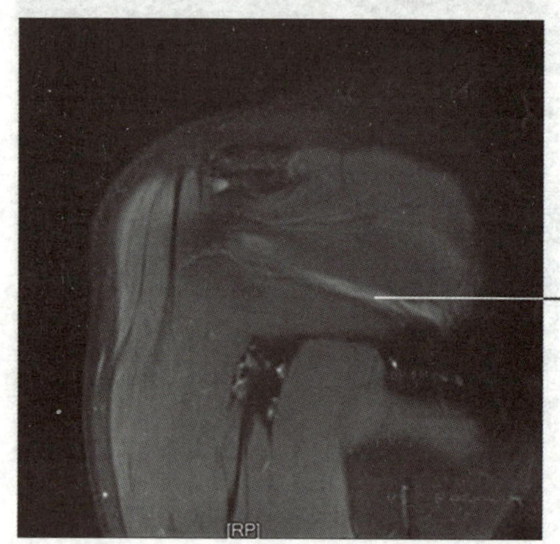

C. 冈下肌异常信号

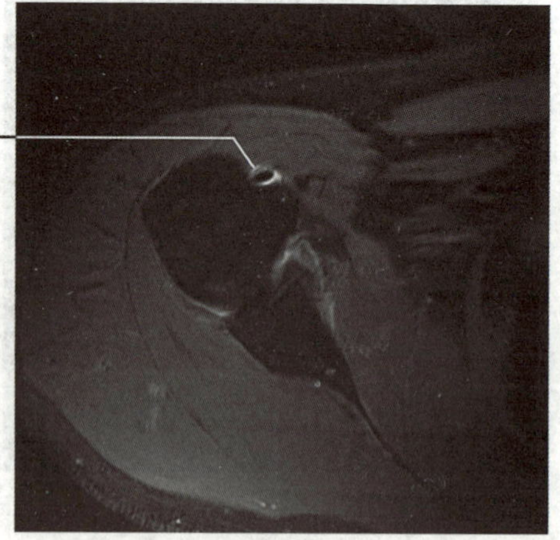

D. 肱二头肌长头肌腱异常信号

图 8-8　肩关节 MRI 片

【鉴别诊断】

本病需与肩部骨、关节、软组织的损伤，以及由此而引起的肩关节活动受限疾患相鉴别。此类患者都有明显的外伤史，且可查到原发损伤疾患，恢复程度一般较本病差。

要注意与颈椎病相区别，颈椎病虽有肩臂放射痛，但在肩部往往无明显压痛点，仅有颈部疼痛和活动障碍，肩部活动尚好。

【针刀治疗】

1. 体位 仰卧位或侧卧位（患肩向上）、坐位。

2. 体表标志 锁骨、肩峰、肩胛冈、喙突、大结节、小结节。

3. 定点

（1）喙突阳性反应点。

（2）喙肱韧带与喙肩韧带阳性反应点。

（3）结节间沟阳性反应点。

（4）肩峰下阳性反应点。

（5）冈上窝阳性反应点。

（6）冈下窝阳性反应点。

（7）肱骨大结节阳性反应点。

（8）肩胛骨外侧缘阳性反应点。

4. 消毒与麻醉 常规消毒，铺无菌洞巾，不麻醉或0.5%利多卡因局部麻醉，每点注射1～2mL，注入麻药时，必须先回抽注射器确认无回血。

5. 针刀器械 Ⅰ型3号针刀。

6. 针刀操作

（1）喙突阳性反应点 刀口线与人体纵轴平行，针刀体与皮面垂直，按四步规程进针刀达喙突尖骨面后，在喙突尖部行“十”字切开，然后沿喙突尖外侧缘弧形切开1～3次，将喙肱韧带、喙肩韧带在喙突上的附着部切开，以降低两韧带的张力。

（2）喙肱韧带与喙肩韧带阳性反应点 刀口线与人体纵轴平行，针刀体与皮面垂直，按四步规程进针刀达喙肱韧带及喙肩韧带，调整刀口线使之分别与喙肱韧带、喙肩韧带之纤维方向垂直，将针刀穿过韧带至肱骨头骨面1～3次。

（3）结节间沟阳性反应点 刀口线方向与上肢纵轴平行，针刀体与皮面垂直，按四步规程进针刀达肱横韧带表面，切开肱横韧带3～5次，纵横摆动1～2次。

（4）肩峰下阳性反应点 刀口线方向与上肢纵轴平行，针刀体与皮面垂直，按四步规程进针刀达肩峰外侧端骨面，然后移动针刀刃至肩峰下缘，使针刀沿肩峰下缘向深部继续刺入肩峰下滑囊，充分切开囊壁4～5次，在囊内通透剥离4～5次。然后保持刀口线方向呈水平位，在与肩峰外侧端相对应的肱骨头上将冈上肌腱切开4～5次。

（5）冈上窝阳性反应点 刀口线方向与冠状面平行，针刀体与人体纵轴平行，按四步规程进针刀达冈上窝骨面，然后调整刀口线方向呈矢状位，在冈上窝骨面向外侧铲切

4～5次，以切断少量冈上肌起点处纤维，再将针刀刃提至皮下，保持刀口线方向呈矢状位不变，缓慢切至冈上窝骨面2～3次，以切断少量冈上肌肌纤维。在操作过程中始终密切关注患者反应，一旦出现触电感则立即停止操作，并移动针刀刃以免伤及肩胛上神经等在冈上窝内分布的神经组织。

（6）冈下窝阳性反应点　刀口线与冈下肌纤维一致，使针刀体与皮肤表面垂直，按四步规程进针刀达骨面，然后将针刀柄摆向脊柱侧，沿冈下窝骨面向外侧方向铲切2～3次，以切断少量冈下肌起点肌纤维。因冈下窝骨面与冈下肌之间有旋肩胛动脉走行，铲切时必须注意针刀刃始终不离骨面操作，以免伤及该动脉。

（7）肱骨大结节阳性反应点　刀口线与冈下肌纤维一致，使针刀体与皮肤表面垂直，按四步规程进针刀达肱骨大结节后外侧骨面，轻提针刀0.1～0.2cm，然后沿大结节骨面铲切2～3下。将少量冈下肌、小圆肌在肱骨大结节后外侧部的止点纤维切断而充分松解其张力。

（8）肩胛骨外侧缘阳性反应点

①小圆肌肩胛骨起点阳性反应点：刀口线与小圆肌纤维一致，使针刀体与皮肤表面垂直，按四步规程进针刀达小圆肌起点区，向外缓慢移动针刀刃至肩胛骨边缘，然后轻提针刀1～2mm，沿骨面铲切3～4次，以切断少量小圆肌纤维，有效降低其张力。

②大圆肌肩胛骨起点处阳性反应点：刀口线与大圆肌纤维一致，使针刀体与皮肤表面垂直，按四步规程进针刀达大圆肌起点区，向外缓慢移动针刀刃至肩胛骨边缘，然后轻提针刀1～2mm，沿骨面铲切3～4次，以切断少量大圆肌纤维，有效降低其张力。

③背阔肌肩胛骨附着处阳性反应点：刀口线与背阔肌纤维一致，使针刀体与皮肤表面垂直，按四步规程进针刀达背阔肌附着区，向外缓慢移动针刀刃至肩胛骨边缘，然后轻提针刀1～2mm，沿骨面铲切3～4次，以切断少量背阔肌纤维，有效降低其张力。必要时针刀松解背阔肌在髂嵴等起点处的阳性反应点。

术毕，拔出针刀，压迫止血，无菌敷料覆盖刀口。

7. 疗程　每次治疗点的数量一般不超过10个。如患者耐受能力差，可分多次完成治疗。同一治疗点治疗间隔3～7天，不同定点可于次日治疗。一般4次为1个疗程，视患者病情确定疗程。

【术后手法及康复】

1. 术后手法　肩关节助动手法。

2. 康复训练　胸椎灵活性训练、肩部稳定性训练。

3. 体操锻炼　功能锻炼极为重要，应在医生的指导下进行积极锻炼，尤其是主动活动，即使是急性期也应做一些适当的锻炼，以防止关节粘连。粘连期可忍着轻痛一日数次坚持锻炼。但锻炼的时间和强度因人而异，不论时间长短，有计划地进行，直至达到目的。常用的练功方法如下：

（1）环绕甩肩法　患者在早晚做肩关节内旋、外旋、外展、环转上臂动作，反复锻

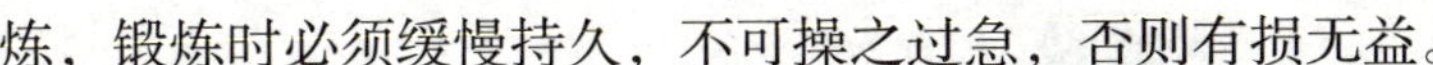

炼，锻炼时必须缓慢持久，不可操之过急，否则有损无益。

（2）爬墙法　是让患者侧面站立靠近墙壁，在端壁上画一高度标志，以手指接触墙壁逐步向上移动，做肩外展上举动作，每日 2 ～ 3 次，每分钟 5 ～ 10 次，逐日增加上臂外展上举度数。

（3）手拉滑车法　可在屋柱上装一滑车。挂绳的一端系着患肢，患者以健侧上肢向下牵拉另一端绳子，来帮助患侧关节的锻炼活动。

（4）握杆甩肩法　双手握住木棍或擀面杖两端，体前左右摇摆，以健肩推患肩尽力外展，再换于背后肩上锻炼患肩外展上举功能。

第十一节　肱骨外上髁炎

肱骨外上髁炎，又称肱骨外上髁症候群、“网球肘”等，是一组以肘外侧疼痛为主的综合征，好发于前臂劳动强度较大的中年人，如网球、羽毛球运动员，或家务劳动者。男女比例为 1∶3，右侧多见。

【相关解剖】

1. 肱骨外上髁　肱骨下端两端变宽，成内、外上髁，均为非关节部分，其中肱骨外侧的外上髁较内上髁稍小，前外侧有一浅压迹，与肱骨小头之间无明显界线。

从解剖学观察来看，肱骨外上髁与肌相连的部分呈现为一不规则的箭头形嵴性突起，其突起高点呈条形，较锐，两侧延续为较平坦的骨面。整个外上髁与肌相连的区域约为 11mm（宽）×24mm（长）。

2. 与肱骨外上髁相连的组织

（1）与肱骨外上髁相连的肌　包括肘肌、桡侧腕长伸肌、桡侧腕短伸肌、指伸肌、小指伸肌、尺侧腕伸肌、旋后肌等，它们的两端连接着不同的部位。其中，桡侧腕短伸肌、指伸肌、小指伸肌、尺侧腕伸肌、旋后肌的上端肌腱汇总成为一条伸肌总腱，止于肱骨外上髁。

（2）与肱骨外上髁相连的韧带　①桡骨环状韧带：该韧带附着于尺骨桡切迹（位于尺骨外侧，与桡骨头环状关节面相关节）的两端，环绕桡骨头。其内侧面常常有软骨组织，在桡骨旋前和旋后时起支撑桡骨环状韧带的作用。②桡侧副韧带：位于肘关节桡侧，起自肱骨外上髁，延伸至桡骨环状韧带，靠近环状韧带的部分呈放射状达尺骨。该韧带与浅伸肌愈合。

参见图 8–9。

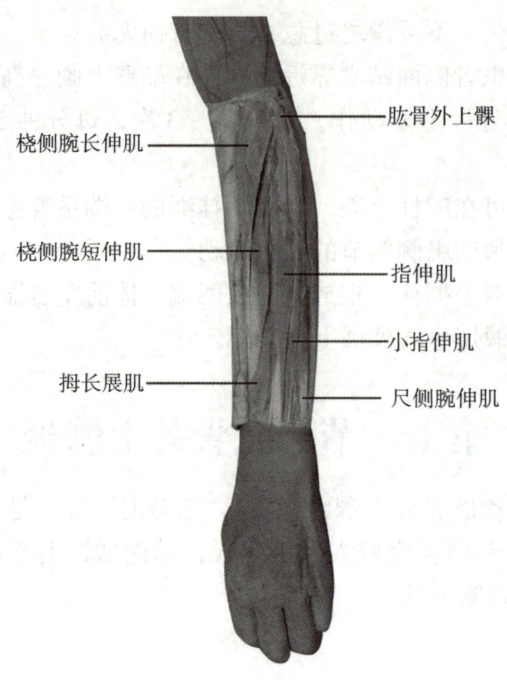

图 8–9　前臂背侧解剖结构

【病因病理】

肱骨外上髁为肱桡肌和伸肌总肌腱附着处。经常用力屈伸肘关节，前臂反复做旋前、旋后动作等直接引起，或颈肩部肌肉劳损间接引起这些肌腱特别是桡侧腕短伸肌腱在肱骨外上髁附着部的牵拉、撕裂伤，使局部出现充血、水肿等损伤性炎症反应，因而在损伤肌腱附近发生粘连，以致纤维变性。

局部病理改变可表现为：桡侧副韧带、桡骨头环状韧带的退行性变，肱骨外上髁骨膜炎，前臂伸肌总腱深面滑囊炎，慢性肱桡关节的滑膜炎症，桡神经分支或前臂外侧皮神经分支的神经炎，或局部滑膜皱襞的过度增厚等。病理检查可发现局部瘢痕组织形成及包裹在瘢痕组织中微小撕脱性骨折。

【临床表现】

1. 症状　患者常诉肘关节外侧疼痛。往往初期感到肘外侧酸痛无力，在屈肘手部拿物、握拳旋转时，疼痛加重；肘部受凉时加重。严重者握物无力，疼痛可向上臂、前臂及腕部放射，但在提重物时疼痛不明显，休息时多无症状。部分患者夜间疼痛明显。

2. 体征　局限性敏感性压痛，压痛点位于肘关节外上方即肱骨外上髁处，常为锐痛。检查肱骨外上髁部多无红肿，肘关节屈伸范围不受限，较重时局部可有微热，病程长者偶有肌萎缩，肘关节屈伸旋转功能虽正常，但做抗阻力的腕关节背伸和前臂旋前后动作均可引起患处的疼痛。严重者局部可出现高起，微肿胀。

【辅助检查】

1.MILL 试验阳性 令患者在前臂旋前位做抗阻力旋后动作，或伸肘、握拳，或于屈腕位用力做旋前动作时引发或加重肱骨外上髁处疼痛。前臂屈伸肌紧张试验阳性：患者握拳、屈腕，检查者以手按压患者手背，患者抗阻力伸腕，如肘外侧疼痛则为阳性。

2.X 线摄片检查 多为阴性，有时可见肱骨外上髁处骨质密度增高，或在其附近可见浅淡的钙化斑。

3.MRI 检查 可见异常信号（图 8–10）。

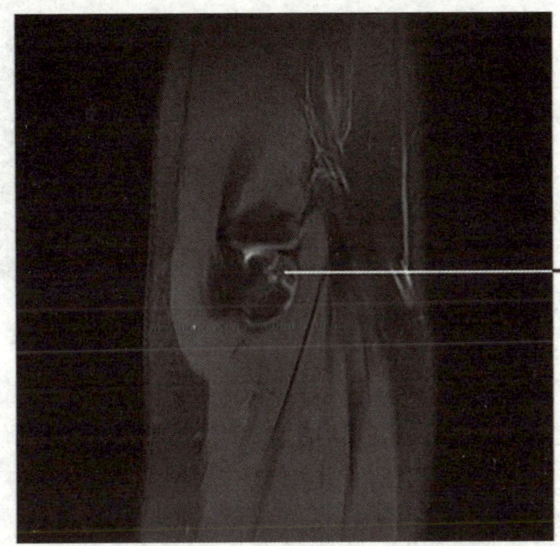

图 8–10 肱骨外上髁 MRI 片

【针刀治疗】

1. 体位 患者仰卧位，患肘屈曲 90°平置于床面。

2. 体表定位 肱骨外上髁、鹰嘴、桡骨小头。

3. 定点 肱骨外上髁处阳性反应点（多少因人而异），肩胛骨外侧缘阳性反应点。

4. 消毒与麻醉 常规消毒，铺无菌洞巾，不麻醉或 0.5% 利多卡因局部麻醉，每点注射 1 ～ 2mL，注入麻药时，必须先回抽注射器确认无回血。

5. 针刀器械 Ⅰ型 4 号针刀。

6. 针刀操作

（1）肱骨外上髁处阳性反应点 刀口线与前臂纵轴平行，针刀体与皮肤表面垂直，按四步规程进针刀达肱骨外上髁，提起针刀到达伸肌总腱表面，纵行切开伸肌总腱 3 ～ 4 次；再使针体向两侧倾斜约 45°，向其两侧铲切 2 ～ 3 次；调转刀口线 90°，横向切割伸肌总腱 1 ～ 2 次，以松解局部粘连、瘢痕，降低肌肉和伸肌总腱深面滑囊张力。

（2）肩胛骨外侧缘阳性反应点 根据实际情况选用。

①小圆肌肩胛骨起点阳性反应点：刀口线与小圆肌纤维一致，使针刀体与皮肤表面垂直，按四步规程进针刀达小圆肌起点区，向外缓慢移动针刀刃至肩胛骨边缘，然后轻

提针刀 1 ～ 2mm，沿骨面铲切 3 ～ 4 次，以切断少量小圆肌纤维，有效降低其张力。

②大圆肌肩胛骨起点处阳性反应点：刀口线与大圆肌纤维一致，使针刀体与皮肤表面垂直，按四步规程进针刀达大圆肌起点区，向外缓慢移动针刀刃至肩胛骨边缘，然后轻提针刀 1 ～ 2mm，沿骨面铲切 3 ～ 4 次，以切断少量大圆肌纤维，有效降低其张力。

术毕，拔出针刀，压迫止血，外敷无菌敷料包扎。

参见图 8–11。

7. 疗程 每 1 ～ 2 周治疗 1 次，4 次为 1 个疗程，视患者病情确定疗程。

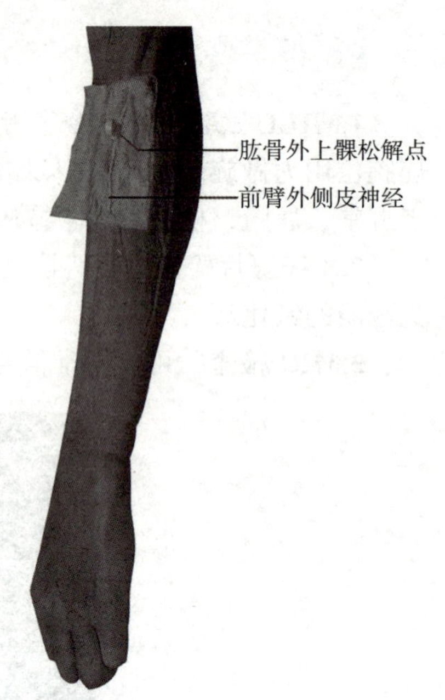

图 8–11 针刀治疗肱骨外上髁炎

【术后手法及康复】

1. 术后手法 术者以拇指在进针点一侧按压，推动皮下组织连同肌腱沿骨面向另一侧滑动，以扩大针刀松解范围，反复 3 ～ 5 次即可。弹拨过程中患者感觉局部疼痛为正常现象。

2. 康复训练 胸椎灵活性训练、肩部稳定性训练。

第十二节 桡骨茎突狭窄性腱鞘炎

桡骨茎突狭窄性腱鞘炎以手腕桡侧疼痛为主，多见于看护小孩者、手工操作者及中老年人，女性多于男性。其起病比较缓慢，但有时也可突然发生。初次发作且病情较轻者，局部制动、热敷或类固醇药物鞘管内注射可缓解症状；病程较长、症状明显者，针刀治疗效佳。

【相关解剖】

1. 桡骨茎突 桡骨下端外侧面粗糙，有一个向下方的锥形隆起，称为桡骨茎突。在其外侧，有两条浅沟，有拇长展肌及拇短伸肌腱通过。

2. 桡骨茎突部的肌腱

（1）深层肌腱 为肱桡肌腱。肱桡肌上端肌腱起于肱骨外上髁，下端肌腱止于桡骨茎突的基部，其表面被拇长展肌和拇短伸肌腱掩盖。

（2）浅层肌腱 ①拇长展肌腱：位于桡骨茎突部肱桡肌腱的表面。起于尺骨和桡骨中部的背面及介于两者之间的骨间膜，止于拇指第 1 掌骨底的外侧。②拇短伸肌腱：拇短伸肌腱与拇长展肌腱并排位于桡骨茎突部肱桡肌腱的表面。③拇长伸肌腱：位于桡骨茎突部下外侧。起自尺骨后面中 1/3 和其临近的骨间膜，止于拇指远节指骨底的背面。④伸肌支持带：伸肌支持带是前臂筋膜的一部分。前臂筋膜是深筋膜，很发达，它在前臂远端腕关节附近增厚，内侧形成掌浅横韧带及其深面的屈肌支持带；而外侧则形成伸肌支持带，又称腕背侧韧带，在桡骨茎突部，伸肌支持带的宽度约为 20mm。

3. 鼻烟窝区 所谓“鼻烟窝区”是腕桡侧窝的俗称，是指桡骨茎突下方的小凹陷。鼻烟窝区的近侧界为桡骨茎突，桡侧界为拇长展肌和拇短伸肌腱，尺侧界为拇长伸肌腱，底部是桡骨茎突尖、舟骨、大多角骨及第 1 掌骨底。桡动脉在分出腕掌侧支之后从腕前方经鼻烟窝的底部，再经拇长展肌和拇短伸肌腱的深面穿过至第 1 掌骨间隙，所以在鼻烟窝区的底部可以扪及动脉跳动。桡骨茎突的背面稍上方有桡神经浅支在皮下通过，走向手背桡侧部皮下。

【病因病理】

拇长展肌腱及拇短伸肌腱在经过桡骨茎突到第 1 掌骨时，屈曲角度大约为 105°，拇指和腕关节活动时此处肌腱折角加大，增加了肌腱与鞘管的摩擦。持续过度活动及反复轻度外伤，如用手指握物、手指内收及腕部尺屈时，增加摩擦和挤压腱鞘，腱鞘受刺激后可以发生炎症样改变，如水肿、渗出。纤维管壁正常厚约 0.1cm，腱鞘炎时可增厚 2 ～ 3 倍，使本已狭窄的腱鞘变得更加狭窄，造成腱鞘内肌腱滑动障碍，日久该处腱鞘增生、肥厚，发生纤维样变。

因女性拇长展肌腱和拇短伸肌腱从腕到手的折角较男性大，这可能是女性发病率较男性高的原因之一。而女性发病多在哺乳期，可能与经常双手举托小孩的动作有关，因将小孩从床上举托时，拇长展肌和拇短伸肌会处于持续紧张状态，反复重复该动作，会加重对桡骨茎突腱鞘的摩擦刺激，从而导致该病发生。从临床来看，凡参与看护小孩的人员都易患此病，说明反复的腕部负重桡屈动作是诱发该病的关键因素，其他以手工操作为主的职业，如反复重复此动作同样容易发病。

【临床表现】

1. 症状 腕部桡侧疼痛，握物无力，提重物时自觉手腕乏力，并使疼痛加重，尤其是不能提起热水瓶做倒水等动作。疼痛可向拇指和前臂扩散，严重者可放射至全手或肩、臂等处，甚至夜不能寐。受到寒冷刺激时，腕桡侧疼痛加重。另外，活动腕关节和拇指时疼痛加剧，尤其是屈拇指同时腕尺偏时更加明显。严重者，拇指伸展活动受限。

2. 体征 桡骨茎突处可触及摩擦音，触之可摸到一豌豆大小的结节，似骨性突起，桡骨茎突桡侧部压痛明显。与对侧比较，可见患侧桡骨茎突处有一轻微隆起，但无红热现象。

芬克斯坦试验（又称握拳尺屈试验）阳性：拇指屈向掌心，其余四指握住拇指，呈握拳状，向尺侧做屈腕动作，桡骨茎突处出现疼痛为阳性。

【鉴别诊断】

本病要与腕桡侧副韧带损伤相鉴别。一般桡侧副韧带损伤有急性外伤史，腕尺偏的疼痛与拇指内收掌心无关，与尺偏的程度和速度有关。该病压痛在桡骨茎突的尖部（远端），而腱鞘炎的压痛则在桡骨茎突的桡侧部。

【针刀治疗】

1. 体位 仰卧位，上臂平置于治疗床面，医生坐于患肢一侧。

2. 体表定位 桡骨茎突。

3. 定点 桡骨茎突处按压寻找压痛点并做好标记。

4. 消毒与麻醉 常规消毒，铺无菌洞巾，不麻醉或 0.5% 利多卡因局部麻醉，每点注射 1 ～ 2mL，注入麻药时，必须先回抽注射器确认无回血。

5. 针刀器械 Ⅰ型 4 号针刀。

6. 针刀操作 刀口线与患肢纵轴平行，针刀体与皮肤垂直，按四步规程进针刀达腱鞘表面，顺患肢纵轴方向倾斜针刀至于皮肤表面呈 15°（图 8–12），依定点标志范围分别向近心端方向和远心端方向行腱鞘切开，针下有松动感时说明已达到松解目的。全过程中必须始终保持刀口线与患指纵轴平行，禁止调转刀口线以避免切断肌腱。

术毕，拔出针刀，压迫止血，无菌敷料覆盖刀口。

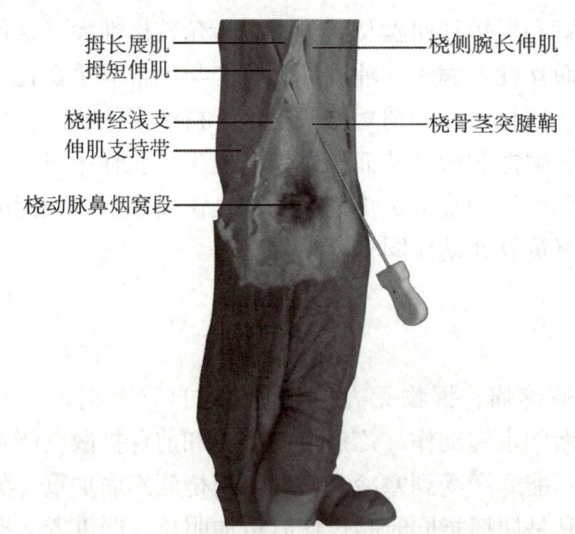

图 8–12　针刀治疗桡骨茎突狭窄性腱鞘炎

7. 疗程 每周治疗 1 次，4 次为 1 个疗程，视患者病情确定疗程。

【术后手法及康复】

1. 术后手法 腕部助动手法。

2. 康复训练 胸椎灵活性训练、肩部稳定性训练。

第十三节 屈指肌腱腱鞘炎

屈指肌腱腱鞘炎又称“弹响指”，因多数患者患指屈伸时有弹响出现，故名。该病临床发病率较高，好发于与掌骨头相对应的指屈肌腱纤维管的起始部。多与职业有关，从事手工操作者（如木工）多发。

【相关解剖】

屈指肌腱腱鞘是分别包裹指浅、深屈肌腱和拇长屈肌腱的双层滑膜鞘，存在于肌腱通过腕管处，包裹拇长屈肌的为拇长屈肌腱鞘，包裹指浅、深屈肌腱的为屈肌总腱鞘。屈指肌腱鞘系深筋膜的增厚部，包裹屈指肌腱的前面与两侧，附着于指骨两侧，远侧止于远节指骨底，近侧止于掌指关节近侧 2cm 处。手指屈肌腱鞘与指骨共同形成骨纤维管，一方面有约束指屈肌腱于原位的作用，同时因其内面衬以滑膜鞘，又有润滑、便利活动的作用。屈指肌腱鞘在位于关节的部位（掌指关节或指间关节）可以出现增厚变化，因为这些部位常常是屈指用力时的着力点。腱鞘增厚的部位起着滑车作用，约束肌腱的滑动方向，故称滑车。掌骨头处的滑车又称指鞘韧带，其边缘十分明显，在第 2 ～ 5 指，滑车的宽度为 4 ～ 6mm，厚约 1mm，而拇指滑车的宽度和厚度均较其余四指略有增加。参见图 8–13。

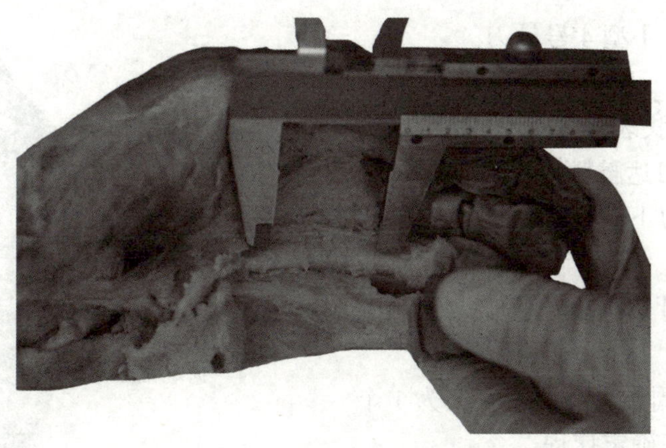

图 8–13 屈指肌腱解剖结构

【病因病理】

屈指肌腱腱鞘炎的发病部位在与掌骨头相对应的屈指肌腱纤维管的起始部，此处由较厚的环形纤维性腱鞘（即环形滑车）与掌骨头构成相对狭窄的纤维性骨管。手指长期快速用力活动，如织毛衣、演奏乐器、洗衣、打字等，容易造成屈指肌腱慢性劳损。患者先天性肌腱异常、类风湿关节炎、病后虚弱也易发生本病。因屈指肌腱和腱鞘均有水肿、增生、粘连，使纤维性骨管狭窄，进而压迫本已水肿的肌腱成葫芦状，阻碍肌腱的滑动。用力伸屈手指时，葫芦状膨大部在环状韧带处强行挤过，产生弹拨动作和响声，并伴有疼痛，故又称“弹响指”或“扳机指”。

狭窄性腱鞘炎也可能是某些静止型、亚临床型胶原疾病的后果。一些反复遭受轻微外伤的职业，

如木工、餐厅服务员等，都容易发生狭窄性腱鞘炎。

【临床表现】

1. 症状 屈指时疼痛，或伴有弹响；有时处于屈曲固定位时伸指则疼痛，呈伸直固定位或呈屈曲固定位。

2. 体征 患指掌指关节掌侧压痛并可触及硬结，患指屈伸弹响甚至屈伸不能。

【针刀治疗】

1. 体位 患者取俯卧位，患手下垫敷无菌巾。

2. 体表标志 掌远侧横纹、掌骨头。

3. 定点 掌指关节掌侧阳性反应点。

4. 消毒与麻醉 常规消毒，铺无菌洞巾，不麻醉或 0.5% 利多卡因局部麻醉，每点注射 1 ～ 2mL，注入麻药时，必须先回抽注射器确认无回血。

5. 针刀器械 Ⅰ型 4 号针刀。

6. 针刀操作 刀口线与患指纵轴平行，针刀体与皮肤表面垂直（图 8–14），按四步规程进针刀达腱鞘表面，将腱鞘切开 3 ～ 4 次，针刀下有松动感时说明已达到松解目的。

术毕，拔出针刀，压迫止血，无菌敷料覆盖刀口。

7. 疗程 每周治疗 1 次，4 次为 1 个疗程，视患者病情确定疗程。

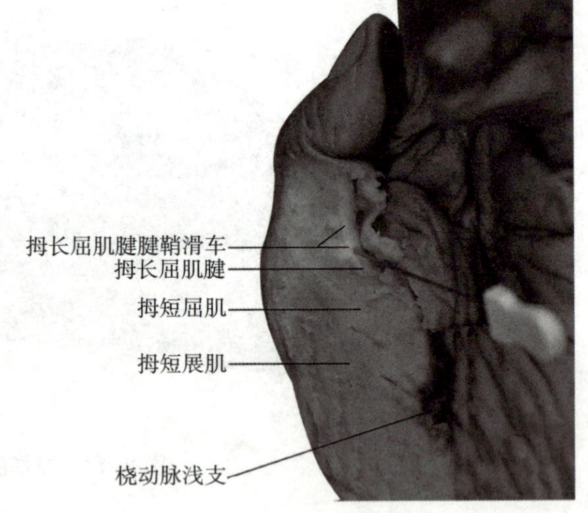

图 8–14 屈指肌腱狭窄性腱鞘炎针刀治疗

【术后手法及康复】

1. 术后手法 手指主动手法。

2. 康复训练 自我掌指关节拔伸训练。

第十四节 膝内侧副韧带慢性损伤和鹅足滑囊炎

膝关节周围软组织损伤是指构成膝关节的软组织（包括肌肉在膝关节处的起止点、

膝关节表浅部韧带、膝关节的脂肪垫、膝关节周围的滑液囊等）所发生的应力性损伤，其主要表现是膝部的疼痛，严重者影响膝关节功能甚至发生关节畸形。膝关节内侧韧带与鹅足滑囊炎是最常见的膝关节周围软组织损伤，可以发生在任何年龄段人群，中年以上肥胖者多见，更是老年女性的常见疾病。

【相关解剖】

1. 内侧副韧带 又称胫侧副韧带，扁宽而坚韧，位于关节的内侧。上方起自股骨内上髁，向下止于胫骨内侧髁及胫骨体的内侧面。韧带的前部与髌内侧支持带愈合，与关节囊之间有黏液囊相隔；其后部则与关节囊及内侧半月板愈合。

2. 鹅足囊 鹅足区是指前以胫骨粗隆内缘为界，后至胫骨内侧缘，上距胫骨平台5cm，下距胫骨平台9cm之间的区域。在此区域内有大腿肌前群的缝匠肌、内侧群的股薄肌、后群的半腱肌和胫侧副韧带附着。3条肌腱逐渐愈合为一体，共同附着于胫骨粗隆的内侧，愈合端的三条肌腱与愈合后的腱膜形成一鹅掌状的结构，故将此处命名为鹅足区。愈合后的肌腱分为两层：浅层是缝匠肌腱膜，深层为互相连接的股薄肌和半腱肌肌腱，该肌腱菲薄，覆盖两个滑液囊：即鹅足囊和缝匠肌腱下囊。鹅足囊大而恒定，其体积为45mm×35mm，形状为卵圆形。参见图8–15。

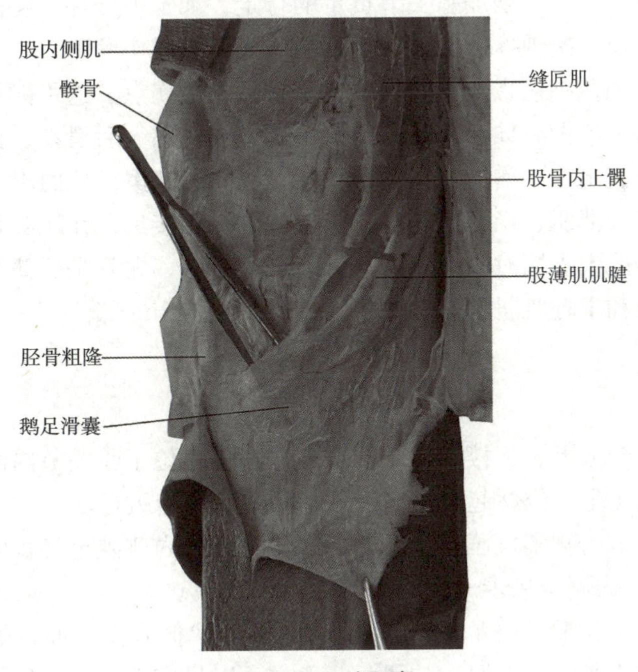

图8–15 鹅足囊

【病因病理】

膝关节周围的肌肉和韧带等组织起着稳定膝关节的作用，膝关节内侧的韧带包括内侧副韧带、髌内侧支持带等，它们在胫骨内侧髁上都有止点。胫骨内侧髁包括在鹅足区的范围内。这些组织在结构上互为愈着，功能上密不可分，因此也会一并出现损伤。膝关节内侧韧带损伤与鹅足滑囊炎常发生于肥胖者、体力劳动者与运动爱好者或以运动为职业者。其损伤发生的机制是瞬间拉应力改变。最大的受力部位一般都位于韧带或肌肉的起止点处，因此内侧副韧带在股骨内侧髁和胫骨内侧髁的附着点容易损伤。具体情况如下：

1. 在体重超重或负重时，作为主要承重结构的膝关节周围软组织（包括膝内侧肌肉和韧带）处于应力超负荷状态。在这种情况下，当患者改变身体姿势时，会导致膝周稳定装置的受力瞬间增高，造成韧带的撕裂伤。另外，膝周稳定装置长期超负荷工作本身也可能会造成慢性损伤的出现。

2. 当膝关节处于屈曲位时，膝关节外侧受到打击或压迫，使膝关节被迫外翻，膝关节内侧间隙瞬间被拉宽，可造成胫侧副韧带出现撕裂伤。

3. 在某些运动项目（如足球）中，当运动者因身体接触造成膝关节内侧拉应力瞬间增大时（如足球运动中出现双方“对脚”），可造成内侧副韧带与鹅足区的急性撕裂伤。

在撕裂伤发生时，损伤局部可能出现不同程度的内出血或渗出。在损伤修复过程中，撕裂部位慢慢愈合形成瘢痕，胫侧副韧带的起止点处，韧带和骨（膜）形成粘连病变。因出现瘢痕和粘连病变使韧带局部弹性降低，不能自由滑动，从而影响膝关节的功能，如果勉强行走，尤其是增加膝关节负重的行走，如上下楼梯、爬山等，会造成瘢痕和粘连部位受到牵拉，出现疼痛加重，并可能造成新的损伤发生。

从临床来看，内侧副韧带的中间部位也是常见的损伤点，这可能与内侧副韧带的受力特点有关。在膝关节做屈伸活动时，内侧副韧带要向前、后滑动，韧带中部的纤维会随之扭转、卷曲或突出等，增加了在韧带和胫骨之间的摩擦，从而出现损伤。

在鹅足区内，股薄肌、半腱肌和股骨内上髁处互相接近，在绕胫骨内侧髁时，两肌腱均贴近骨面，当肌肉收缩时，有可能与骨面发生摩擦，尤其是股薄肌。因此，胫骨内侧髁下方的股薄肌和半腱肌肌腱，是鹅足区最易发生损伤的部位。

【临床表现】

1. 症状 行走时或上、下楼梯时膝关节疼痛，疼痛位于膝关节内侧或无法确定准确位置，下蹲或由蹲（坐）位站起时疼痛加重，严重者行走跛行。

2. 体征 膝关节内侧多点压痛，压痛点多位于股骨内侧髁至胫骨内侧髁之间的区域内（包括鹅足区）。内侧副韧带分离试验阳性。

内侧副韧带分离试验（又称侧压试验）：令患者取仰卧位，伸直膝关节。检查者站立于患者患肢一侧床旁，一手握伤肢踝关节上方，以另一手之手掌顶住膝关节外侧，自膝外侧向其内侧持续推压，强力使小腿被动外展，此时膝内侧出现疼痛者为阳性。

【辅助检查】

X线检查一般无异常。部分患者可见韧带钙化表现，严重者可见内侧关节间隙变窄。

【针刀治疗】

1. 体位 平卧位，膝下垫枕，使膝关节屈曲成150°左右。

2. 体表标志 股骨内侧髁、胫骨内侧髁。

3. 定点 膝关节内侧股骨内侧髁至胫骨内侧髁之间的区域阳性反应点，分布可因人而异。

4. 消毒与麻醉 常规消毒，铺无菌洞巾，0.5%利多卡因局部麻醉，每点注射1～2mL，注入麻药时，必须先回抽注射器确认无回血。

5. 针刀器械 Ⅰ型4号针刀。

6. 针刀操作（图8-16） 刀口线与下肢纵轴平行，针刀体与皮肤垂直，按四步规程进针刀达骨面，轻提针体1～2mm，纵向切开2～3次，然后调转刀口线与下肢纵轴垂直，横行切开2～3次。术毕，拔出针刀，局部压迫止血1分钟后，无菌敷料覆盖伤口。

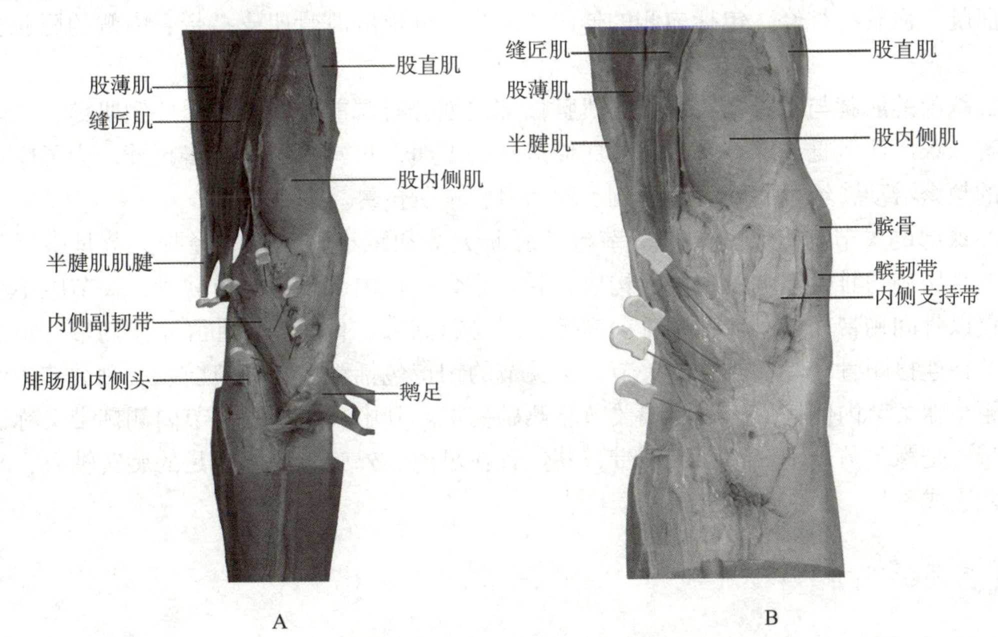

图8-16 针刀治疗鹅足滑囊炎

7. 疗程 每次治疗的治疗点数量视患者病情而定，一般每次定点不超过10个。如患者耐受能力差，可分多次完成治疗。同一治疗点治疗间隔3～7天，不同定点可于次日治疗。一般4次为1个疗程，视患者病情确定疗程。

【术后手法及康复】

1. 术后手法 内侧副韧带拉伸手法。

2. 康复训练 呼吸训练、核心稳定性训练、感觉运动刺激训练、腘绳肌训练、股四头肌训练。

第十五节 踝关节陈旧性损伤

踝关节扭挫伤是常见的运动损伤，在关节韧带损伤中占第一位，在篮球、足球、滑雪、田径运动中最为多见。踝关节扭挫伤后应尽快合理治疗，迁延日久易造成受伤韧带慢性病变，影响踝关节的稳定性，出现反复的踝关节扭挫伤。踝关节扭挫伤的急性期与慢性期病理变化不同，相应的治疗原则和治疗方法也有很大区别。针刀治疗主要适用于慢性期病变，对于改善踝关节周围软组织的生物力学平衡及血运状态具有重要作用。临床实践证明，针刀治疗可以使病程迁延多年的踝关节慢性损伤得以康复。

【相关解剖】

1. 足踝部的支持带 在踝的前、内及外侧，深筋膜均增厚形成支持带以保护其下走行的肌腱、血管与神经。包括前侧的伸肌支持带、外侧的腓骨肌支持带、内侧的屈肌支持带。

2. 踝部的肌腱与滑膜鞘 踝部的肌腱按部位划分有踝前侧肌腱、踝外侧肌腱、踝内侧肌腱和踝后侧肌腱。踝部是踝关节屈伸运动的枢纽，日常行走、跑步频繁，为了应对肌腱的频繁滑动，经过此处的肌腱几乎均为滑膜鞘所包裹。

3. 踝部的关节与韧带 踝部关节包括胫腓关节和距小腿关节。胫腓关节是由胫骨下端的腓切迹与腓骨下端的内侧面构成，胫、腓骨连接内部没有关节软骨，关节腔不明显，仅以骨间韧带相连，包括胫腓前韧带、胫腓后韧带、骨间韧带和胫腓横韧带。距小腿关节指连接距骨和胫、腓骨的关节，该关节的韧带包括距小腿关节前、后侧关节囊韧带，距小腿关节内侧韧带，距小腿关节腓侧副韧带。其中，距小腿关节内侧韧带又称三角韧带，是踝关节周围最坚强的韧带，其位置在足内、外旋时最邻近足的旋转轴心，纤维彼此连成一片，其前部纤维最易损伤。

【病因病理】

1. 病因

（1）急性踝关节扭挫伤 常发生于两种情况：一是身体由高处下落时踩空或落于不平地面及不规则物体之上，导致踝关节受到轴向暴力，受伤时以踝关节呈跖屈内翻位者居多，从而造成踝关节周围的韧带、支持带等软组织受到暴力牵拉而出现撕裂等损伤；二是运动过程中踝关节呈跖屈位时突然向内侧翻转，踝关节外侧韧带遭受暴力牵拉所致。

（2）陈旧性踝关节损伤 主要因急性踝关节扭伤损伤较重；治疗不及时、不恰当；伴有骶髂关节错缝、胫腓关节错缝等，未及时有效诊疗。

2. 病理 韧带、支持带等软组织受到过度牵拉损伤后，经自然恢复或积极治疗，组织间的出血、渗出液通过引流或自然吸收会逐渐消失，损伤组织进入修复期，通过机化、瘢痕化等过程获得修复。如果损伤轻微，修复后的组织在形态和功能上不会有明显异常，患者无异常感觉遗留。若局部损伤较重，或踝关节扭挫伤时伴有骶髂关节错缝、胫腓关节错缝等易导致修复后的组织在形态上难以恢复如初，其瘢痕化将会导致组织挛缩。这种变化会带来多种后果：①修复后的韧带组织可能存在结构缺陷，其抗拉应力的能力减弱，保护作用下降，导致慢性踝关节不稳，易发生反复的踝关节扭伤。②瘢痕化可导致韧带挛缩及对局部神经组织的卡压刺激，从而出现慢性疼痛等。③急性期损伤组织的出血、渗出等病理变化可能导致在后期修复过程中出现组织间的粘连，挤压局部小血管从而影响血供及静脉回流（可有长期的局部轻度肿胀），血供障碍又对组织的进一步修复产生不利影响，形成恶性循环。

【临床表现】

1. 踝关节外侧损伤

（1）症状　有多次反复的踝关节扭伤史，走行时感到踝关节前外侧隐痛，并在起步和停止时感觉不适。

（2）体征　踝关节前外侧明显压痛，可有局部轻度肿胀。

2. 踝关节内侧损伤　相对少见。

（1）症状　有踝关节内侧扭伤史，踝关节内侧慢性疼痛，尤以走路时明显。

（2）体征　踝关节前内侧压痛明显。

【辅助检查】

X线检查　踝关节外侧损伤，慢性患者时间长者可见骨关节炎（图8-17）。

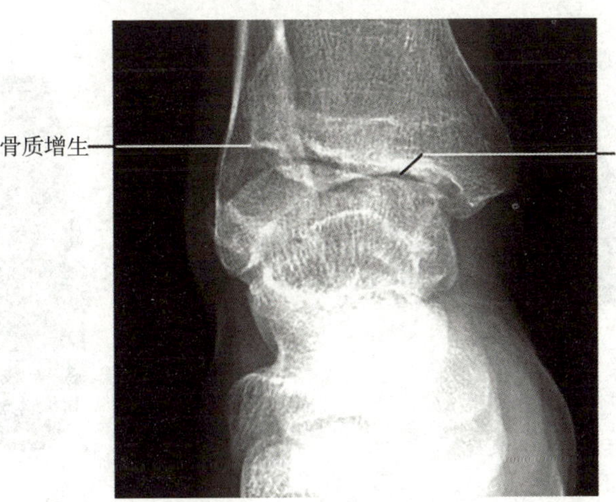

A

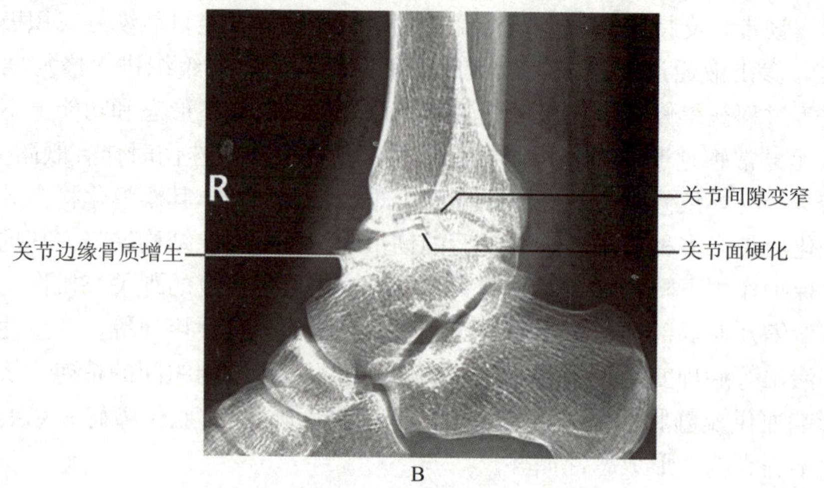

B

图 8-17 踝关节侧位 X 片

【针刀治疗】

1. 体位 患者仰卧。

2. 体表标志 内踝、外踝。

3. 定点 踝关节前外侧及前内侧阳性反应点。

4. 消毒与麻醉 常规消毒，铺无菌洞巾，不麻醉或 0.5% 利多卡因局部麻醉，每点注射 1 ～ 2mL，注入麻药时，必须先回抽注射器确认无回血。

5. 针刀器械 Ⅰ型 4 号针刀。

6. 针刀操作（图 8-18） 在定点处对相应部位的支持带、韧带及关节囊等组织进行切开松解，每点可切开 3 ～ 4 次，注意刀口线方向与神经血管走向平行（一般应平行于足纵轴），出针后压迫止血，无菌敷料包扎。

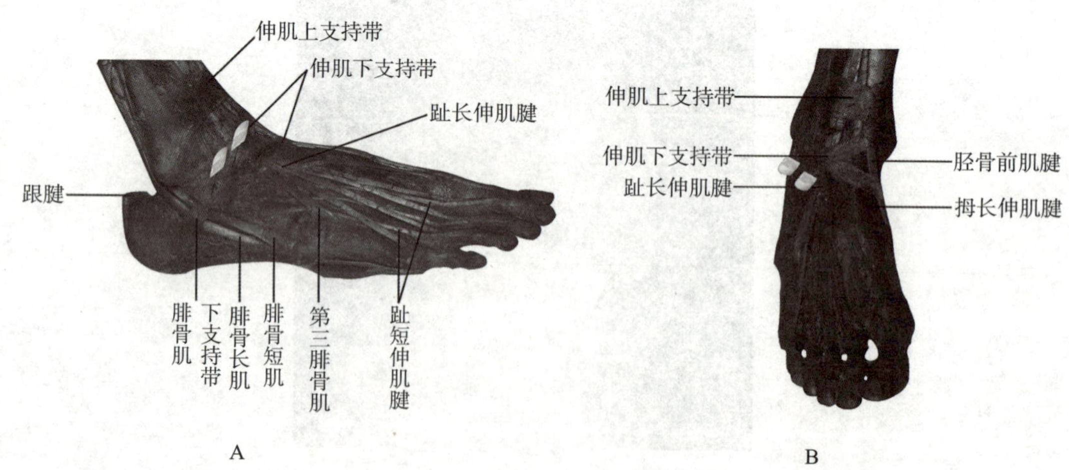

图 8-18 踝关节陈旧性损伤针刀治疗

7. 疗程　每次治疗的治疗点数量视患者病情而定，一般每次定点不超过 10 个。如患者耐受能力差，可分多次完成治疗。同一治疗点治疗间隔 3 ～ 7 天，不同定点可于次日治疗。一般 4 次为 1 个疗程，视患者病情确定疗程。

【术后手法及康复】

1. 踝关节稳定性训练

（1）抗阻踝外翻　坐在凳子上，用弹力带套住两脚，患脚用力外翻。

（2）抗阻足内翻　弹力带远端固定作为阻力，用力内翻。

（3）抗阻勾脚　弹力带远端固定作为阻力，踝关节从伸直位到屈曲位。

（4）抗阻绷脚　以弹力带为阻力，手握近端固定，套在脚掌上，从屈曲位尽量用力使双足绷至伸直位。

2. 感觉运动刺激训练　在不稳定支持面上做踝关节深感觉训练。在不稳定支撑面保持站立平衡。可使用泡沫垫、平衡板或充气垫等器械，其不稳定程度可逐步提高。

第十六节　跟痛症

跟痛症又称足跟痛、跟骨痛，可见于多种慢性疾病。本病常见于中老年人，但 8 ～ 80 岁的人都可发生，女性及肥胖者更为多见。

【相关解剖】

1. 跟骨　跟骨是跗骨中最大的 1 块，跟骨后部的隆突为跟骨结节。在与其下面移行处有两个朝前的突起，称跟骨结节内、外侧突。跟腱止于跟骨结节的粗糙区。

2. 足底腱膜　足底腱膜连接于跟骨结节和趾骨的足底面，由足底深筋膜增厚形成，分为中间部、内侧部与外侧部三部分。其中间部很强大，自跟骨结节内侧突的跖面起始，向前分为 5 支，与足趾的屈肌纤维鞘及跖趾关节的侧面相融合；其内侧部与外侧部都很薄弱，内侧部介于跟骨结节至踇趾近节趾骨底，覆盖踇展肌；外侧部起于跟骨结节内侧突或外侧突，止于第 5 跖骨粗隆，覆盖小趾展肌，其外侧另有坚强的纤维带。参见图 8–19。

足底腱膜具有以下作用：保护足底的肌肉及肌腱；保护足底的关节；是足底某些肌肉的起点；在站立（静止）姿势时足底腱膜的纤维紧张，支撑纵弓和横弓。

足底腱膜深面有趾短屈肌附着于其上，正常行走时，先是跖趾关节背伸，然后趾短屈肌收缩、跖趾关节跖屈，再加上体重的下压，这三种因素均使足底腱膜遭受长期、持续的拉应力。在患者长时间站立、长途行走、体重增加或足力下降等情况下，就可以在足底腱膜跟骨结节附着处发生慢性纤维组织炎症，以后形成骨刺，被包裹在足底腱膜的起点内，这种骨刺可引起踇展肌、趾短屈肌和足底腱膜内侧张力增加，或引起滑囊炎，从而出现足跟痛。

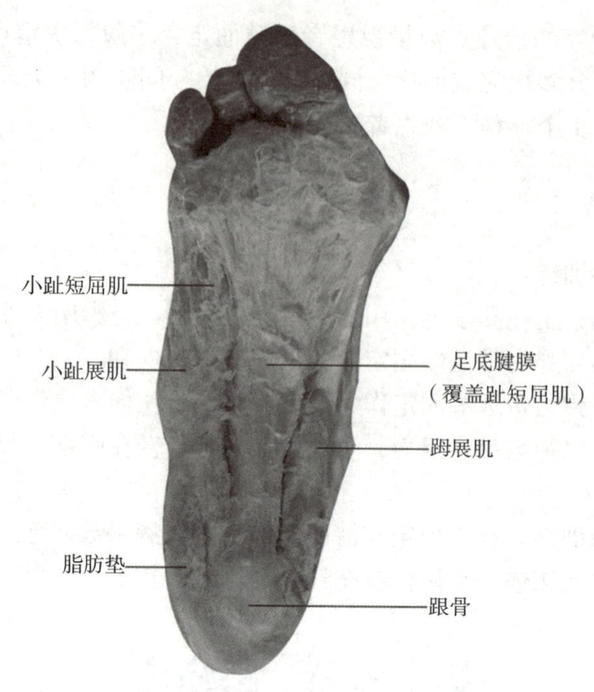

图 8-19　足底腱膜

3. 足底脂肪垫　足跟部有丰富的弹性纤维组织，介于皮肤与跟骨及跟腱之间，形成足底一层“脂肪垫”，以抵抗体重对足跟的压力。在这些脂肪组织周围的间隙内，有由弹性纤维组织形成的致密间隔，每个间隔又为斜行及螺旋排列的纤维带所加强，这些被弹性纤维组织所包围并充满脂肪的间隔如同水压缓冲器，从而保护跟骨骨质不被损伤。参见图 8-20。

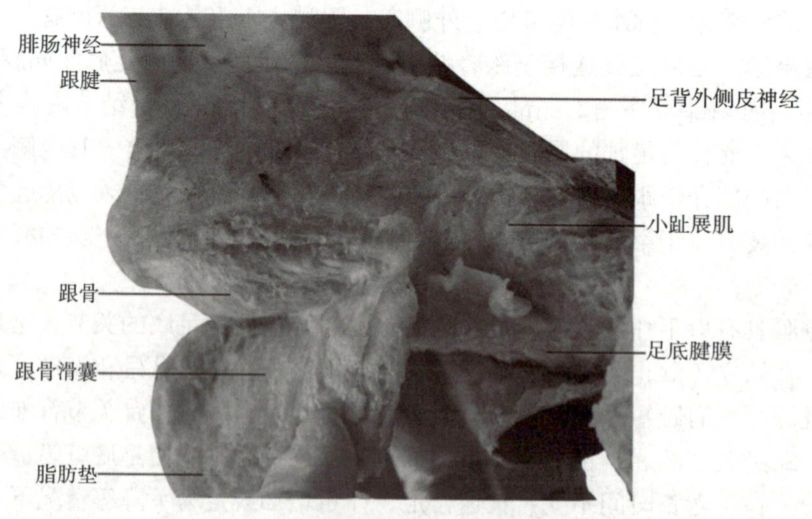

图 8-20　跟骨和脂肪垫

4. 足跟部的滑膜囊

（1）跟骨滑囊　位于跖腱膜在跟骨上的止点周围、脂肪垫与跟骨结节之间。呈椭圆形，面积约为 11mm×17mm。具有缓冲体重压力与跖腱膜的拉应力作用。

（2）跟腱囊　在跟腱与跟骨之间。

（3）跟皮下囊　在跟腱与足跟皮肤之间。由于频繁运动等原因导致的跟腱囊与跟皮下囊的无菌性炎症，是跟（后）痛症的常见原因之一。

【病因病理】

引起足跟痛的常见原因有很多，如跖腱膜炎、足跟脂肪垫炎或萎缩、跟骨滑囊炎等。部分患者与骶髂关节错位继发足踝软组织损伤、扁平足、高足弓等有关。

1. 跖腱膜炎　跖腱膜在跟骨上的止点周围有滑囊存在，用于缓冲因跖腱膜紧张所形成的对跟骨跖腱膜止点的拉应力。当这种拉应力持续增高时，一方面可能造成滑囊的无菌性炎症，形成跖腱膜炎，炎症所产生的炎性因子刺激局部神经（跖内、外侧神经）神经末梢而造成足跟疼痛。行走时体重使患足负重瞬间加重从而增加跖腱膜的紧张度，造成神经末梢所受刺激加重而疼痛。另一方面，跖腱膜的持续高应力导致跖腱膜附着处硬化、钙化而形成“骨刺”（图 8–21）。

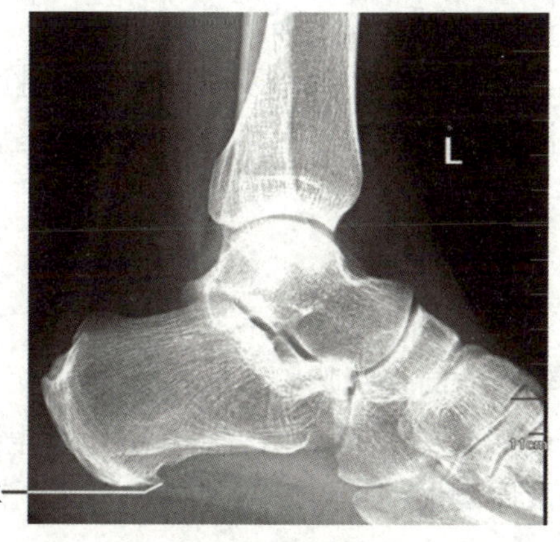

图 8–21　跟骨骨刺

2. 跟下脂肪垫炎　足跟长期受到压迫和感受寒湿，造成跟下脂肪垫血运不畅，脂肪垫缺血，产生无菌性炎症，炎性因子刺激神经末梢产生疼痛，行走时重力对足跟的压力使这种刺激加重。

3. 跟下脂肪垫萎缩　常发生于长期卧床的患者，由于足跟部长期得不到正常刺激，足跟部皮肤软化，脂肪垫发生失用性萎缩变薄，跟骨也会发生轻度失用性脱钙。

4. 跟骨滑囊炎　跟骨滑囊位于跟骨结节与脂肪垫之间，在跳跃或体重过重时，容易使滑囊受到过度刺激，出现无菌性炎症，炎性因子刺激滑囊壁的神经末梢而产生疼痛。

5. 跟后（腱）滑囊炎及跟腱周围炎　肥胖、运动过度及穿高跟鞋、低鞋帮都可能使跟腱滑囊及跟腱本身受刺激过度，造成跟骨后侧面、跟腱附着点发生骨刺，跟腱发生肥厚，跟腱滑囊、皮下及跟后滑囊、跟腱周围软组织出现无菌性炎症，炎性因子刺激神经末梢产生疼痛。

【临床表现】

1. 跖腱膜炎

（1）症状　足跟疼痛，疼痛呈放射性，持续时间从数周、数月到数年不等。在晨起或长时间站立时疼痛明显，稍微活动后减轻，傍晚加重。相关的神经感觉异常少见。

（2）体征　跟骨结节内下侧疼痛和局限性压痛，有轻微肿胀及发红。

2. 跟下脂肪垫炎

（1）症状　多在跟骨跖侧负重面疼痛，长时间站立时症状明显加重，休息和穿厚跟软底鞋可缓解。疼痛的性质多数为刺痛，少部分为钝痛。

（2）体征　跟骨跖侧有压痛点，但并不局限，有僵硬、肿胀，按之没有囊性感。

3. 跟骨滑囊炎

（1）症状　跟骨跖侧负重面跟骨结节附近疼痛，长时间站立时症状会明显加重，休息和穿厚跟软底鞋可缓解症状。疼痛的性质大多为刺痛，少部分为钝痛。

（2）体征　跟骨结节下方肿胀、压痛，按之有囊性感。

4. 跟后（腱）滑囊炎及跟腱周围炎

（1）症状　跟骨后上部跟腱附着部疼痛。

（2）体征　跟腱附着点处有压痛、肿胀及胼胝。如跟腱区滑囊有感染，也可形成溃疡。跟腱炎合并有跟骨后滑囊炎时，跟腱部可有轻肿胀与压痛。

【辅助检查】

1. 跖腱膜炎　足侧位 X 线片可见骨刺。

2.跟下脂肪垫炎　X 线片有时会显示有脂肪垫钙化。

3. 跟骨滑囊炎　部分患者 X 线片可显示有跟骨骨质增生形成。

4. 跟后（腱）滑囊炎及跟腱周围炎　X 线片可见跟腱区钙化，骨刺形成。

【针刀治疗】

1. 体位　俯卧位，垫高患足。

2. 体表标志　跟骨。

3. 定点　足跟部阳性反应点。

4. 消毒与麻醉　常规消毒，消毒范围覆盖整个足跟部皮肤。每点注射 1% 利多卡因 1 ～ 1.5mL 局部麻醉，注入麻药时，必须先回抽注射器确认无回血。

5. 针刀器械　Ⅰ型 4 号针刀。

6. 针刀操作

（1）跖腱膜炎　刀口线与足弓长轴平行刺入皮肤，针刀体与皮肤垂直，按四步规程进针刀达骨面，纵向切开 3 ～ 4 次，然后调转刀口线与足弓长轴成 90°，横行切开 3 ～ 4 次，以松解跖腱膜粘连、瘢痕，降低其张力。参见图 8–22。

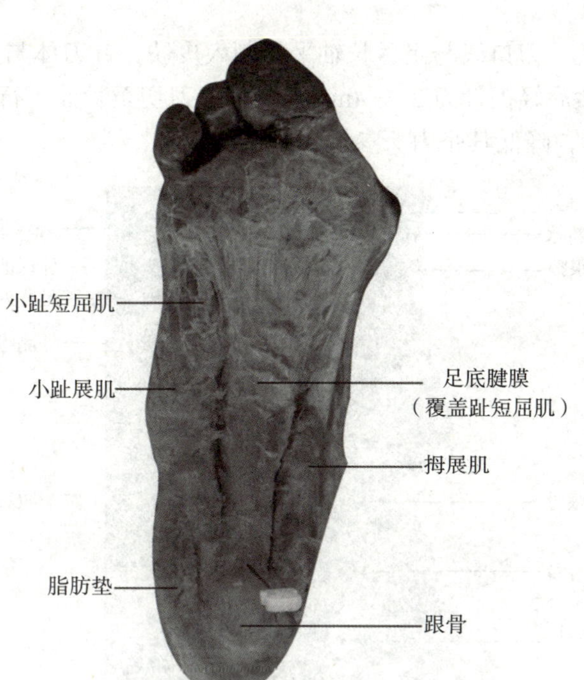

图 8–22 跖腱膜炎针刀治疗

（2）跟下脂肪垫炎　刀口线与足弓长轴平行刺入皮肤，针刀体与皮肤垂直，按四步规程进针刀达骨面，然后提针刀至皮下，再将针刀切至骨面，使针刀切透脂肪垫全层，纵向切开 3 ～ 4 次，然后调转刀口线与足弓长轴成 90°，横行切开 3 ～ 4 次，以松解跖脂肪垫粘连、瘢痕，降低其张力。参见图 8–23。

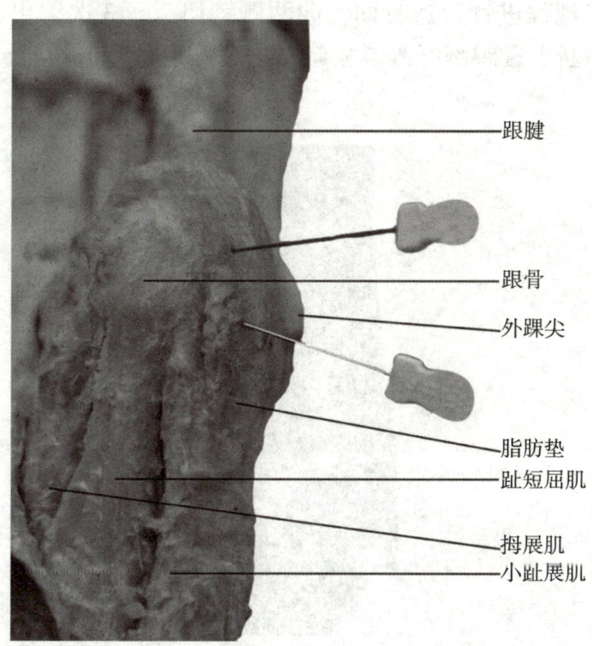

图 8–23 跟下脂肪垫炎针刀治疗点

（3）跟骨滑囊炎　刀口线与足弓长轴平行刺入皮肤，针刀体与皮肤垂直，按四步规程进针刀达骨面，然后轻提针刀 3 ～ 4mm，再将针刀切至骨面，行“十”字切开 3 ～ 4 次，以切开跟骨滑囊，降低其张力。参见图 8-24。

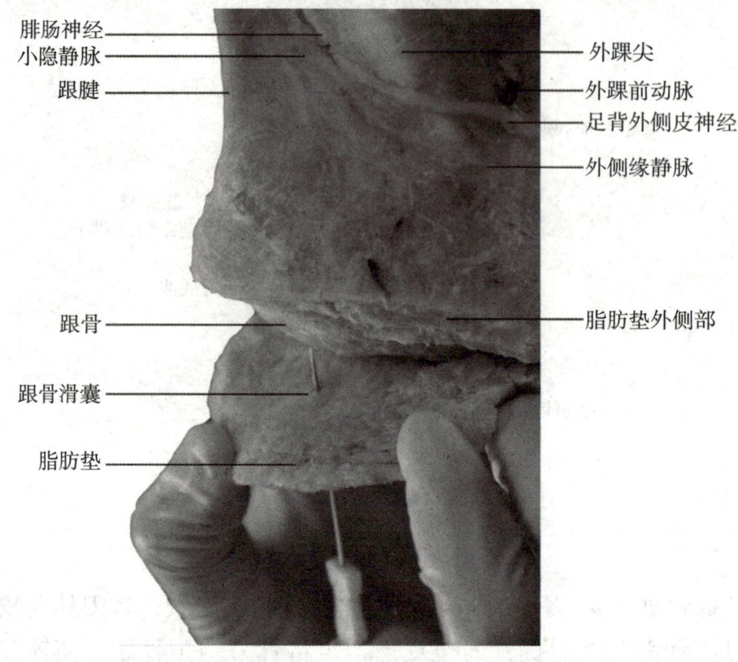

图 8-24　跟骨滑囊炎针刀治疗点

（4）跟后（腱）滑囊炎及跟腱周围炎　刀口线与跟腱纵轴平行刺入皮肤，针刀体与皮肤垂直，按四步规程进针刀达骨面，向两侧铲切 2 ～ 3 次，再调转刀口线 90°横行切开 3 ～ 4 次，以切断少量跟腱纤维，松解粘连、瘢痕，降低跟腱或跟后（腱）滑囊张力。参见图 8-25。

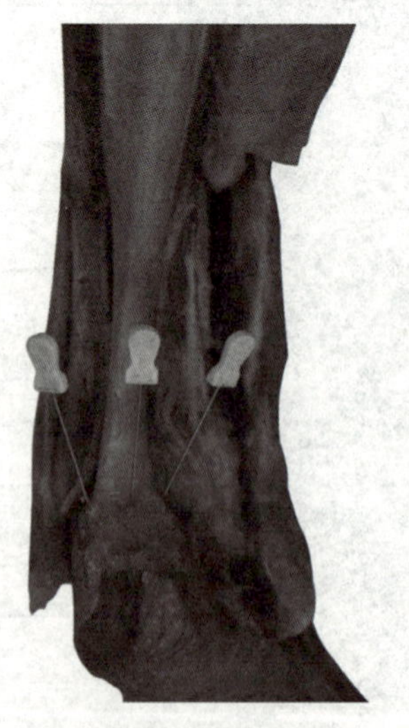

图 8-25　跟腱周围炎针刀治疗点

术毕，拔出针刀，压迫止血，无菌敷料覆盖刀口。

7. 疗程　每次治疗的治疗点数量视患者病情而定，一般每次定点不超过 10 个。一般 4 次为 1 个疗程，视患者病情确定疗程。

【术后手法与康复训练】

1. 跖腱膜炎　①双手拇指重叠，用力推术点深层组织，扩大针刀切割点松解范围。②着力手拇指用力推压足弓，牵拉足底腱膜，进一步松解跖腱膜跟骨结节附着点。③着力手掌根用力推压患足足底前方，使患足背屈。

2. 跟下脂肪垫炎　术后双手拇指重叠，用力侧推术点深层组织，扩大针刀切割点松解范围。

3. 跟后（腱）滑囊炎及跟腱周围炎

（1）踝关节稳定性训练　①抗阻踝外翻：坐在凳子上，用弹力带套住两脚，患脚用力外翻。②抗阻足内翻：弹力带远端固定作为阻力，用力内翻。③抗阻勾脚：弹力带远端固定作为阻力，踝关节从伸直位到屈曲位。④抗阻绷脚：以弹力带为阻力，手握近端固定，套在脚掌上，从屈曲位尽量用力使双足绷至伸直位。

（2）本体感觉训练　在不稳定支撑面保持站立平衡。可使用泡沫垫、平衡板或充气垫等器械，其不稳定程度可逐步提高。

【复习思考题】

1. 肩胛提肌慢性损伤有何表现？针刀如何治疗？
2. 针刀治疗肩周炎的治疗思路是什么？
3. 第 3 腰椎横突局部有哪些解剖结构？第 3 腰椎横突综合征如何针刀治疗？
4. 桡骨茎突狭窄性腱鞘炎、屈指肌腱狭窄性腱鞘炎、跟腱损伤针刀治疗的注意事项有哪些？

第九章　针刀治疗骨关节病

骨关节病是另外一类常见的针刀适应证，针刀可以治疗关节周围的慢性软组织损伤，可以通过松解关节周围软组织改善关节的力学环境。针刀治疗该类疾病疗效较好。

第一节　颈椎病

颈椎病又称颈椎综合征，是颈椎骨性关节炎、增生性颈椎炎、颈神经根综合征、颈椎间盘脱出症的总称。以颈椎椎间盘、椎体及其骨关节、韧带、肌肉等组织原发性或继发性退行性变为基础，致使其相邻的神经根、血管、交感神经、脊髓、椎动脉等组织受到压迫、刺激、失稳等损害，从而引起相应的临床症状与体征。

【相关解剖】

1. 颈部椎骨

（1）寰椎　由前弓、后弓和两个侧块构成。寰椎没有椎体，它的侧块对应于椎弓根和下颈椎的关节柱。上、下关节突的关节面均呈凹形，上关节面朝向内上与枕骨髁相关节，下关节面朝向内下与枢椎相关节，寰椎可在枢椎形似“斜肩”的上关节面上转动。寰椎后弓的截面近圆形，其后结节是棘突的遗迹，为枕下肌附着处。在侧块后方与后弓上方之间有浅沟，为椎动脉穿过寰枕后膜后部的压迹，前弓较短，连于两侧块的前部，在前结节处有颈长肌附着。在前弓的后面有一半圆形压迹，位于齿突的关节面。侧块内侧的结节为横韧带的附着处。

（2）枢椎　齿突为寰椎椎体的遗迹，是限制寰椎水平移位的枢轴。齿突根部略有缩窄，中部前面有与寰椎前弓相关节的关节而，根后部有一浅沟，为横韧带的压迹。齿突顶部有齿突尖韧带附着，顶后部两侧的粗糙面有翼状韧带附着。枢椎上关节面呈凸形，而下关节面是典型的颈椎关节突关节面，参与颈椎关节柱的组成，枢椎的横突朝下，椎体的前下缘呈唇状突起，遮盖其下的椎间盘和 C_3 椎体。

（3）第 7 颈椎（C_7）　位于颈、胸段脊柱的移行处，其椎体底面按比例来说比椎体上面大，棘突很长，在活体上易摸到，为常用的骨性标志。偶见一侧或双侧的横突前弓演变成颈肋。

（4）普通颈椎　由椎体、椎弓、突起（棘突、横突和上、下关节突）3 部分组成，其椎体较小，呈椭圆形，横径大于矢状径。当钩突增生、斜度过大及横突孔过小或关节突肥大向前突出时，均可引起血管神经压迫。构成椎间孔的骨、纤维结构发生退行性改变或活动异常，均可刺激神经根，产生相应的临床症状。颈椎的横突短而宽，其最明显的诊断学特征是位于横突上的横突孔。横突孔内有椎动脉、椎静脉穿过，椎动脉从 C_6 横突孔进入，向上经寰椎横突孔穿出，横突末端有横突前后结节，两结节之间的深沟为脊神经沟，有脊神经从中通过。上下关节突前方与脊神经根相贴近，该处增生容易压迫神经。

参见图 9-1。

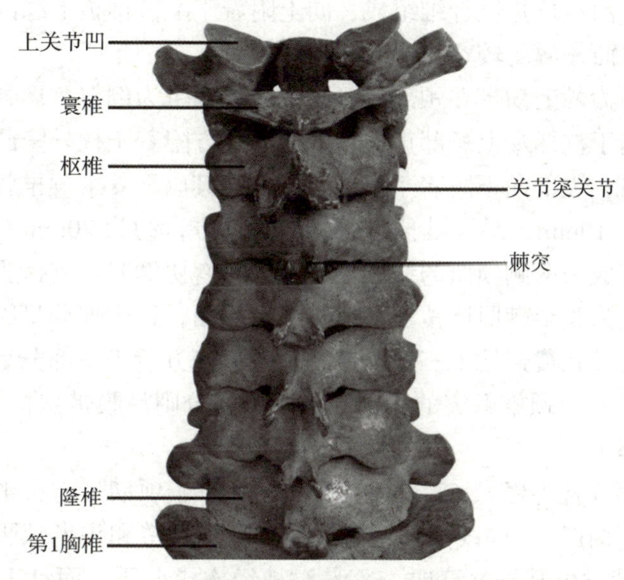

图 9-1 颈椎椎骨

2. 颈椎连接

（1）椎间关节　又称为关节突关节，有引导和限制运动节段运动方向的作用。自枢椎以下开始，由上位颈椎的下关节突（关节面朝向前下）与下位颈椎的上关节突（关节面朝向后上）构成，关节面较平，其角度接近水平位，稳定性较差，是颈椎椎间关节容易脱位的解剖因素之一。但另一方面，这也决定了颈椎有较大范围的屈曲、伸展、侧弯和旋转活动，但 $C_{2\sim3}$ 之间倾斜度常有变化。关节面覆盖有一层透明软骨，关节囊附着于关节软骨的边缘，较为松弛，属滑膜关节，外伤时容易引起半脱位。关节囊内有滑膜，滑膜在关节面的周缘部，有薄层皱襞伸入关节面之间，类似膝关节内的半月板，关节运动过度时可被嵌压（滑膜嵌顿）而引起剧烈疼痛。椎间关节构成椎间孔的后壁，其前方与椎动脉相邻。下部颈椎的椎间关节所承受的压力较上部大，引起骨质增生的机会也较多。

对颈椎关节突关节的位置与宽度的测量表明：关节突关节的宽度约为 10mm，其内侧缘连线距正中线约 15mm，外侧缘连线距正中线约 25mm，$C_{1\sim2}$ 关节突关节位于 C_2 棘突上缘水平线；其他的颈椎关节突关节位于相应下位颈椎的棘突水平线（如 $C_{2\sim3}$ 关

节突关节位于 C_3 棘突水平线），这一数据可作为针刀临床治疗时的参考。

（2）钩椎关节　由颈椎侧方的钩突与相邻上一椎体下面侧方的斜坡形成，左右各一，属于滑膜关节。由于其解剖特点使其限制椎体向侧方移动，既增加了椎体的稳定性，又可减少椎间盘向后方突出。

（3）前纵韧带　位于椎体的前面，作用是限制颈椎过度后伸。它起自枕骨的咽结节，向下经寰椎前弓及各椎体的前面，止于 S_1 或 S_2 的前面，是人体中最长的韧带。

（4）后纵韧带　位于椎管前壁内面，细长而坚韧，作用是限制颈椎屈曲运动。它起自枢椎，向下延伸到骶椎，向上移行为覆膜。

（5）黄韧带　由黄色弹性纤维组成，向上附着于上位椎板下缘的前面，向下附着于下位椎板上缘的后面，薄而较宽。

（6）项韧带　为棘上韧带在颈部移行而成。项韧带为倒三角形弹力纤维膜，底部向上、尖端向下平铺于枕部及上颈部正中线两侧，上方附着于枕外隆凸和枕外嵴，附着点宽度为 35mm 左右；尖部向下附着于寰椎后结节及其以下 6 个颈椎棘突的尖部；后缘游离而肥厚，为 7 ～ 10mm，最厚处位于寰椎后弓后方，约为 20mm。斜方肌附着在项韧带上，因此项韧带成为两侧项肌的纤维隔。项韧带有协助肌群支持头颈部的作用。具体而言，项韧带全程为头半棘肌所覆盖，在其上部深面，正中部分呈纵向深入附着于枕外嵴，两侧部分呈膜带状覆盖枕下三角；在其中下部深方，正中部分呈纵向深入附着于寰椎后结节及其以下 6 个颈椎棘突的尖部，而两侧部分则呈膜带状覆盖于多裂肌（中部）和颈半棘肌（下部）。

枕大神经和第 3 枕神经及 $C_{4\sim5}$ 神经后支均穿行于项韧带与头半棘肌之间（部分穿行于项韧带中），并在后正中线旁约 10mm 处穿出项韧带和头半棘肌，神经与项韧带紧密相连。当项韧带发生某种病变时，容易对神经构成卡压，而针刀对此处项韧带的松解、解除神经卡压应该是治疗颈源性头痛的重要机制。

项韧带的厚度自上而下逐渐变薄，可见项韧带分出许多纤维隔穿入枕下三角（其间走行有数条小的动静脉）。此种结构将头半棘肌与枕下三角紧密连接在一起，形成一个互相影响的整体。因此，项韧带的病变也有可能形成对走行在枕下三角内椎动脉的影响，针刀对此处项韧带的松解可能有助于改善椎动脉在枕下三角内的走行环境。

（7）棘间韧带　位于相邻两椎骨的棘突之间，向前与黄韧带融合，向后移行于项韧带。

（8）关节囊韧带　为包绕相邻椎体间关节突关节囊外面的韧带，较坚韧，增强了对关节突关节囊的保护作用。

3. 颈部部分肌肉

（1）枕下小肌群　又称椎枕肌，位于枕骨和寰枢椎之间，包括 4 对虽短小但却发育良好的肌肉，分别是头后大直肌、头后小直肌、头上斜肌和头下斜肌。这 4 对肌肉均位于头半棘肌的深面，位置深在，均起止于枕骨的下项线与寰椎后弓、横突和枢椎棘突之间，作用于寰枕及寰枢关节，具有使头颅旋转和后仰的作用。4 对肌肉均由枕下神经（$C_{1\sim2}$）后支支配。寰枕关节前面有该组肌肉的拮抗肌头前直肌，寰椎横突与枕骨之间有头侧直肌，使头颅侧倾。头后大直肌、头上斜肌和头下斜肌形成三角形间隙（枕下三角），枕动脉及枕下神经由此间隙穿出，第 2 颈神经的后支（枕大神经）由头下斜肌的下方穿出，该组肌肉痉挛能刺激或压迫枕下神经、枕大神经和椎动脉，从而引起相应的症状。

①头上斜肌：起自寰椎横突的后结节，斜向内上止于下项线外侧部稍上方，附着部呈内厚外薄的楔形，止点上缘平下项线。止点的中心约位于枕外隆凸与外耳道连线的中点。头上斜肌呈梭形，单侧收缩时头向对侧旋转，双侧同时收缩使头后仰。

②头下斜肌：起自枢椎棘突，止于寰椎横突后缘。头下斜肌呈圆柱形，其作用为旋转寰枢关节，单侧收缩时头向同侧旋转，并向同侧屈。

③头后小直肌：起自寰椎后结节，止于下项线的内侧部，位于头后大直肌内侧并受其叠掩。头后小直肌呈长条形，单侧或双侧收缩均使头后仰。

④头后大直肌：起自枢椎棘突，止于下项线的外侧部，附着区的外侧缘被头上斜肌内侧缘所遮盖。附着区的中点位于耳垂中点水平线上，耳垂中点与后正中线连线的中内 1/3 交界处。头后大直肌呈三角形，单侧收缩时头向同侧旋转，双侧同时收缩时使头后仰。

（2）横突棘肌　由多数斜行的肌束组成，排列于骶骨到枕骨的整个项背部，被骶棘肌所遮盖。该肌起自下位椎骨横突，斜向内上方，止于上位椎骨的棘突。由浅而深又分为三层，浅层肌束最长，跨过 4 ～ 6 个椎骨，其纤维方向较直，称半棘肌，其中位于项部的称为头半棘肌与颈半棘肌。

①头半棘肌：起于 C_3 ～ T_8 关节突，以肌束（而不是腱）向上止于上项线和下项线之间的骨面。瘦人项部两条纵行的隆起，即为头半棘肌的体表投影。

②颈半棘肌：起于上位数个胸椎的横突尖部，向上跨越 4 ～ 6 个椎骨，止于上位数个颈椎棘突尖，其中大部分肌束止于 C_2 棘突尖。

（3）多裂肌　位于半棘肌的深侧，起于下位 4 个颈椎的关节突，跨越 1 ～ 4 个椎骨。

（4）颈回旋肌　位于多裂肌的深面，为节段性小方形肌，起自颈椎横突上后部，止于上一椎骨椎弓板下缘及外侧面，直至棘突根部。

（5）头最长肌　起于 T_3 ～ C_3 横突，止于乳突后缘。

参见图 9–2。

头夹肌
斜方肌（翻起）
小菱形肌
大菱形肌
冈下肌
背阔肌

A

头半棘肌
头最长肌
斜方肌（翻起）
颈夹肌（翻起）
颈最长肌
颈髂肋肌
肩胛提肌
小菱形肌
三角肌
大菱形肌
胸最长肌
背阔肌

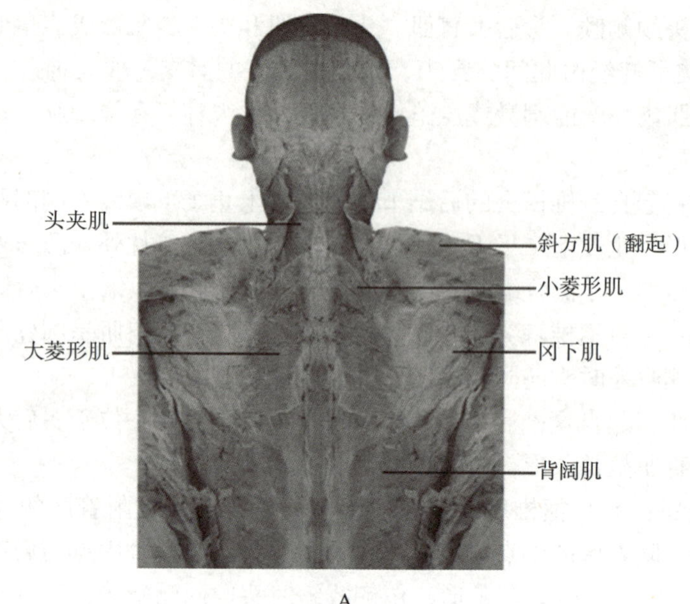

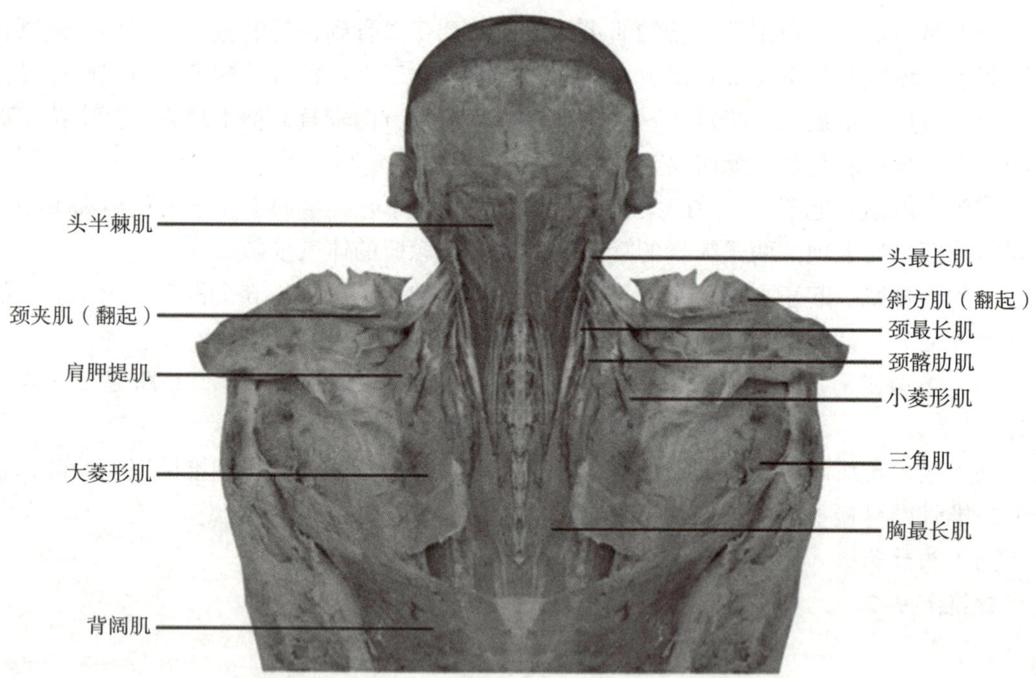

B

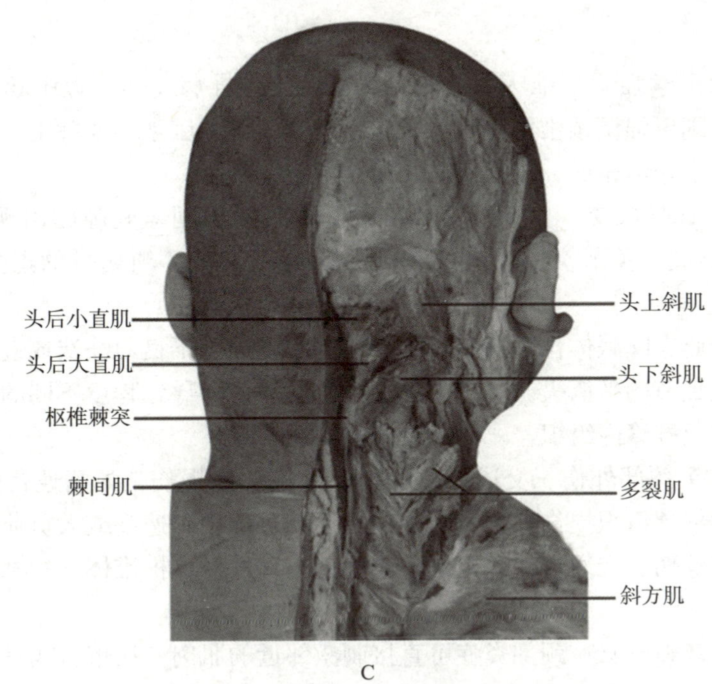

图 9–2 颈部肌肉

4. 椎动脉 椎动脉是锁骨下动脉的分支，多起自锁骨下动脉第 1 段的后上方，少数发自主动脉或无名动脉，正对前斜角肌和颈长肌外缘之间的间隙，上行进入 C_6 横突孔，再上行达脑部。椎动脉供给大脑血流量的 10% ～ 15%，供应脊髓、脊神经根及附属组织 90% 的血流量。椎动脉左右各一，左侧常比右侧略粗。根据其循经部位和行程，通常将其分为 4 段。

（1）第 1 段（颈段） 椎动脉自锁骨下动脉发出至进入颈椎横突孔之前的部分。其前方有颈内动脉、颈内静脉、颈总动脉和甲状腺下动脉，后方为 C_7 横突、$C_{7\sim8}$ 脊神经的前支、交感神经干和颈下交感神经节。

（2）第 2 段（椎骨段） 椎动脉穿经颈椎横突孔的部分。椎动脉多自 C_6 横突孔穿入上行，从 C_1 横突孔穿出，位于横突孔内侧，周围有椎静脉、交感神经伴行，在上行过程中发出分支供应相应节段的骨及软组织。具体而言，该段椎动脉发出椎间动脉（根动脉），穿经横突孔内侧和钩椎关节，经椎间孔进入椎管，组成前、后根动脉，供给同一节段的脊髓、椎体和骨膜。

（3）第 3 段（枕段） 椎动脉自寰椎横突孔穿出到进入颅腔的部分。该段椎动脉位于枕下三角区，走行迂曲。自寰椎横突孔上方穿出后，呈锐角走向后方，并围绕寰椎上关节面后外侧向内，经椎动脉沟又转向前方，穿越寰枢后膜的外缘进入椎管，而后经枕骨大孔入颅。该段椎动脉表面缺乏骨组织保护，因此在枕下三角内实施针刀治疗时必须谨慎，要避免操作不慎而伤及椎动脉。

（4）第 4 段（颅内段） 自枕骨大孔进入颅腔达脑桥下缘，与对侧同名动脉汇合成基底动脉，再与颈内动脉形成大脑动脉环。

【病因病理】

1. 病因 西医学强调颈椎各部分的自然退变是颈椎病发病过程中起决定作用的因素，而针刀医学则更强调颈椎周围软组织生物力学失调的因素。实际上，这两种因素在颈椎病发病过程中相辅相成，相互促进，相互影响。

（1）颈椎退行性改变 由于椎间盘变性，韧带－椎间盘间隙的出现和血肿形成，椎体边缘骨赘形成，关节突关节和黄韧带、前后纵韧带、项韧带的退变等引起相应症状。

（2）慢性劳损 睡眠体位不当、颈部工作姿势不当等不良习惯造成慢性劳损，使椎旁肌肉、韧带及关节的平衡失调。张力大的一侧易疲劳并导致程度不同的劳损，椎管外的平衡失调可波及椎管内组织。

（3）外伤 头颈部外伤、交通事故等引起颈椎急性损伤，如高速行驶的车辆突然刹车所造成的颈部软组织损伤和关节半脱位，运动过程中高速度或大负荷对颈椎所造成的损伤。腰骶部外伤、交通事故等引起腰骶部损伤继发对颈椎椎体、颈椎周围软组织的损伤。

（4）咽喉与颈部炎症 颈部炎症可直接刺激邻近的肌肉、韧带，或是通过淋巴组织使炎症在局部扩散造成该处的肌肉张力降低、韧带松弛和椎节内外平衡失调。

（5）其他 颈椎先天性畸形、发育性椎管狭窄等。

2. 病理 颈后软组织损伤长期处于高拉应力状态下，机体的代偿机制会对局部细微的结构加以改造以适应异常的力学状态。因此肌肉、筋膜变硬、挛缩、失去弹性，被改造的软组织反过来又会固定颈椎的异常序列。肌组织内部的血管被挤压而缺血，同时导致肌纤维部分撕裂、出血，最后机化，形成粘连、瘢痕、挛缩；腱纤维断裂、变性，形成瘢痕；腱围结构水肿、充血；关节囊增厚，前纵韧带、后纵韧带、黄韧带等亦可发生肥厚、粘连、挛缩等改变。这种应力变化及软组织的痉挛和挛缩，必然引起骨结构的改变：轻者曲度变化，前后、左右、旋转等错位；重者则可见明显的椎体滑移，造成椎管、椎间管、横突孔、钩椎关节和关节突关节的形态和位置的变化，产生对脊髓、神经根、椎动脉、交感神经及相伴随的血管牵张、挤压等一系列病理改变。当然，椎间盘的变性、骨刺的形成也会引起周围软组织的相应变化，导致高拉应力状态等。

【临床表现】

1. 颈型颈椎病

（1）症状 颈部、肩部及枕部感觉酸、痛、胀等不适，患者常诉说头颈不知放在何种位置为好。头颈部活动因疼痛而受限制。常在早晨起床时发病。

（2）体征 颈部多取“军人立正体位”，患节棘突间或棘突旁可有压痛。

2. 神经根型颈椎病

（1）症状

1）根性痛 最为多见，其范围与受累椎节的脊神经分布区一致。多表现为劳累或轻伤后，或“落枕”后出现颈肩痛，疼痛呈放射性，几天后疼痛放射到一只手的 2 个或 3 个手指，感觉麻胀。患者间或有头晕、头痛，白天不能工作，夜间无法入睡；颈部活动受限，后伸时症状加重。根性痛以麻木、痛觉过敏、感觉减弱等为主，是该神经分布区的感觉障碍。

2）根性肌力障碍　以前根受压者最为明显，早期肌张力升高，但很快即减弱并出现肌萎缩症状。其受累范围也仅局限于该神经所支配的区域，在手部以大、小鱼际肌及骨间肌为主。患肢有沉重感，握力减弱；随后不能提重物，手臂肌肉萎缩。

3）颈部症状　程度可依神经根受压的原因不同而有所区别。因髓核突出所致者，多伴有明显的颈部痛、压痛，尤以急性期明显；而因钩椎关节退变及骨质增生所致者，则症状较轻微或无特殊表现。

4）神经根型颈椎病的定位诊断

① C_3 神经根受累：疼痛剧烈、表浅，由颈部向耳部、眼及颞部放射，患侧头部、耳及下颌部可有烧灼、麻木感。

② C_4 神经根受累：以疼痛症状为主，疼痛由颈后向肩胛区及胸前区放射，颈部后伸可使疼痛加剧。

③ C_5 神经根受累：肩部疼痛、麻木，上肢上举困难，难以完成穿衣、进食、梳头等动作。感觉障碍区位于肩部及上臂外侧。

④ C_6 神经根受累：常见，仅次于 C_7 神经根受累。疼痛沿肱二头肌放射至前臂外侧、手背侧（拇指与食指之间）及指尖。早期即可出现肱二头肌肌力减退及肱二头肌反射减弱，其他肌肉如冈下肌、冈上肌、前锯肌、旋后肌、拇伸肌及桡侧腕伸肌等也可受累。感觉障碍区位于前臂外侧及拇指、食指手背区。

⑤ C_7 神经根受累：临床最为常见。患者主诉疼痛由颈部沿肩后、肱三头肌放射至前臂后外侧及中指，肱三头肌肌力在早期即可减退，但常不被在意，偶尔在用力伸肘时方可察觉。有时胸大肌受累并发生萎缩，其他可能受累的肌肉有旋前圆肌、腕伸肌、指伸肌及背阔肌等。感觉障碍区位于中指末节。

⑥ C_8 神经根受累：感觉障碍主要发生于环指及小指尺侧，患者主诉该区有麻木感，但很少超过腕部，疼痛症状常不明显。

（2）体征

1）臂丛神经牵拉试验阳性　患者取站位或坐位，头稍前屈。检查者立于患者之患侧，一手推压患者侧头部，另一手握住患者腕部进行牵拉，两手向反方向用力。若患者出现上肢的反射性疼痛或麻木则为阳性，这是由于臂丛受牵拉、神经根受刺激所致。

加强试验：在上述检查动作的同时，迫使患者做内旋动作。该试验对诊断以臂丛神经受累为主的中、下段神经根型颈椎病最为敏感。除颈椎病外，臂丛损伤、前斜角肌综合征等患者也可出现阳性。

2）椎间孔挤压试验阳性　患者取坐位，头向患侧倾斜并后伸。检查者立于患者后面，以一手扶患者下颌，另一手掌压其头顶，若患者感觉颈部疼痛，且疼痛放射到上肢，即为阳性。这是由于在颈椎侧弯并后伸位置挤压头顶时可使椎间孔变小，从而使神经根受到挤压所致。

3）感觉检查　病变早期，神经根受到刺激时，表现为其分布部位痛觉过敏，针刺时较正常一侧更为疼痛；病变中、晚期，表现为神经分布部位痛觉减退或消失。上臂外侧、三角肌区感觉异常，表明 C_5 神经根受到压迫或刺激；前臂桡侧及拇指痛觉异常，表明 C_6 颈神经根受压或受刺激；中、食指痛觉减退，表明 C_7 颈神经根受压；前臂尺侧及小指感觉异常，表明 C_8 颈神经根受压或受刺激。

4）腱反射异常　病变节段的神经根所参与的反射出现异常（如肱二头肌腱反射主要由 C_6 神经根支配，肱三头肌腱反射主要由 C_7 神经根支配），早期呈现反射活跃或亢进，中后期则减弱或消失。

3. 椎动脉型颈椎病

（1）症状　主要症状有偏头痛、迷路症状、前庭症状、视力障碍、精神症状、发声障碍、猝倒等。

1）偏头痛　多发症状，约占 70%。常因头颈部突然旋转而诱发，以颞部为剧，多呈跳痛或刺痛状。一般均为单（患）侧。

2）迷路症状　主要有耳鸣、听力减退等，发生率为 80% ～ 90%。

3）前庭症状　多表现为眩晕，约占 70%。有旋转感、浮动感、摇晃感或下肢发软、站立不稳、地面倾斜或地面移动等感觉，并可有头晕眼花等感觉，常伴有恶心、呕吐及出汗等自主神经功能紊乱的症状。头颈部伸屈或左右侧弯及旋转，或患者转换体位后均可诱发眩晕或使其加重。有时眩晕为本病早期的唯一症状，在疾病发展过程中常夹杂其他症状和体征。

4）视力障碍　约有 40% 的病例突然出现视力模糊、复视、幻视及短暂失明等，持续数分钟后视力逐渐恢复，还可表现为眼睛闪光、冒金星、黑蒙、幻视、视野缺损等现象。

5）精神症状　约占 40%，以抑郁为主要表现，还可主诉记忆力减退。

6）发声障碍　较少见，约占 20%。

7）猝倒　也称倾倒发作，是本病的一种特殊症状，发生率占本型病例的 5% ～ 10%，多突然发作，并有一定的规律性：其发作前并无预兆，头部过度旋转或伸屈时更易发生，反向活动后症状消失。患者倾倒前察觉下肢突然无力而倒地，意识清楚，视力、听力及语言均无障碍，并能立即站起继续活动。

8）运动障碍　①延髓麻痹症：讲话含糊不清、喝水反呛、吞咽困难、软腭麻痹等。②肢体瘫痪：可表现为偏瘫或四肢瘫，但多数轻瘫，完全瘫者少见。有时患者并无肢体不适，但可查出锥体束征。③面神经瘫。④平衡障碍及共济失调：表现为躯体位置及步态的平衡失调、倾倒等，此乃小脑或与小脑有联系的结构发生功能障碍所致，但有时功能障碍可由眩晕引起。

9）感觉障碍　可有面部感觉异常，如针刺感、麻木感等，偶有幻听、幻嗅或肢体感觉减退。

10）意识障碍　偶见于头颈转动，可表现为晕厥、发作性意识障碍。

（2）体征　椎动脉扭曲试验阳性：患者取坐位。检查者立于患者身后，一手扶其头顶，另一手扶其后颈部，使其头后仰并向左或右旋转45°，约停顿15秒，若患者出现眩晕、视物模糊、恶心、呕吐等反应则为阳性。检查过程中切忌用力过猛，以防造成患者晕厥。

4. 脊髓型颈椎病　患者年龄在40～60岁，发病缓慢，有"落枕"史，约20%的患者有外伤史。

（1）症状　先从下肢双侧或单侧发麻、发沉开始，随之行走困难，下肢肌肉发紧（如缚绑腿感），抬步沉重，行走缓慢，双脚有踩棉花感，重者步态不稳，渐至跛行、易跪倒、足尖不能离地、步态拙笨。颈发僵，颈后伸时易引起四肢麻木，常看不完一场电影。此后出现一侧或双侧上肢麻木、疼痛，手无力，拿小物件常落地，不能系扣子；重者写字困难，甚至不能自己进食，部分患者出现排便或排尿障碍；间或有头晕、头痛、半身出汗等症状及"束胸感"，渐而呈现为典型的痉挛性瘫痪。

（2）体征　①四肢肌张力增强，可有折刀感。②生理反射异常：视病变波及脊髓的不同节段而出现不同的生理反射异常，包括上肢的肱二头肌、肱三头肌和桡反射，下肢的膝腱反射和跟腱反射，早期多为活跃或亢进，后期则减弱或消失。此外，腹壁反射、提睾反射和肛门反射可减弱或消失。③病理反射阳性：如上肢霍夫曼征，下肢巴宾斯基征、夏道克征、髌阵挛和踝阵挛等。④感觉障碍：上肢或躯干部出现节段性分布的浅感觉障碍区，深感觉多正常。如果上肢腱反射减弱或消失，提示病损在该神经节段水平。⑤屈颈试验阳性：突然将头颈前屈，双下肢或四肢可出现"触电"样感觉。

5. 交感型颈椎病

（1）症状　交感型颈椎病症状繁多，多数表现为交感神经兴奋症状，少数为交感神经抑制症状。①头部症状：如头晕、头痛或偏头痛、头沉、枕部痛、记忆力减退、注意力不易集中等。偶有因头晕而跌倒者。②眼部症状：眼胀、干涩、眼裂增大、视物不清、眼前好像有雾等。③耳部症状：耳鸣、耳堵、听力下降。④胃肠道症状：恶心甚至呕吐、腹胀、腹泻、消化不良、嗳气、咽部异物感等。⑤心血管症状：心悸、心律失常、心前区疼痛、血压升高等。⑥周围血管症状：因肢体血管痉挛，可出现肢体发凉、怕冷、局部温度稍低，或肢体遇冷时有瘙痒感，继而出现红肿或疼痛加重等，还可表现为头颈、颜面或肢体感觉疼痛、麻木，但其表现又不按神经节段或走行分布。⑦出汗异常：面部或某一肢体多汗或无汗，也可局限于一个肢体或手足。以上症状往往与活动有明显关系，坐位或站立时加重，卧位时减轻或消失。颈部活动多、长时间低头、在电脑前工作时间过长或劳累时明显，休息后好转。

（2）体征　颈部活动多正常，颈椎棘突间或椎旁小关节周围的软组织压痛，有时还可伴有心率、心律、血压等的变化。

6. 食管压迫型颈椎病

（1）症状　①吞咽困难：早期主要为吞服硬质食物时有困难感，进食后胸骨后有烧灼、刺痛等异常感觉，随着病情的发展可逐渐出现进软食及进流食亦感困难。颈椎的屈伸活动对吞咽困难有明显影响，颈前屈时症状减轻，后伸时吞咽困难的程度加重。②其他颈椎病症状：该型颈椎病约 80% 的病例伴有脊髓型颈椎病的症状。

（2）体征　伴随其他型颈椎病的体征。

7. 混合型颈椎病　同时合并两种或两种以上症状者称为混合型颈椎病，也称为弥漫型颈椎病。混合型颈椎病的患者多病程长，年龄较大，大多数超过 50 岁。

【辅助检查】

1. 颈型颈椎病　X 线片上可见颈椎生理曲度变直或消失，颈椎椎体轻度退变。侧位可见椎间隙松动，表现为轻度梯形变，或屈伸时活动度变大。CT 或 MRI 检查可见病变节段椎间盘向侧方突出或后方骨质增生，并可借以判断椎管矢状径。MRI 检查可发现椎体后方对硬膜囊有无压迫，若合并有脊髓损害者可见脊髓信号的改变。

2. 神经根型颈椎病

（1）X 线检查　①正位片可见颈椎侧斜、棘突水平移位、Luschka 关节骨刺形成等。②侧位片可见颈椎生理曲度前凸减小、变直或成“反曲线”，椎间隙变窄，椎体前后缘骨刺形成，后骨刺更为多见。一般有 2 个以上椎间隙改变。③侧位及过屈、过伸位片可见颈椎不稳（邻近两椎体后缘纵线平行，距离超过 35mm），颈椎不稳尤以 $C_{4\sim5}$ 椎间多见。在病变间隙常见相应的项韧带骨化。④斜位片可见钩椎关节及关节突关节骨刺及神经根孔的改变，以 $C_{4\sim5}$ 最为多见。这些改变可随年龄增加而愈加明显，有时无临床症状者也可有上述表现。参见图 9–3。

（2）CT 检查　该检查可发现病变节段椎间盘向侧方突出或后方骨质增生，并可借以判断椎管矢状径。参见图 9–4。

（3）MRI 检查　该检查可较准确地显示突出的颈椎椎间盘组织对神经根的压迫，其中以轴位相更具诊断价值。参见图 9–5。

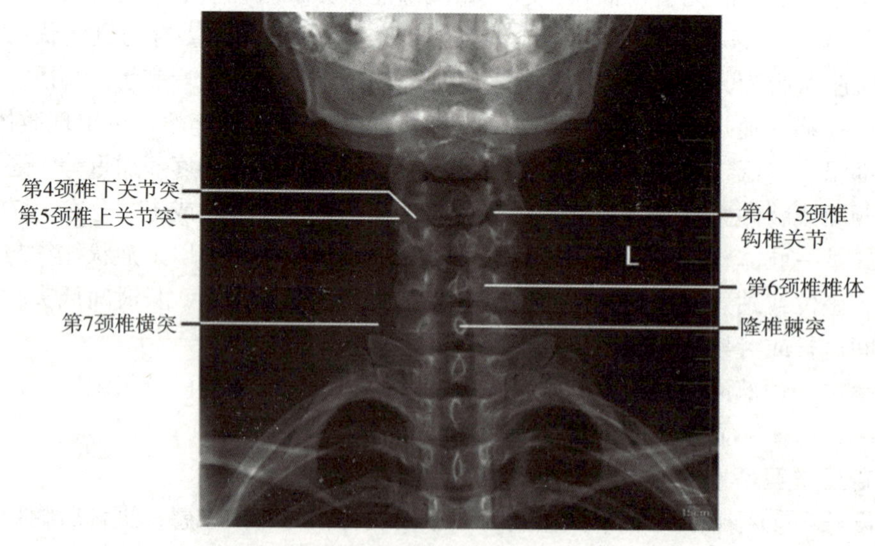

A. 正位片

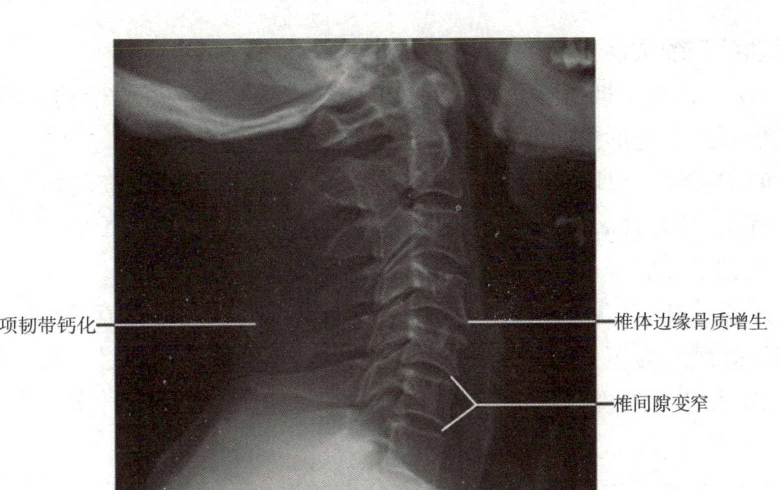

B. 侧位片

图 9–3　颈椎 X 线片

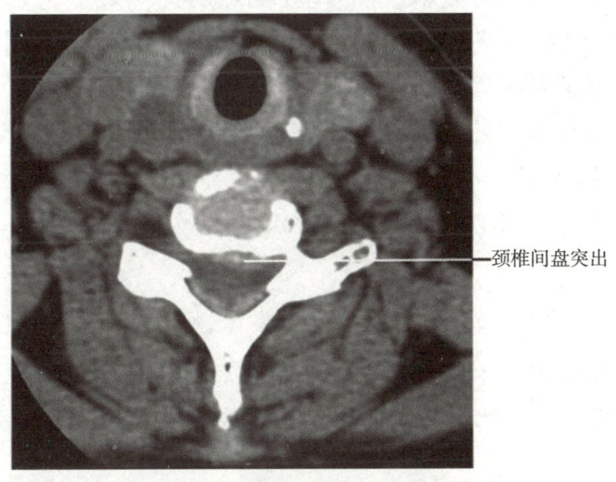

图 9–4　颈椎 CT 片

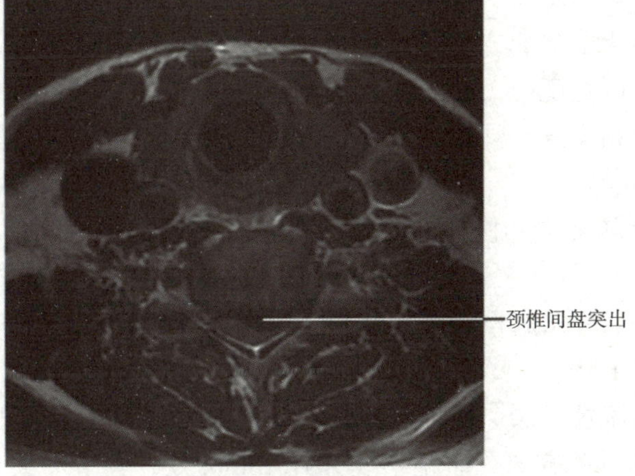

图 9–5　颈椎 MRI 片

3. 椎动脉型颈椎病

（1）MRA 检查　即磁共振血管造影检查。MRA 可表现为椎动脉局限性折角扭曲、局限性弧形压迹、蛇形扭曲及椎动脉全段管腔变细等。

（2）TCD 检查　即经颅超生多普勒检查。TCD 可以测定椎动脉及基底动脉的血流速度、血管阻力等指标，对于分析椎 - 基底动脉血流状态具有重要意义。

4. 脊髓型颈椎病

（1）X 线检查　正侧位片上可见颈椎变直或向后成角，多发性椎间隙变窄，骨质增生，尤以后骨刺更为多见。钩椎关节骨刺形成。颈椎侧位过屈过伸片可见颈椎不稳。

（2）CT 检查　可发现病变节段椎间盘向侧方突出或后方骨质增生，并可借以判断椎管矢状径。

（3）MRI 检查　该检查可发现脊髓有无受压、是否变细等。若合并有脊髓功能受损者，尚可看到脊髓信号的改变。

5. 交感型颈椎病

（1）X 线片检查　可显示颈椎节段性不稳定。

（2）CT 及 MRI 检查　表现为颈椎间盘及周围组织有不同程度的退变。

6. 食管压迫型颈椎病

（1）X 线片检查　侧位片可见椎体前缘骨刺形成，典型者呈鸟嘴状，好发部位以 $C_{5\sim6}$ 最多，其次为 $C_{6\sim7}$ 及 $C_{4\sim5}$ 椎节。

（2）钡餐造影　可清晰地显示食管狭窄的部位和程度。

【针刀治疗】

1. 体位　俯卧位，上胸部垫枕，头低位，项部暴露好，保证鼻呼吸畅通。

2. 体表标志　C_1 横突、C_2 棘突、C_7 棘突、关节突关节、颞骨乳突、枕外隆凸、枕骨上项线。

3. 定点

（1）头上斜肌止点　枕外隆凸与外耳门连线的中点，约正中线旁开 50mm。

（2）头后大直肌止点　耳垂中点水平线上，耳垂中点与后正中线连线的中、内 1/3 交界处，附着区宽度约 25mm。

（3）寰椎横突点　乳突尖与下颌角连线的中点，乳突下触摸到的第 1 个骨性突起即为寰椎横突。

（4）枢椎棘突点　枕外隆凸沿后正中线向颈部触摸到的第 1 个骨性突起即为枢椎棘突。

（5）枕部浅中层肌肉及项韧带止点　枕外隆凸下缘 1 点，两侧上项线上、枕外隆凸两侧 25mm 各 1 点。

（6）各颈椎棘突点　从枢椎棘突沿后正中线向下触摸，可扪及 $C_{3\sim7}$ 棘突。

（7）关节突关节点　后正中线旁开 20mm 处，关节突关节呈水平位，宽约 10mm。

$C_{1\sim2}$ 关节突关节位于 C_2 棘突上缘水平线，其他的颈椎关节突关节位于相应下位颈椎的棘突水平线（如 $C_{2\sim3}$ 关节突关节位于 C_3 棘突水平线）。

4. 消毒与麻醉　常规消毒，铺无菌洞巾，不麻醉或 0.5% 利多卡因局部麻醉，每点注射 1 ～ 2mL，注入麻药时，必须先回抽注射器确认无回血。

5. 针刀器械　I 型 4 号针刀。

6. 针刀操作

（1）头上斜肌止点　刀口线与矢状面平行，针体垂直于颅骨切面，按四步规程进针刀达颅骨骨面，然后调转刀口线 90°并向上摆动针刀柄，使针刀刃向下并紧贴颅骨骨面，沿骨面铲切 3 ～ 4 次，幅度为 3 ～ 4mm，以松解头上斜肌张力。

（2）头后大直肌　刀口线与矢状面平行，针体垂直于颅骨切面，按四步规程进针刀达颅骨骨面，然后调转刀口线 90°并向下摆动针刀柄，使针刀刃向下并紧贴颅骨骨面，沿骨面铲切 3 ～ 4 次，切割幅度为 3 ～ 4mm，以松解头后大直肌张力。

（3）寰椎横突点　刀口线与躯体纵轴平行，针体垂直于寰椎横突尖端骨面之切面，按四步规程进针刀，穿过浅筋膜、胸锁乳突肌、头夹肌达寰椎横突骨面，移动针刀刃至寰椎横突上缘，同时调整刀口线方向使之平行于横突边缘，轻提针刀 1 ～ 2mm，沿骨缘切开 2 ～ 3 次，以松解头上斜肌张力；然后移动针刀刃至寰椎横突下缘，重复上述操作，以松解头下斜肌张力。

（4）枢椎棘突点　刀口线与躯体矢状面平行，针体垂直于皮肤表面，按四步规程进针刀达枢椎棘突骨面，移动针刀刃至棘突分叉处骨面外侧缘及上缘，同时调整刀口线方向使之平行于骨突缘，轻提针刀 1 ～ 2mm，沿骨突之上缘及外侧缘分别切开 2 ～ 3 次，以松解头后大直肌与头下斜肌的张力。

（5）枕外隆凸下缘　刀口线与矢状面平行，针体垂直于皮肤表面，按四步规程进针刀达颅骨骨面，调转刀口线方向 90°，将针刀提至皮下，再切至骨面 3 ～ 4 次，以松解项韧带张力。

（6）枕外隆凸外侧 25mm 处　刀口线与矢状面平行，针体垂直于皮肤表面，按四步规程进针刀达颅骨骨面，调转刀口线方向 90°，将针刀提至皮下，再切至骨面 3 ～ 4 次，以松解头半棘肌、项韧带。

（7）各颈椎棘突点　刀口线与矢状面平行，针体垂直于皮肤表面，按四步规程进针刀达棘突，然后调转刀口线方向 90°，将针刀提至皮下再切至棘突尖骨面，并继续沿棘突上缘或下缘切割棘间肌，幅度 2 ～ 3mm，以上过程反复 3 ～ 4 次。

（8）关节突关节点　刀口线与矢状面成 45°（颈神经后支及其伴行血管在颈后部为自外上向内下斜行走行），针体垂直于皮肤表面，按四步规程进针刀达关节突关节骨面，将针刀提至皮下再切至骨面 3 ～ 4 次。然后在关节突关节骨面调转刀口线方向约 45°，使之与水平面平行至关节突关节缝隙，轻提针刀 2 ～ 3mm 至关节囊表面，再切开至骨面 2 ～ 3 次。

术毕，拔出针刀，压迫止血，无菌敷料覆盖刀口。

参见图 9–6。

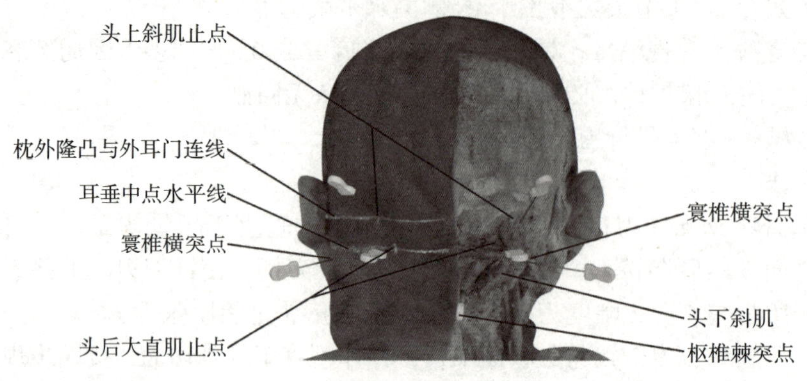

A

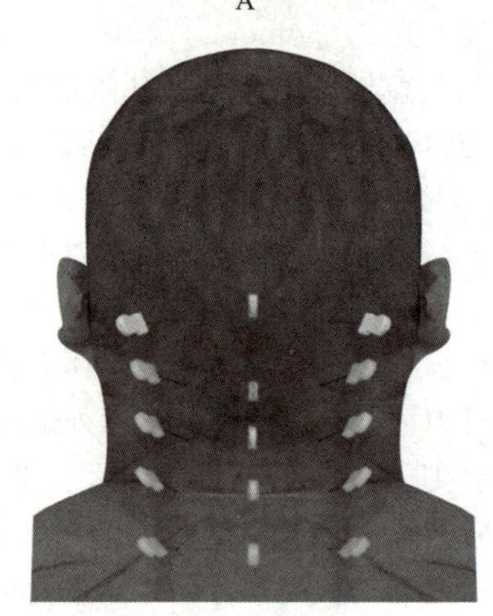

B

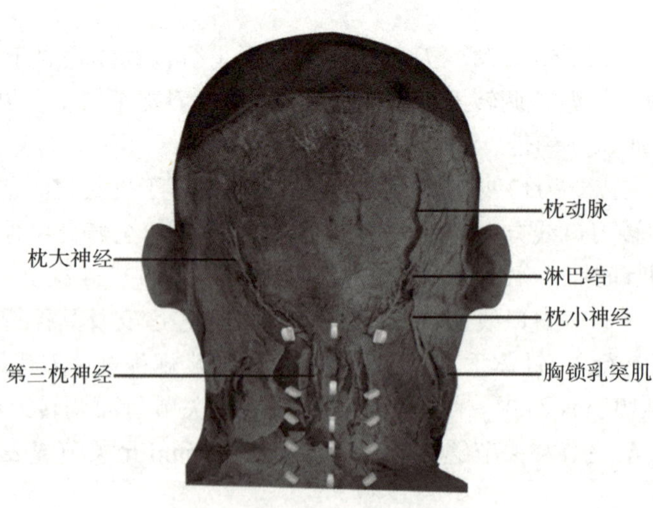

C

图 9–6　颈椎病针刀治疗

7. 疗程 每次治疗的治疗点数量视患者病情而定，一般每次定点不超过 10 个。如患者耐受能力差，可分多次完成治疗。同一治疗点治疗间隔 3 ～ 7 天，不同定点可于次日治疗。一般 4 次为 1 个疗程，视患者病情确定疗程。

知识链接

胯骨错缝源性寰枢关节紊乱与整体脊柱调整

部分寰枢关节紊乱与骶髂关节错位（也称胯骨错缝）有关，称为胯骨错缝源性寰枢关节紊乱，同时伴有寰枢关节紊乱、骶髂关节错位的症状、体征与影像学改变。此时，除了针对寰枢关节紊乱、骶髂关节错位进行针刀治疗外，配合四步六招整体正骨法等整体脊柱调整手法能够较好地提高中远期疗效。“四步”指按序整复骶髂关节、腰椎、胸椎、颈椎四个步骤；“六招”指仰卧屈髋压膝法（分膝法）整复骶髂关节，单人侧卧斜板法整复腰椎，拢胸上提法整复胸椎，三法联用整复颈椎（推头拉颈侧扳法整复颈椎侧凸、斜扳法整复颈椎、定点复位法整复寰枢关节紊乱）等六法。

【术后手法及康复】

1. 术后手法 颈部整复手法、颈肌牵拉手法。部分合并骶髂关节错位者，可配合整体脊柱调整手法。

2. 康复训练 呼吸训练、核心稳定性训练、感觉运动刺激训练、颈部稳定性训练。

第二节 腰椎间盘突出症

腰椎间盘突出症是腰椎间盘因外伤或腰部软组织慢性劳损所致纤维环破裂，髓核从破裂处突出或脱出，压迫脊神经或马尾神经而出现的以腰腿放射性疼痛、下肢及会阴区感觉障碍为主要症状的疾病，严重时可引起下肢瘫痪。

本病早期可用保守疗法、药物滴注等方法，消除水肿和炎症反应，能缓解症状，但无法根除，而外科椎间盘摘除术创伤较大，术后腰痛长期存在，而且开放手术容易引起并发症和后遗症。针刀治疗通过松解腰部及神经根周围的粘连和瘢痕，恢复腰部的受力曲线，以达到治疗目的。

【相关解剖】

1. 椎骨 正常人的腰椎有 5 块，均由椎体和椎弓两部分组成。椎体在前，椎弓在后，二者借椎弓根紧密连接。椎弓由左、右椎弓板会合而成，共发出 7 个突起：1 个棘突、1 对横突、1 对上关节突和 1 对下关节突。

（1）棘突 位于椎弓后方正中，走向略偏下，呈竖板状，中上部较薄，后下部较厚，末端相对膨大，内含少量骨松质。L_5 棘突常有畸形或发育异常，有时椎板骨化时未闭合，棘突缺如而称为隐裂，也可能游离棘突即浮棘，还可能浮棘合并隐裂。

（2）横突　由椎弓根与椎弓板联合处向两侧并略偏斜向后延伸，于横突近端偏后为副突，其内上方是乳突。腰椎横突较颈椎、胸椎横突均长，且其大小、形状变异较大。一般 L_3 横突最长，L_4 横突上翘，L_5 横突宽大，俗有“3 长 4 翘 5 肥大”之说。L_3 横突解剖形态的特点具有特殊生理和临床意义，此处是腰椎的中点，骨骼肌附着最集中的部位，在腰椎运动时承受牵拉和应力最大，容易造成劳损。临床上 L_5 横突变异和畸形更为多见，其变异和畸形是腰椎疾患多发原因的解剖学基础。

（3）关节突与关节突关节　每个腰椎各有一对上、下关节突。上关节突自椎弓根后上方发出，扩大并斜向后外方，关节面凹向后内侧；下关节突由椎板下外方发出，凸隆，伸向前外方，与上关节突关节面相对应并构成关节突关节，亦称椎弓关节或椎小关节。其关节间隙正常宽度为 1.5 ～ 2.0mm。关节面有软骨覆盖，具有一小关节腔，周围有关节囊包绕，其内层为滑膜，能分泌滑液，以利于关节活动，如屈伸、侧弯及旋转等。滑膜外方有纤维层，其增厚部分称为韧带。在脊柱不同节段，关节突关节的形状及排列方向均不相同，从 $L_{1\sim2}$ 间关节突关节间隙处于矢状面，自上而下逐渐形似冠状位，保证了腰椎屈伸、侧屈及旋转运动的灵活性。参见图 9-7。

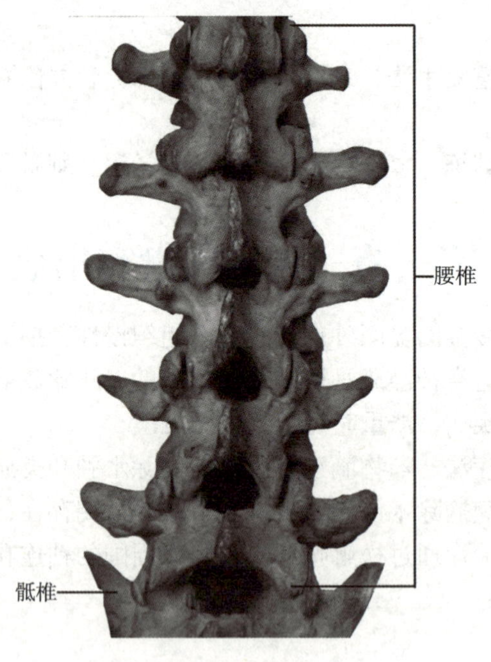

A. 后面观

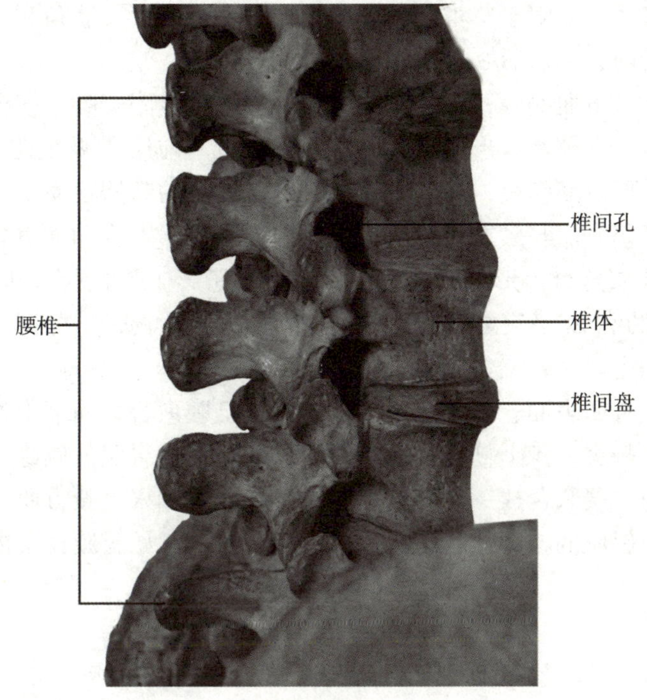

B. 侧面观

图 9–7 腰椎

2. 椎间盘 上、下椎体之间为椎间隙，有椎间盘连接。

椎间盘（椎间纤维软骨盘）是椎体间主要的连接结构，除 $C_{1\sim2}$ 之间外，其他椎体之间（包括 L_5、S_1 之间）均以椎间盘相连接，因此成人共有 23 个椎间盘。椎间盘由软骨板、纤维环及髓核组成。髓核位于椎间盘的中央，它是一种富含水分、呈胶冻状的弹性蛋白。在髓核的周围是纤维环，一层层的纤维环把两个椎体连接在一起，并把髓核牢牢地固定在中央。当椎体承受纵向负载时，髓核用纤维环借其良好的弹性向外周膨胀，以缓冲压力，有减震作用，在行走、弹跳、跑步时防止震荡颅脑；此外还可以使脊柱有最大的活动度，进行腰部的各方向活动。椎间盘的这种结构，允许椎体间借助髓核的弹性和移动及纤维环的张力做运动；但是纤维环一旦破损，其间包裹的髓核就会穿过破损的纤维环向外突出，即发生椎间盘突出（脱出），从而压迫脊髓或神经根，引起相应的症状和体征。

椎间盘有维持脊柱高度、保障和限制腰椎运动幅度、缓冲压力以保护大脑和脊柱的作用。椎间盘的前面由前纵韧带加固；后面由较弱的后纵韧带加固，由于后纵韧带菱形交织于纤维环，故后外侧就形成了椎间盘的薄弱点。

3. 腰背筋膜

（1）浅筋膜 腰骶尾部的浅筋膜是相邻区皮下筋膜的延续，致密而厚实，浅筋膜层中有皮神经和皮血管。

（2）深筋膜 腰骶尾部的深筋膜分浅深 2 层。浅层薄弱，深层较厚，与背部深层筋膜相续，呈腱膜性质，合称胸腰筋膜。胸腰筋膜在胸背部较为薄弱，覆于竖脊肌表面。

向上连接于项筋膜，内侧附于胸椎棘突和棘上韧带，外侧附于肋角和肋间筋膜，向下至腰部增厚，并分为前、中、后3层。

①前层：又称腰方肌筋膜，覆盖于腰方肌前面，内侧附于腰椎横突尖，向下附于髂腰韧带和髂嵴后份，上部增厚形成内、外侧弓状韧带。前层在腰方肌外侧缘处同腰背筋膜中、后层愈合，形成筋膜板，由此向外侧方是腹横肌的起始腱膜。

②中层：位于竖脊肌与腰方肌之间，内侧附于腰椎横突尖和横突之间韧带，外侧在腰方肌外侧缘与前层愈合，形成腰方肌鞘，向上附于第12肋下缘，向下附于髂嵴，此层上部附于第12肋和L_1横突之间的部分增厚，形成腰肋韧带。此韧带的锐利边缘是胸膜下方返折线的标志。

③后层：在竖脊肌表面，与背阔肌和下后锯肌腱膜愈合，向下附着于髂嵴和骶外侧嵴，内侧附于腰椎棘突、棘上韧带和骶正中嵴，外侧在竖脊肌外侧缘与中层愈合，形成竖脊肌鞘，后层与中层联合成一筋膜板续向外侧方，也加入至腰方肌外侧缘前层，共同形成腹横肌及腹内斜肌的腱膜性肌肉起始部。腹横肌的起始腱膜比腹内斜肌的起始筋膜宽很多。

4. 韧带

（1）棘上韧带　为一狭长韧带，起于C_7棘突，向下沿棘突尖部止于骶中嵴。其作用是限制脊柱过度前屈，过屈时棘上韧带可受损。

（2）棘间韧带　位于相邻两个椎骨的棘突之间，棘上韧带的深部，前方与黄韧带延续，向后与棘上韧带移行。除腰骶部的棘间韧带较发达外，其他部位均较薄弱。

（3）横突间韧带　在上下椎骨的横突间有横突间韧带相连，其在腰部比较发达，可分内外两部分，内部厚，外部呈片状，其间有脊神经后支和伴行血管穿出。

（4）黄韧带　为连接相邻两椎板间的韧带，由黄色弹力纤维组织组成，坚韧而富有弹性，协助围成椎管。黄韧带有限制脊柱过度前屈并维持脊柱于直立姿势的作用。

（5）髂腰韧带　为一肥厚而坚韧的三角形韧带，起于$L_{4、5}$横突，呈放射状止于髂嵴的内唇后半，在骶棘肌的深面。髂腰韧带覆盖于腰方肌内侧筋膜的增厚部，它的内侧与横突间韧带和骶髂后短韧带相互移行，髂腰韧带可以抵抗身体重量。因为L_5在髂嵴的平面以下，这个韧带可以限制L_5的旋转和在骶骨上朝前滑动。

（6）前纵韧带　呈板状。其由枕骨基底延伸至骶骨，贴于椎骨前面。

（7）后纵韧带　附于椎体后面，呈节段性菱形状。由枕骨基底伸展至骶管，菱形部与椎间盘纤维环交织，与椎体间有椎静脉的通道。

5. 腰部主要肌肉

（1）背阔肌　位于腰背部后外侧最浅层，略呈直角三角形，为全身最大的阔肌。该肌起自下6个胸椎棘突、腰椎棘突、骶正中嵴、髂嵴外侧唇后1/3，止于肱骨小结节嵴。背阔肌的主要作用是使肱骨做内收、旋内及后伸运动，如背手姿势。当上肢上举固定时，两侧背阔肌收缩可向上牵引躯体，如引体向上运动。

（2）下后锯肌　位于腰部的上段和下4个肋骨的外侧面，起自下两个胸椎及上两个腰椎棘突，止于下4个肋骨外侧面。下后锯肌的作用是下降肋骨帮助呼吸，受肋间神经支配。下 4 肋和脊柱的夹角，称脊肋角，正常时约为 70°。下后锯肌与脊柱下段和肋骨的夹角分别约为 120°和 90°。正常情况下，下后锯肌随着呼吸有规律地不停收缩和舒张。

（3）竖脊肌　又名骶棘肌，是背肌中最强大的肌肉，此肌下端起于骶骨背面、腰椎棘突、髂嵴后部和腰背筋膜，在腰部开始分为 3 个纵行的肌柱上行达枕骨后方，内侧者为棘肌，中间者为最长肌，外侧者为髂肋肌。竖脊肌下及骶椎，上达枕部，填充于背部棘突与肋角之间的深沟内，在后正中线两侧形成纵行的隆起。后正中线是该肌的内侧在体表的投影线，所有肋角相连的线是竖脊肌外侧缘在背部的投影线，在棘突的两侧可以触及。在腰部该肌的外侧缘也可以清楚地触及，由此向前摸到的肌板为腹外侧肌群。

①棘肌：该肌位于最内侧，紧贴棘突的两侧，比较薄弱，又分为胸棘肌、颈棘肌和头棘肌。胸棘肌位于胸背面的中部，起自总腱和下部胸椎棘突，肌束一般越过 1 ～ 2 个棘突，抵止于上部胸椎棘突；颈棘肌较胸棘肌弱小，位于项部。胸棘肌具有伸脊柱胸段的作用；颈棘肌具有伸脊柱颈段的作用。头棘肌多与头半棘肌合并，止于枕骨下项线。

②最长肌：在髂肋肌的内侧及深侧，自下而上也分为 3 部，即胸最长肌、颈最长肌和头最长肌。除起于总腱外，还起自全部胸椎及 $C_{5\sim7}$ 横突，止于全部胸椎横突和其附近的肋骨、上部颈椎横突及颞骨乳突。一侧收缩时，使脊柱向同侧屈曲；两侧收缩时，则竖直躯干。

③髂肋肌：此肌为外侧肌束，自下而上又分为 3 部，即腰髂肋肌、胸髂肋肌和颈髂肋肌，这 3 部肌肉互相重叠。腰髂肋肌起自竖脊肌的总腱，向上分为 6 ～ 7 束，肌纤维向上，借许多肌束止于下 6 个肋骨肋角的下缘。胸髂肋肌及颈髂肋肌均起于上 6 个肋骨止点的内侧，最后止于 $C_{4\sim6}$ 横突的后结节。全肌虽然分为 3 部，但纤维相互重叠，外形上没有分开，是 1 块肌肉。此肌通过肋骨作用于脊柱，一侧收缩时，使躯干向同侧屈曲；两侧收缩时，则竖直躯干。

（4）横突棘肌　由多束斜行的肌束组成，被竖脊肌所覆盖，其肌纤维起自下位椎骨的横突，斜向内上方止于上位椎骨棘突。由浅入深可分为 3 层，即半棘肌、多裂肌和回旋肌。横突棘肌两侧同时收缩时，使脊柱伸直；单侧收缩时，使脊柱转向对侧。

①多裂肌：位于半棘肌的深面，为多束小的肌性腱束，形状类似半棘肌，但较短，分布于 C_2 ～ S_4 之间。在骶部，起自骶骨后面、髂后上棘及骶髂后韧带；在腰部，起自乳突；在胸部，起自横突；在颈部，起自下位四个颈椎的关节突。跨过 1 ～ 4 个椎骨，止于上位数个棘突的下缘。肌束长短不一，浅层者最长，止于上 3 ～ 4 个棘突，中层者止于上 2 ～ 3 个棘突，深层者止于上一个棘突。多裂肌是脊椎的背伸肌，可以加大腰椎前凸，在颈、胸部尚可以防止脊椎向前滑脱。

②回旋肌：在多裂肌的深面，连接上下 2 个椎骨之间或越过 1 个椎骨，分为颈回旋肌、胸回旋肌和腰回旋肌。回旋肌为节段性小方形肌，起自各椎骨横突上后部，止于上一椎骨椎弓板下缘及外侧面，直至棘突根部。回旋肌在胸段比较发达，每侧有 11 个，数目可有变化。

（5）腰方肌　位于腹腔后壁腰椎的两旁，腰背筋膜中层，后邻竖脊肌；前方借腰背筋膜前层与腹横筋膜相隔，为长方形的扁肌，下端较宽。起自髂嵴后部的内唇、髂腰韧带及下方 3 ～ 4 个腰椎横突。肌纤维斜向内上方止于第 12 肋骨内侧半下缘和上方 4 个腰椎横突及 T_{12} 椎体。此肌可增强腹后壁，若两侧收缩时则降低第 12 肋，还有协助伸腰段脊柱的作用，一侧收缩时使脊柱侧屈，两侧收缩时可以稳定躯干。

（6）腰大肌　位于腰椎侧面，脊柱腰段椎体与横突之间的深沟内，呈纺锤状。起自 T_{12} 椎体下缘至 L_5 椎体上缘和椎间盘的侧面，以及全部腰椎横突。肌束向下逐渐集中，联合髂肌的内侧部，形成一个肌腱，穿过腹股沟韧带与髋关节囊之间（肌腔隙），贴于髂耻隆起的前面及髋关节囊的前内侧而下行，止于股骨小转子。腰大肌收缩时，可屈曲大腿并旋外，当大腿被固定时，则屈脊柱腰段而使躯干前屈。

6. 腰段脊神经　脊神经由脊髓发出的前根和后根组成，前根由灰质的前角细胞发生，后根依次在脊髓后外侧进入脊髓灰质后角。腰段脊神经在椎间孔外口处分前支、后支和脊髓返支。

腰脊神经前支较粗，为 4 ～ 5mm，组成腰神经丛、骶神经丛、尾神经丛。其中，骶丛由腰骶干（$L_{4\sim5}$）以全部骶神经和尾神经的前支组成，是全身最大的神经丛。骶丛有 5 个分支，即臀上神经、臀下神经、股后皮神经、阴部神经和坐骨神经。坐骨神经是全身最粗大的脊神经，穿梨状肌下孔出盆腔，在臀大肌深面、股方肌浅面，经坐骨结节与股骨大转子之间入股后区，沿中线经股二头肌长头和大收肌之间下降，在腘窝上角分为胫神经和腓总神经。

腰脊神经后支较细，约 1.5mm。主要分布于躯干背侧，分为内侧支和外侧支，前者又分为内上支、内下支和副支。

参见图 9-8 ～图 9-10。

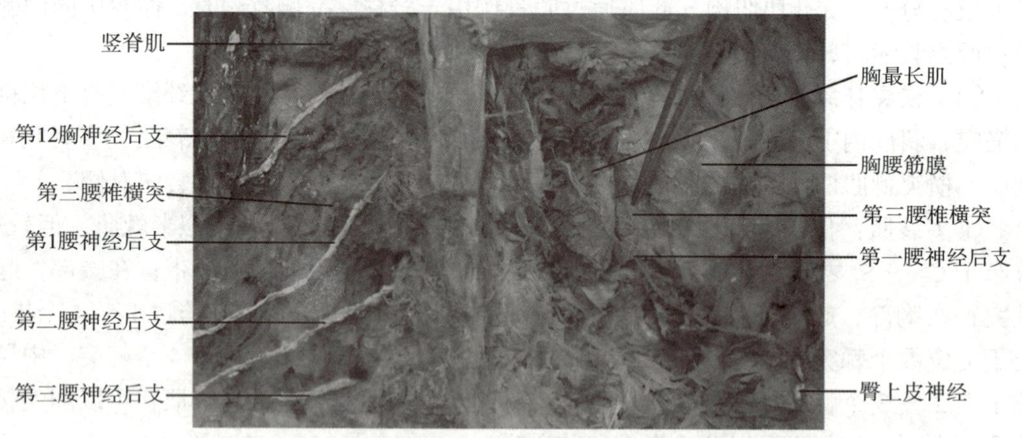

图 9-8　腰神经后支

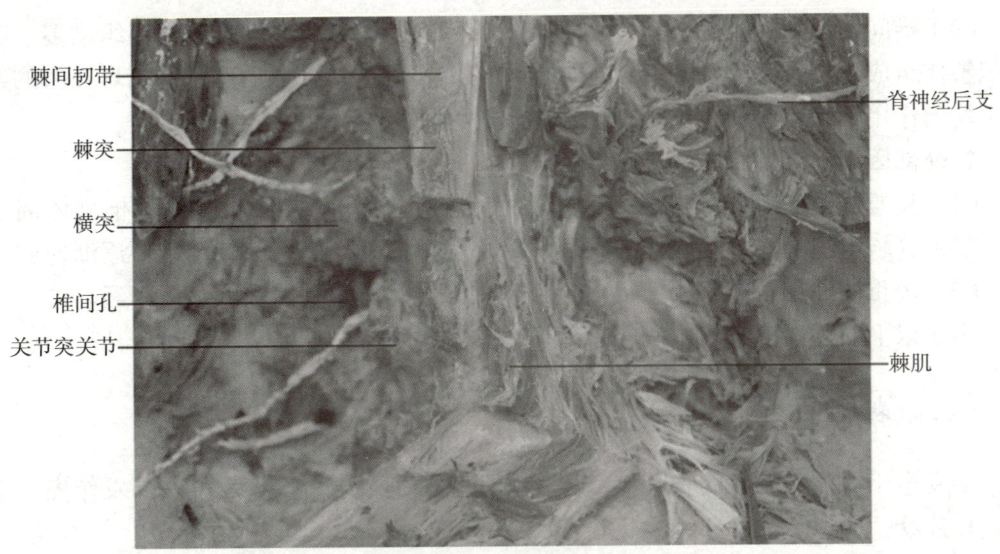

图 9-9 脊神经后支

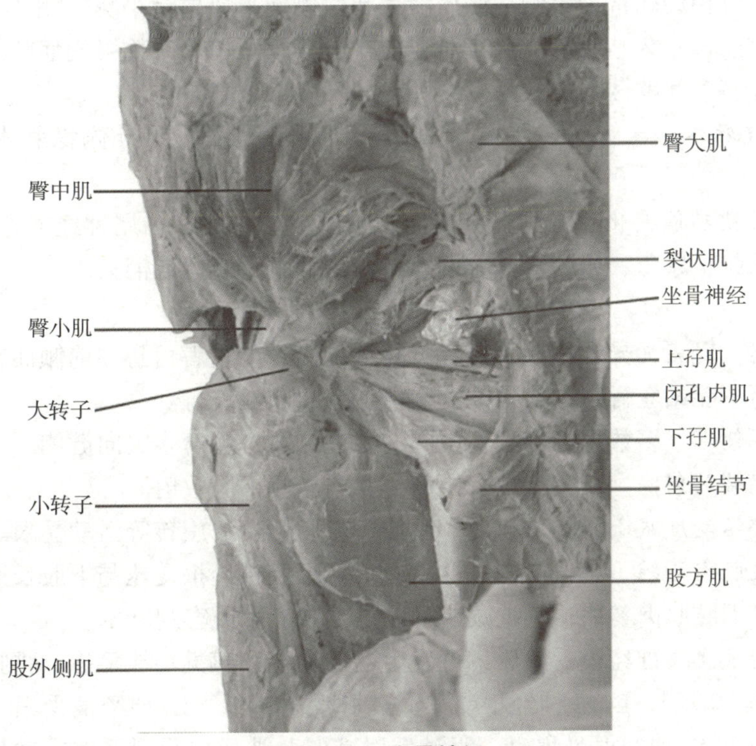

图 9-10 坐骨神经

【病因病理】

1. 解剖结构的因素

（1）纤维环前外厚，后方薄，因此受到外力后髓核容易向后侧突出。

（2）前纵韧带厚宽，后纵韧带薄窄，容易导致髓核向后突出。

（3）椎间盘退变：①髓核退变：含水量下降、胶原减少，纤维软骨组织增多、髓核组织整体组成不均，柔韧性下降，不再能均匀传力。②纤维环退变：纤维环在力的经常性不均匀作用下变得薄弱，出现断裂裂隙及弹性下降。

2. 外部因素

（1）反复挤压、扭曲、扭转等负荷，使脊柱运动失衡，同时导致腰椎椎体周围肌肉、韧带等软组织的力学改变，纤维环的后部由里向外产生裂隙，纤维环逐渐薄弱。

（2）较重的外伤，或积累性损伤导致髓核突出，压迫神经根或马尾神经。

由于以上内外诸因素，本病在寒冷、劳累刺激下容易诱发。

【临床表现】

多发生于30～50岁的青壮年，男女无明显区别。患者多有反复腰痛发作史。

1. 症状

（1）腰痛　腰痛伴坐骨神经痛是本病的主要症状。腰痛常局限于腰骶部附近，程度轻重不一。坐骨神经痛常为单侧。疼痛沿大腿后侧向下放射至小腿外侧、足跟部或足背外侧。行走时间长、久站或咳嗽、打喷嚏、排便等腹压增高时均可使症状加重，休息后可缓解。疼痛多为间歇性，少数为持续性。

（2）下肢麻木、乏力　多局限于小腿后外侧、足背、足外侧缘麻木或皮肤感觉减退。

（3）大小便功能变化　椎间盘突出压迫硬膜囊较重时，马尾神经损害可引起便秘、排便困难，尿频、尿急、尿潴留或尿失禁，会阴部感觉减退或消失。

2. 体征

（1）步态　轻者无异常；较明显者可姿势拘谨；严重者可身体前倾而臀部凸向一侧或跛行，甚至不能站立行走；伴腰椎管狭窄者有间歇性跛行。

（2）脊柱侧弯　多数患者有程度不同的脊柱侧弯，侧弯多突向健侧。

（3）压痛伴放射痛　棘突旁常有压痛，并向患侧下肢放射。

（4）腰部活动度减小　腰部前屈、后伸、左右侧弯、旋转等活动受限。

（5）下肢肌肉萎缩、肌力改变与感觉减退　下肢神经根受压与下肢长期废用均可导致肌力减弱、下肢肌肉萎缩；感觉减退可以是主观麻木或客观麻木。

（6）反射改变　神经根受累后，可发生运动功能和感觉功能障碍。腓肠肌肌张力减低，趾背伸肌力减弱。$L_{2\sim3}$ 神经根受累时，膝反射减低；L_4 神经根受累时，膝、跟腱反射减弱；L_5 和 S_1 神经根受累时，跟腱反射减弱。神经根受累严重或过久，相应腱反射可消失。

（7）特殊检查

①患肢直腿抬高试验与加强试验：患者仰卧，两下肢放平，先抬高健侧，记录能抬高的最大度数；再抬高患侧，当抬高到产生腰痛和下肢放射痛时，记录其抬高度数，严重者抬腿在15°～30°。再降低患侧至疼痛消失时，将踝关节背屈，症状立即出现，此

为加强试验阳性，可与其他疾病引起的直腿抬高试验阳性相鉴别。另外，健侧直腿抬高时，患侧出现坐骨神经痛，多表现为臀部痛兼（或）大腿后侧痛。主要提示患者的椎间盘突出位于患侧神经根的内侧，系健侧的神经根袖牵拉硬膜囊向远端移动，患侧神经根向下移动时受到限制所致。

②仰卧挺腹试验与挺腹咳嗽试验、挺腹咳嗽压颈静脉试验：患者仰卧，双手置于身侧，以枕部和双足为着力点，将腹部和骨盆用力向上挺起，使臀部、背部离开床面，如出现腰痛和患肢放射痛，即为阳性。也可以仰卧挺腹时嘱咐患者咳嗽，或者仰卧挺腹同时压迫单侧或双侧颈静脉并嘱咐患者咳嗽，出现腰痛和患肢放射痛，即为阳性。肌源性疾患仰卧挺腹试验时，患者无下肢的放射痛。

③屈颈试验：患者去枕平卧，双腿伸直。检查者以一手压在患者脚骨上，不能抬起，另一手置于其枕部并将其头托起使颈部前屈，直至下颌靠近胸部，出现腰痛及下肢痛者为阳性。试验机制为颈部前屈时，可使脊髓在椎管内上升 1 ～ 2mm，神经根也随之受到牵拉而出现放射痛。

④弓弦试验：患者取坐位，头及脊柱保持平直，两小腿自然下垂。嘱患者将患肢小腿逐渐伸直，或者检查者用手扪压患肢腘窝，再将小腿渐渐伸直，出现坐骨神经痛则为阳性。

【辅助检查】

在腰椎 X 线正位（图 9–11A）平片上，腰椎侧弯是重要表现，侧弯多数是由突出的间隙开始向健侧倾斜，患侧间隙较宽；侧位片（图 9–11B）可见腰椎生理前凸减小或消失，甚至向后凸，椎间盘突出的后方较宽，表现为前窄后宽。早期突出的椎间隙多无明显改变，晚期椎间隙可明显变窄，相邻椎体边缘有骨赘生成。CT 和 MRI 显示椎间盘突出（图 9–12、图 9–13）。

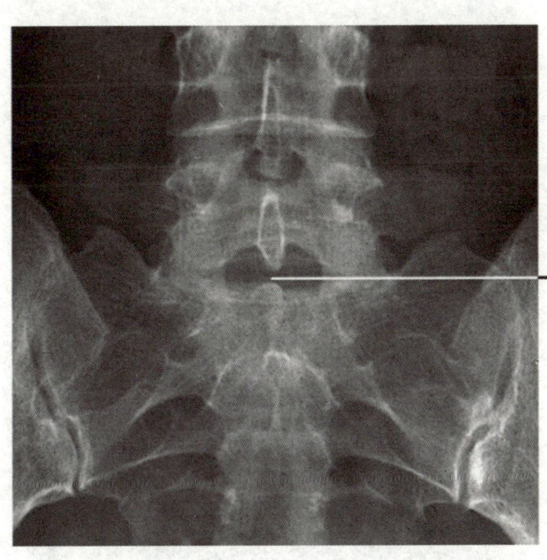

A. 正位

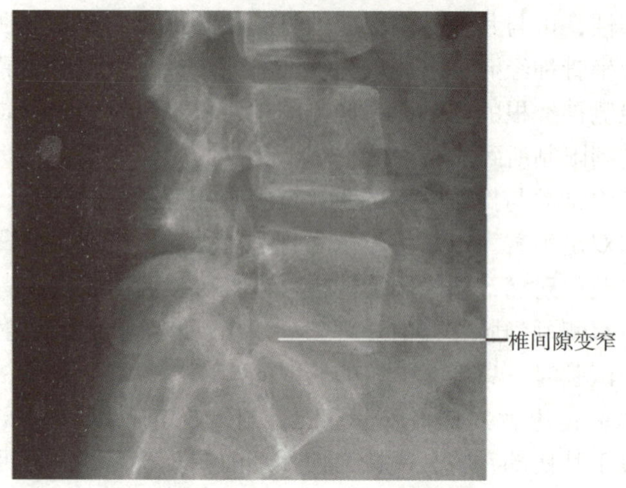

B. 侧位

图 9-11 腰椎 X 线片

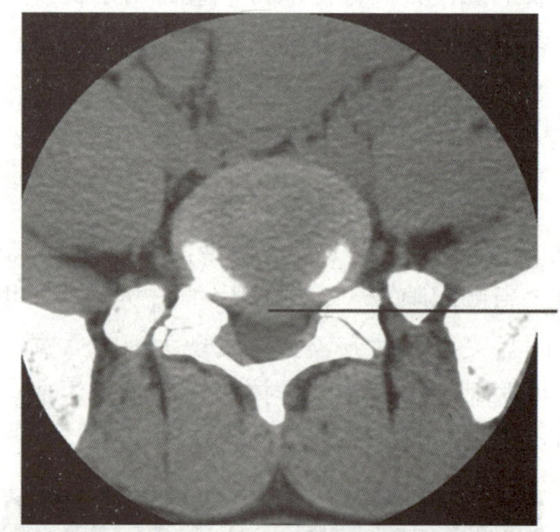

图 9-12 腰椎 CT 片

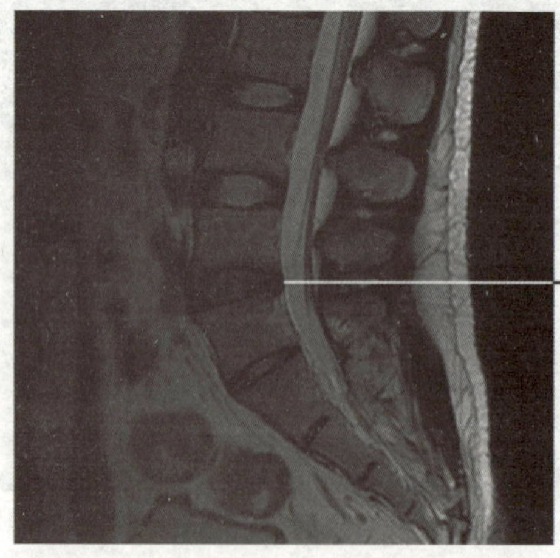

A

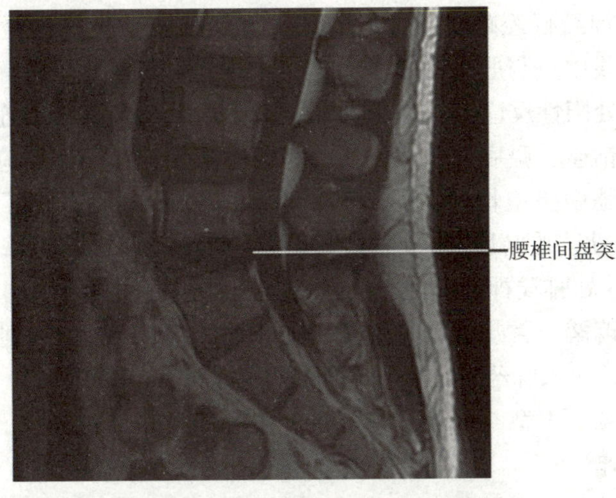

B

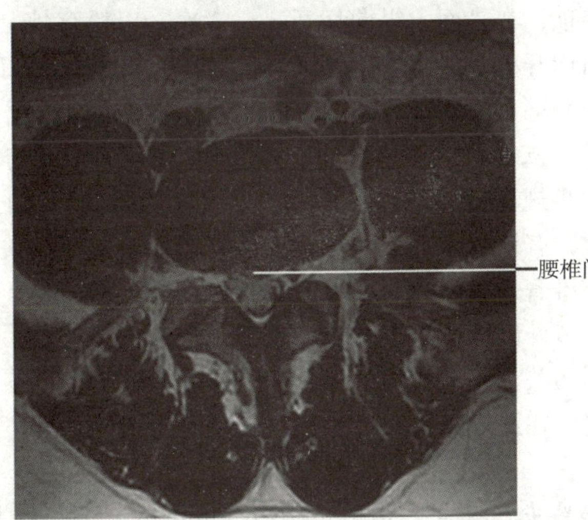

C

图 9-13 腰椎 MRI 片

【针刀治疗】

1. 体位 俯卧位，腹部置棉垫，使腰椎前屈缩小。

2. 体表标志 髂嵴、腰椎横突、骶正中嵴、腰椎棘突。

3. 定点

（1）棘突上和棘突间阳性反应点。

（2）横突尖阳性反应点。

（3）关节突关节点：$L_{4\sim5}$ 棘突顶点旁开 2 ～ 2.5cm 进针刀。

（4）胸腰筋膜点：第 12 肋尖阳性反应点、T_3 棘突旁开 8 ～ 10cm 阳性反应点、髂嵴中份阳性反应点。

（5）坐骨神经行经路线阳性反应点：①梨状肌处坐骨神经阳性反应点：在髂后上棘和尾骨尖连线中点与股骨大转子尖连线中内 1/3 交点处，松解梨状肌处坐骨神经的粘连。②臀横纹处阳性反应点：坐骨神经股骨大粗隆与坐骨结节连线中点处，松解臀横纹处坐骨神经的粘连、瘢痕、挛缩。③大腿中段坐骨神经阳性反应点：大腿中段后侧正中线上，松解大腿中段坐骨神经的粘连、瘢痕、挛缩。④腓骨头下腓总神经阳性反应点：腓骨头下 5cm 处，松解腓总神经行经路线上的粘连、瘢痕、挛缩。⑤腓骨头与外踝尖连线的中下 1/3 处腓浅神经阳性点：松解腓浅神经行经路线上的粘连、瘢痕、挛缩。

4. 消毒与麻醉 常规消毒，铺无菌洞巾，不麻醉或 0.5% 利多卡因局部麻醉，每点注射 1 ～ 2mL，注入麻药时，必须先回抽注射器确认无回血。

5. 针刀器械 Ⅰ型 4 号针刀、Ⅰ型 3 号针刀。

6. 针刀操作

（1）棘突上和棘突间压痛点 刀口线与脊柱纵轴平行，针刀体与皮面垂直，按四步规程进针刀达棘突顶，在骨面上纵向切开 1 ～ 2 次，以松解棘上韧带；然后贴骨面向棘突两侧分别用纵向切开 1 ～ 2 次，以松解两侧棘肌；调整针刀刃到达棘突顶，调转刀口线 90°，沿棘突上缘横行切开 1 ～ 2 次，进针深度不超过 10mm，以松解棘间韧带。

（2）关节突关节点 距后正中线 20 ～ 25mm 处，刀口线与脊柱纵轴平行，针刀体与皮肤垂直，按四步规程进针刀达骨面，针刀刃移动到 $L_{4～5}$ 和 L_5 ～ S_1 的关节突关节，纵向切开 1 ～ 3 次，有针刀入关节间隙感为佳，以松解关节突关节囊。必要时，可经此松解乳 - 副突骨纤维管，以解除对腰神经后支后内侧支的压迫。此时，先向外侧慢慢移动刀锋至关节突关节外侧缘，再沿外侧缘将刀锋慢慢向下移动，至感觉刀锋有自骨面滑落感时，表明已到达关节突关节的下缘，即下位椎骨的上关节突与横突相连处（乳 - 副突骨纤维管）位置。在此处先将刀锋稍提，再切至骨面 3 ～ 4 下，以出现触电感向周围放射为最佳。

（3）横突及横突尖压痛点 距后正中线 30mm 处，刀口线与躯干纵轴平行，针刀体与皮面垂直，按四步规程进针刀达 L_3 横突中段背侧骨面，将此处横突间韧带、横突间肌筋膜组织切开 1 ～ 2 次；移动针刀刃到达横突尖端，针刀刃沿横突尖端边缘与软组织的交界处切开肌筋膜 3 ～ 5 次。

（4）胸腰筋膜点

①第 12 肋尖处：刀口线与人体纵轴一致，针刀体与皮肤垂直，按四步规程进针刀达第 12 肋骨，调转刀口线 45°，使之与第 12 肋骨走行方向一致，在肋骨骨面上向左右方向铲切 3 次。

② L_3 棘突旁开 10cm 处：刀口线与人体纵轴一致，针刀体与皮肤垂直，按四步规程进针刀达肌层，当有突破感时即达胸腰筋膜移行处，在此切开筋膜 3 次。

③髂嵴中份阳性反应点：刀口线与人体纵轴一致，针刀体与皮肤垂直，按四步规程进针刀达髂嵴，调转刀口线 90°，在髂嵴骨面上切开 3 次，深度 5mm，以松解臀上皮神经入臀点。

（5）坐骨神经行经路线阳性反应点

①梨状肌处坐骨神经阳性反应点：在髂后上棘和尾骨尖连线中点与股骨大转子尖连线中内 1/3 的交点处进针刀，刀口线与人体纵轴一致，针刀与皮肤垂直，按四步规程进针刀达梨状肌下孔处，沿坐骨神经方向纵向切开 3 次。如患者有下肢窜麻感，说明针刀碰到了坐骨神经，此时停止针刀操作，退针刀 2cm，稍调整针刀方向，再进针刀，即可避开坐骨神经。

②臀横纹处坐骨神经阳性反应点：在股骨大粗隆与坐骨结节连线中点处进针刀，刀口线与人体纵轴一致，按四步规程进针刀达股骨骨面坐骨神经周围，纵向切开 3 次。如患者有下肢窜麻感，稍调整针刀方向。

③大腿中段坐骨神经阳性反应点：在大腿中段后侧正中线上进针刀，刀口线与人体纵轴一致，按四步规程进针刀达股骨骨面坐骨神经周围，纵横摆动 3 次。如患者有下肢窜麻感，稍调整针刀方向。

④腓骨头下腓总神经阳性反应点：在腓骨头下 5cm 处进针刀，刀口线与人体纵轴一致，按四步规程进针刀达腓骨面，纵横摆动 3 次。

⑤腓骨头与外踝尖连线的中下 1/3 处腓浅神经阳性反应点：刀口线与人体纵轴一致，按四步规程进针刀达腓浅神经出深筋膜处，沿腓浅神经走行方向纵向切开 3 次。

术毕，拔出针刀，压迫止血，无菌敷料覆盖针口。

7. 疗程　每次治疗的治疗点数量视患者病情而定，一般每次定点不超过 10 个。如患者耐受能力差，可分多次完成治疗。同一治疗点治疗间隔 3 ～ 7 天，不同定点可于次日治疗。一般 4 次为 1 个疗程，视患者病情确定疗程。

【术后手法及操作】

1. 术后手法　腰椎整复手法、腰背肌牵拉手法。

2. 康复训练　呼吸训练、核心稳定性训练。

第三节　骶髂关节紊乱

骶髂关节紊乱，又称骶髂关节损伤、骶髂关节错位、骶髂关节半脱位等，是指骶髂关节及其周围软组织为外力损伤后出现以骶髂关节功能失常、腰骶痛等为主要症状的疾病。

【相关解剖】

骶髂关节由骶骨与髂骨的耳状面构成，属微动关节，关节面凹凸不平，互相嵌合，十分紧密，关节囊坚韧，并有韧带加固，主要的韧带是骶髂骨间韧带，位于关节面的后上方，连接于相对的骶骨粗隆和髂骨粗隆之间。在关节的前后还分别有骶髂前韧带和骶髂后韧带加强。骶髂关节的这些结构特征，增强了该关节的稳固性，在一定程度上限制了关节的活动，从而有利于重力通过该关节向下肢传递，以及自高处着地或跳跃时起缓冲冲击力及震荡的作用。

【病因病机】

骶髂关节紊乱多由外伤所致，与职业、性别有关，多发于女性，尤其是妊娠期妇女。

1. 外伤 骶髂关节是一个微动而坚固的关节，一般情况下不易造成损伤，较强外力作用于该关节时可引起关节面的损伤错位、滑膜嵌顿、周围软组织损伤，引起疼痛。

2. 妊娠后期和产后 女性妊娠后期，由于体内激素的作用，骨盆周围的韧带变得松弛。产后如不注意保持正确的体位及养护，也易导致该关节的损伤和错位。

3. 慢性劳损 长期的姿势不正，骶髂关节周围的肌力失调，韧带松弛，扭转的外力可使凹凸不平的骶髂关节面紊乱，间隙加宽，易引起该关节的损伤和错位，出现腰骶部疼痛，部分可刺激骶尾神经引起盆腔脏器功能紊乱。

根据骶髂关节紊乱、错位的方向，多分为前下错位与后上错位两型。前下错位多发生于伸髋位置上，如足球运动员铲球受阻时，股前肌群强烈收缩，牵拉髂骨向前运动，躯干、脊柱及骶骨向后方旋转时，导致髂骨向前错位。后上错位多发生于弯腰屈髋伸膝的位置上，如弯腰搬取重物、跨越壕沟时，股后侧的肌群强力收缩，牵拉髂骨向后运动，躯干、脊柱及骶骨向对侧前方旋转时，导致髂骨向后错位。

【临床表现】

1. 前错位

（1）症状 下腰臀骶部痛，大腿内侧及腹股沟附近疼痛，可伴下肢症状，或伴盆腔脏器功能紊乱、颈肩背痛等。

（2）体征 腰椎活动受限，急性患者呈“歪臀跛行”姿势，有脊柱侧弯；患侧骶棘肌痉挛压痛；髂后上棘内侧骶髂关节间隙弧形压痛，或可伴酸胀感，疼痛感向大腿内侧或下肢传导；患侧髂后上棘向前下外移；髂前上棘与髂脊水平较健侧降低；患侧下肢相对延长 0.5 ～ 2.0cm；患侧脚过度内旋，呈“阴脚”。骨盆挤压与分离试验、“4”字征、屈膝屈髋试验等表现与病程长短相关，急性期阳性，非急性期可阴性或可疑。坐立位弯腰试验、坐立位高低肩试验可阳性。

2. 后错位型

（1）症状 下腰臀骶部痛，股骨大转子外侧及大腿后方或坐骨结节附近疼痛，或伴大腿后方及坐骨神经痛、盆腔脏器功能紊乱、颈肩背痛等。

（2）体征 腰椎活动受限，急性患者呈“歪臀跛行”姿势，有脊柱侧弯；患侧骶棘肌痉挛压痛；患侧髂后上棘内侧骶髂关节间隙弧形压痛，或可伴酸胀感，疼痛感向大转子方向或大腿后侧传导；患侧髂后上棘向内下后移；髂前上棘与髂脊水平较健侧上升；患侧下肢相对变短 0.5 ～ 2.0cm；患侧脚过度外旋呈“阳脚”。骨盆挤压与分离试验、“4”字征、屈膝屈髋试验等表现与病程长短相关，急性期阳性，非急性期可阴性或可疑。

3. 特殊体格检查

（1）坐立位弯腰试验　患者先标准站立姿势站立，然后逐渐弯腰直到出现下腰痛或腰臀腿痛时记录其弯腰角度与疼痛程度，然后嘱咐患者坐于椅凳上稍停 30 ～ 60 秒，再嘱咐患者坐位状态下向前弯腰。该试验阳性指患者坐位弯腰时腰骶部疼痛不适症状较站立位弯腰时症状明显减轻，且弯腰角度较站立位弯腰时大。其原理为坐位时错位的骶髂关节因支撑物（如凳椅支撑平面）对双侧坐骨结节的支撑，在一定程度上矫正了错位的骶髂关节，继而在一定程度上间接矫正了紊乱、错位的腰椎、胸椎与颈椎，与脊柱相关的肌肉、筋膜、韧带、关节囊及脊神经后支、血管等的卡压状态、高张力状态、高筋膜室间隔压力状态均不同程度地得到缓解，因而坐位弯腰时腰椎错位获得矫正，相关肌肉、韧带、关节囊等张力、压力减轻，腰背筋膜张力缓解，腰神经后支卡压减轻，而腰臀痛缓解明显。

（2）坐立位高低肩试验　患者先标准站立姿势站立。医者双手大拇指螺纹面朝向地面，分别按压患者两侧肩胛骨上角（双手大拇指侧面紧贴压实肩部皮肤）。若发现患者两侧肩胛骨上角不等高，一般相差 5 ～ 15mm，再嘱咐患者坐下稍停顿 5 ～ 10 秒；再观测，若两侧肩胛骨上角已等高，则为坐立位高低肩试验阳性。其原理为坐位时错位的骶髂关节因支撑物（如凳椅支撑平面）对双侧坐骨结节的支撑，在一定程度上矫正了错位的骶髂关节，继而在一定程度上间接矫正了紊乱、错位的腰椎、胸椎与颈椎，与颈椎相关的肌肉、项筋膜、项韧带、关节囊、颈神经的卡压状态、高张力状态等获得缓解；与肩胛骨相关的斜方肌、肩胛提肌、菱形肌等肌肉、项筋膜及肩胛背神经等的卡压状态、高张力状态不同程度地得到缓解，因而坐位时双肩胛骨上角恢复到正常位置而等高。

【辅助检查】

1.X 线检查　骨盆正位片可见患侧骶髂关节密度增高或降低，两侧关节间隙宽窄不等，两侧髂后上棘不在同一水平上。在斜位片上，患侧骶髂关节间隙增宽或变窄，关节面凹凸之间排列紊乱。矢位片显示耻骨支后移或前移。脊柱 X 线摄片可显示脊柱侧弯、旋转及棘突偏歪，骨质增生等。

2. 骶髂关节 CT 或 MRI 检查　可清晰地看到两侧骶髂关节不对称。

【鉴别诊断】

1. 骶髂关节结核　有结核病感染史。常侵犯一侧关节，两侧罕见。影像学检查及结核病相关检查可协助鉴别。

2. 强直性脊柱炎　早期有腰骶部疼痛病史。先侵犯双侧骶髂关节，逐渐向上累及整个脊柱。影像学检查和结合风湿免疫学方面检查可鉴别。

【针刀治疗】

1. 体位 俯卧位、仰卧位。

2. 体表标志 髂后上棘、髂前下棘、腰椎棘突、L_3横突、髂嵴、坐骨结节、梨状肌体表投影（髂后上棘到大转子尖连线中内2/3为梨状肌上缘）。

3. 定点 骶髂关节、髂前下棘、腰椎棘突、L_3横突、髂翼等处阳性反应点。

4. 消毒与麻醉 常规消毒，铺无菌洞巾，不麻醉或0.5%利多卡因局部麻醉，每点注射1～2mL，注入麻药时，必须先回抽注射器确认无回血。

5. 针刀器械 Ⅰ型4号针刀。

6. 针刀操作

（1）骶髂关节三阳性反应点 患者俯卧位。患侧髂后上棘内侧骶髂关节间隙有一段走行表现为以髂后上棘为圆心的弧，将通过圆心的水平线与关节间隙相交处定位为骶髂关节点（相当于膀胱俞），弧形关节间隙上距该骶髂关节点上下1.0～1.5cm处定为骶髂关节上点（相当于小肠俞）、骶髂关节下点（相当于中膂俞）。常规消毒后，戴无菌手套，铺灭菌治疗巾，以汉章牌Ⅰ型3号针刀按针刀四步进针规程进针，刀口线重合于以髂后上棘为圆心的弧上该点之切线，垂直进针5～15mm，有突破感后，将针体向内侧（骶髂关节点）或内上（骶髂关节上点）或内下（骶髂关节下点）沿垂直于切线的平面上倾斜35°～45°，沿骶髂关节间隙进针50～80mm，致产生向臀部或下肢的明显酸胀感，再轻微纵行疏通，横行剥离2～3下，出针。

（2）臀中肌起点阳性反应点 患者俯卧位或健侧在下侧卧位。刀口线与臀中肌纤维平行，针刀体与皮面垂直，按四步规程进针刀骨面，提起到达痛性条索结节表面，纵行切开1～2次，然后纵横摆动1～2次，此时局部有酸胀或酥麻感，并可牵涉患侧下肢。

（3）臀中肌与梨状肌交界处阳性反应点 患者俯卧位或健侧在下侧卧位。刀口线与下肢纵轴方向平行，针刀体与皮肤垂直，按四步规程进针刀达达梨状肌附近，当患者有麻木感时，退针刀2cm，针刀体向外倾斜10°～15°，再进针刀，手下有坚韧感时，平行梨状肌肌纤维切开1～2次，再纵横摆动1～2次。

（4）棘突上和棘突间阳性反应点 患者俯卧位，刀口线与脊柱纵轴平行，针刀体与皮面垂直，按四步规程进针刀达棘突顶，在骨面上纵向切开1～2次，以松解棘上韧带张力；然后贴骨面向棘突两侧分别纵向切开1～2次，以松解两侧棘肌张力；再调整针刀刃到达棘突顶，调转刀口线90°，沿棘突上缘横行切开1～2次，深度不超过10mm，以松解棘突间韧带张力。

（5）L_3横突尖阳性反应点 患者俯卧位，刀口线与躯干纵轴平行，针刀体与皮面垂直，按四步规程进针刀达L_3横突中段背侧骨面，在横突中段背面将此处肌筋膜组织切开1～2次，以松解横突间韧带、横突间肌筋膜；移动针刀刃到达横突尖端，针刀刃沿着横突尖端的边缘与软组织的交界处切开肌筋膜3～5次。

（6）胸腰筋膜点 患者俯卧位。

①第12肋尖处阳性反应点：刀口线与人体纵轴一致，针刀体与皮肤垂直，按四步

规程进针刀达第 12 肋骨，调转刀口线 45°，使之与第 12 肋骨走行方向一致，在肋骨骨面上向左右方向铲切 3 次。

② L_3 棘突旁开 10cm 处阳性反应点：刀口线与人体纵轴一致，针刀体与皮肤垂直，按四步规程进针刀达肌层，当有突破感时即达胸腰筋膜移行处，在此切开筋膜 3 次，以松解臀上皮神经横突点。

③髂嵴中份阳性反应点：刀口线与人体纵轴一致，针刀体与皮肤垂直，按四步规程进针刀达髂嵴，调转刀口线 90°，在髂嵴骨面上切开 3 次，深度 5mm 左右，以松解臀上皮神经入臀点。

（7）坐骨结节阳性反应点　后上错位者常见。患者俯卧位，刀口线与人体纵轴一致，针刀体与皮肤垂直，按四步规程进针刀达坐骨结节骨面，在此切开 2 ～ 3 次，以松解腘绳肌、坐骨结节滑囊张力。

（8）髂前下棘阳性反应点　前下错位者常见。患者仰卧位，刀口线与人体纵轴一致，针刀体与皮肤垂直，按四步规程进针刀达髂前下棘骨面，在此切开 2 ～ 3 次，以松解股直肌张力。

（9）耻骨上缘阳性反应点　患者仰卧位，刀口线与人体纵轴一致，针刀体与皮肤垂直，按四步规程进针刀达耻骨上缘骨面，在此纵行切开 2 ～ 3 次，也可调转刀口线 90° 横行切开 1 ～ 2 次，以松解腹直肌张力。

7. 疗程　每次治疗的治疗点数量视患者病情而定，一般每次定点不超过 12 个。如患者耐受能力差，可分多次完成治疗。同一治疗点治疗间隔 3 ～ 7 天，不同定点可于次日治疗。一般 4 次为 1 个疗程，视患者病情确定疗程。

【术后手法及康复】

1. 术后手法

（1）前下错位选用股直肌牵拉手法。

（2）后上错位选用腘绳肌牵拉手法。

（3）骶髂关节复位手法：①前下错位选用屈膝屈髋法、屈膝屈髋压髂法等。②后上错位选用后伸扳法、俯卧拉臀压髂法等。

2. 康复训练　股四头肌训练、腘绳肌训练、臀中肌训练、臀大肌训练。

【器械配合】

后上错位型可配合绝对卧床与下肢皮牵引等治疗。

知识链接

胯骨错缝源性脊柱相关疾病

骶髂关节错位，中医学又称为“胯骨错缝”，存在“近期疗效好，远期疗效差”现象。该病日久，常导致寰枢关节紊乱、脊柱侧弯、颈肩腰腿痛（狭义的脊柱相关疾病）；痛经、尿失禁（广义的脊柱相关疾病）等，称为胯骨错缝源性脊柱相关疾病，易被漏诊、误诊，漏治、误治。此时，除了针对脊柱相关疾病采取针刀治疗外，采用胯骨错缝针刀松解术配合四步六招整体正骨法、卧式整体正骨法等整体脊柱调整手法，能够较好地提高中远期疗效，必要时可配合绝对卧床与下肢皮牵引等治疗。

第四节　膝关节骨性关节炎

膝关节骨性关节炎是指由于各种原因（创伤、持续劳损、肥胖等）所致关节软骨出现原发性或继发性退行性改变，并伴有软骨下骨质增生，从而使关节面逐渐被破坏及产生畸形，影响膝关节功能的一种退行性疾病。临床上又把膝关节骨性关节炎分为继发性和原发性两种。所谓继发性是指该病继发于关节的先天或后天畸形及关节损伤；原发性则多见于老人，发病原因多为遗传和体质虚弱等。针刀治疗原发性骨质增生有较好的效果。

【相关解剖】

膝关节骨性关节炎的病变点包括髌上囊、髌下脂肪垫、髌骨内外侧支持带、腓侧副韧带、胫侧副韧带、鹅足囊、髌韧带止点、前交叉韧带起点内外缘及后交叉韧带起点内外缘等。

1. 髌上囊　膝关节最大的滑囊，位于股四头肌腱和股骨前面之间，成年后此囊常与关节腔相通。

2. 髌下脂肪垫　全身最大的脂肪垫之一，位于髌韧带与膝关节囊的滑膜之间的区域内，为一个三角形的脂肪组织，脂肪垫向两侧延伸，体积逐渐变薄，超出髌骨两侧缘约10mm。在髌骨两侧向上延伸，形成翼状皱襞。髌下脂肪垫将关节囊的纤维层与滑膜分开，并将滑膜推向软骨面。对髌韧带起减少摩擦的作用，并对膝关节起稳定的作用。

3. 髌骨内外侧支持带　髌骨内外侧支持带为强韧的支持组织，位于髌骨及髌韧带两侧，与股四头肌和髌韧带共同组成伸膝装置。髌支持带起于股四头肌腱的内、外侧纤维，向下止于胫骨上端内面，内附着于髌骨侧缘前面，外侧纤维与外侧副韧带相连。髌支持带分为浅深两层：浅层纤维束垂直，连接股四头肌与胫骨；深层纤维束水平，从髌骨侧缘连到股骨内外上髁，又称为髌股韧带。另外，髌外侧支持带还与髂胫束和膝固有筋膜交织，髌内侧支持带与半膜肌、缝匠肌和膝固有筋膜相连，使膝关节的稳定性得到进一步加强。

4. 膝关节外侧副韧带　位于膝关节的外侧，呈椭圆状，小指般粗，长约50mm。向上附着于股骨外侧髁，紧靠腘肌沟上方；向下后止于腓骨头稍前。该韧带大部被股二头肌腱掩盖，与其浅面的股二头肌腱和髂胫束起加强和保护膝关节外侧部的作用。屈膝时该韧带松弛，伸膝时该韧带紧张。

5. 膝关节内侧副韧带　上方起自股骨内上髁收肌结节处，向下止于胫骨内侧髁的内侧面，又名胫侧副韧带。韧带扁宽呈带状，分浅、深两层，两层紧密结合，无间隙。深层纤维较短，内面与内侧半月板的中后部紧密相连，构成关节囊的一部分，亦称内侧关节囊韧带。浅层纤维较长，起于股骨内上髁顶部的收肌结节附近，止于胫骨上端的内面，距胫股关节面 40 ～ 50mm。膝关节完全伸直时，内侧副韧带最紧张，可阻止膝关节的外翻与小腿旋转活动。参见图 9–14。

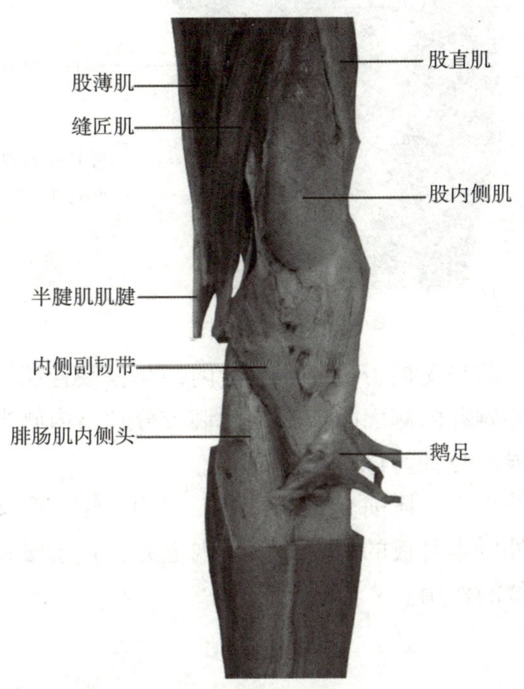

图 9–14　内侧副韧带

6. 鹅足囊　位于膝关节内侧，胫侧副韧带与半腱肌腱、股薄肌腱、缝匠肌腱之间，由于三个肌腱有致密的纤维膜相连，形似鹅足。有时此囊与缝匠肌腱下囊相通。鹅足囊具有润滑膝关节和减少膝关节运动时肌腱相互摩擦的作用。参见第八章第十四节图 8–15。

7. 髌韧带　股四头肌用力时，髌韧带被拉进，此时容易在髌尖和胫骨粗隆之间触及。髌韧带厚而坚韧，全长均可触及。

髌韧带位于膝关节前部，为股四头肌腱的延续部分，附着于髌骨底及两侧缘，上方起自髌骨尖和髌关节面的下方，向下止于胫骨粗隆及胫骨前嵴的上部，厚而坚韧，上宽约 30mm，下宽约 25mm，总长 60 ～ 80mm。髌韧带是全身最强大的韧带之一，可把股四头肌收缩的力传达给胫骨，使膝关节伸直。参见图 9–15。

髌骨下极的两侧还有由股内、外侧肌延续下来的伸膝腱膜形成的髌骨内、外侧斜束，维持髌骨的稳定，且起到加强膝关节囊与伸膝作用。故在伸膝装置的损伤中常同时受损。有时，斜束损伤增厚形成条索，引起弹响或疼痛，外侧尤为多见。

髌韧带的浅面和深面均有滑液囊，称髌下滑液囊，有减少摩擦的功能。

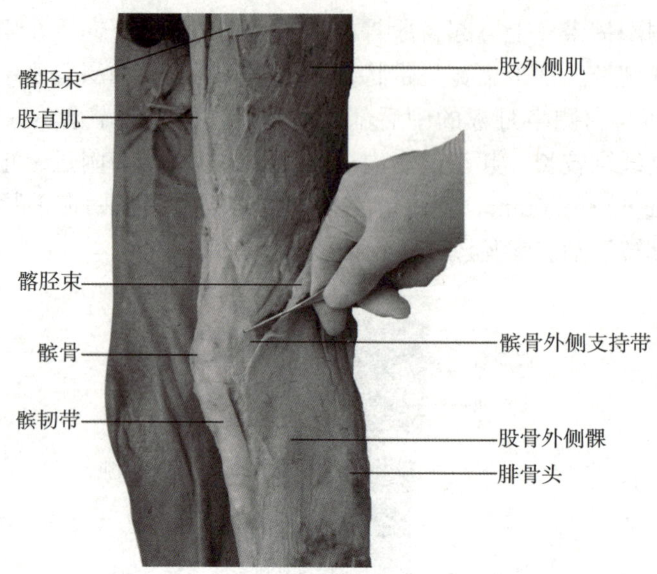

图 9-15 髌韧带

8. 前、后交叉韧带 前交叉韧带位于关节囊内，起自胫骨髁间隆起的前方内侧，斜向后外上方，止于股骨外侧髁内侧面的上部。此韧带分别与内侧半月板的前端和外侧半月板的前端相融合，有限制胫骨前移位的作用。

后交叉韧带位于关节囊内，居前交叉韧带的后内侧，较前交叉韧带短而坚韧。起自胫骨髁间隆起的后方及外侧半月板的后端，斜向内上方，止于股骨内侧髁的外侧面。此韧带有限制胫骨向后移位的作用。

参见图 9-16。

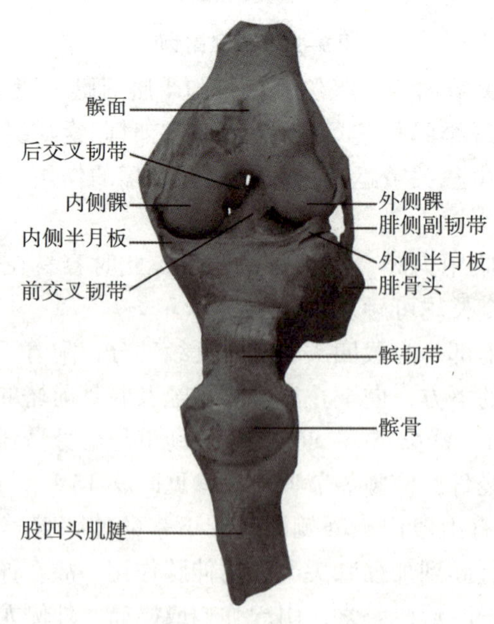

图 9-16 前后交叉韧带

9. 腓骨头 位于胫骨外侧髁后外稍下方，与胫骨粗隆在同一平面上，为腓骨上端的锥形膨大，又称腓骨小头。腓骨头的顶部呈结节状称腓骨头尖，有股二头肌腱及腓侧副韧带附着，有腓总神经通过。

10. 胫骨粗隆（胫骨结节） 胫骨粗隆位于胫骨上端与胫骨体连接处的前方，为一呈三角形的粗糙的骨性隆起，是髌韧带的抵止点。此处有胫骨粗隆皮下囊、胫骨粗隆腱下囊。

11. 胫骨内、外侧髁 为胫骨上端内外两侧的膨大处，位于膝关节内外侧的下方，并分别与股骨内外侧髁相对，内侧髁较大，外侧髁较突出，均易在皮下触及。胫骨外侧髁为髂胫束的主要附着处；胫骨内侧髁处有小腿内侧皮神经通过，深层有胫神经。

12. 股骨内上髁与外上髁 位于股骨内外侧髁的内外侧面，为一粗糙的凸隆，分别称为股骨内上髁和股骨外上髁。股骨内上髁较大，为膝关节胫侧副韧带附着部，内上髁的顶部有一个三角形的小结节，为收肌结节，有大收肌腱附着。股骨外上髁较小，有股外侧肌、膝关节腓侧副韧带附着。

【病因病理】

膝关节骨性关节炎根本的病因主要是继发性的，是由于膝关节周围的软组织损伤后，引起膝关节的力平衡失调导致疾病的发生。有研究证实，膝关节骨性关节炎是受外在因素的影响而形成的：一是膝关节周围的软组织损伤引起粘连、牵拉，破坏了膝关节的力平衡，使关节内产生高应力点；二是由于某种疾病，如类风湿关节炎，破坏了关节周围的软组织，从而使关节内力平衡失调而出现骨质增生及关节内压力加大。关节内压力加大又导致关节软骨生理代谢受到影响。

【临床表现】

1. 症状

（1）疼痛　疼痛部位多位于髌骨和股骨之间、髌骨周围及膝关节内侧，膝外侧与后侧疼痛较少，两处或两处以上部位疼痛，或疼痛部位不定。多数患者的疼痛为轻中度疼痛，少数患者疼痛较重。疼痛性质多为钝痛，伴有沉重感、酸胀感或僵滞感，活动不适。

该病的膝关节痛主要有以下特点：①始动痛：膝关节处于某一静止体位较长时间后，刚开始变化体位时出现疼痛，活动后疼痛减轻，负重和活动较多时又加重，具有“疼痛→减轻→加重”的变化规律。②负重痛：膝关节负重增加时出现疼痛或疼痛加重。③主动活动痛：主动活动时所产生的膝关节痛较被动活动时明显加重。④休息痛：膝关节长时间处于某一体位不变或夜间睡眠时疼痛，又称为“静止痛”。⑤疼痛与天气、气压、环境、情绪等因素有关：如寒冷及阴雨天时疼痛加重，又被称为“老寒腿”。

（2）畏寒　自感膝关节发凉、畏寒，遇寒加剧，得热则舒。

（3）功能障碍　包括两个方面：①膝关节运动节律改变：膝关节活动的协调性出

现异常，如打软、滑落感、跪倒感、错动感及摩擦音、弹响、交锁等。②膝关节运动受限：膝关节僵硬、不稳、活动范围减小等。

2. 体征

（1）膝关节肿胀　肿胀既可以由关节积液所致，也可以由软组织变性、增生所致（如滑膜肥厚、脂肪垫肥厚等）。对于出现膝关节肿胀的患者，需做浮髌试验以确定是否有关节积液。

（2）压痛　膝关节周围多处压痛。

（3）膝关节畸形　主要包括：①膝内外翻畸形：膝内翻畸形最为常见，可见“O”型腿或“X”型腿。②髌骨移位：髌骨的移位多为移向外侧，是因为髌骨的内外牵拉力量失去平衡所致。畸形一旦出现，可形成恶性循环：畸形可进一步加剧膝关节负荷分配的不均等，促使力线进一步移位，从而使畸形程度逐渐加重。

（4）浮髌试验检查　浮髌试验：患者取仰卧位，患侧膝关节伸直，放松股四头肌。检查者以一手挤压髌上囊，使关节液积聚于髌骨后方，另一手食指轻压髌骨，如有浮动感觉，即能感到髌骨碰撞股骨髁的碰击声，松压则髌骨又浮起，则为阳性。

【辅助检查】

1.X 线检查　可见膝关节骨质增生、关节间隙狭窄、髌骨移位、外侧髌股角消失、髌股吻合角异常等（图 9-17）。判断是否存在髌骨移位，主要依据膝关节 X 光髌骨轴位片：①髌骨外移：从髌骨外髁顶端引出一条与股骨髁连线的垂直线，正常髌骨外缘不超出该线，若超出 5mm 以上即为异常。②髌股倾斜角：指股骨内外髁前缘连线与髌骨内外侧缘连线相交的夹角，正常情况下小于 15°，若大于 15°则为髌骨倾斜。

2.MRI 检查　可见异常信号（图 9-18）。

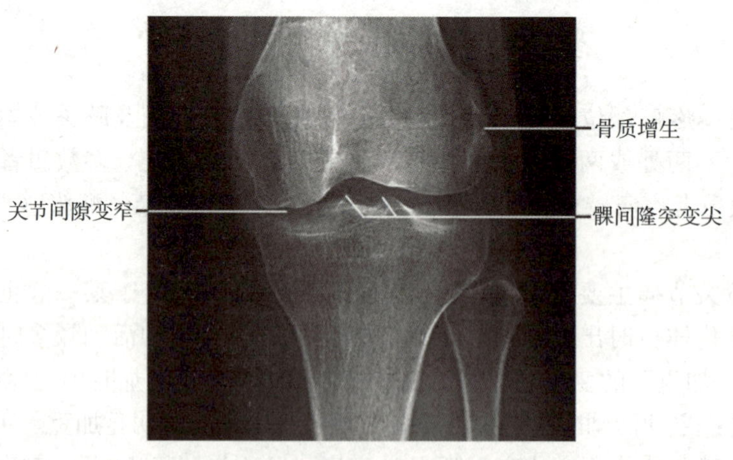

A. 正位

B. 侧位

图 9-17　膝关节 X 线片

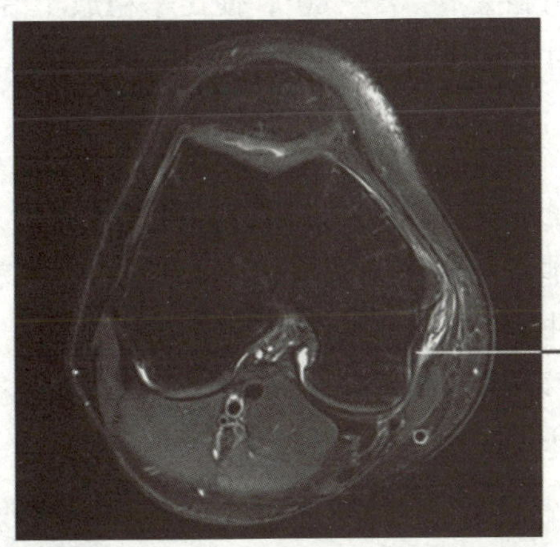

A

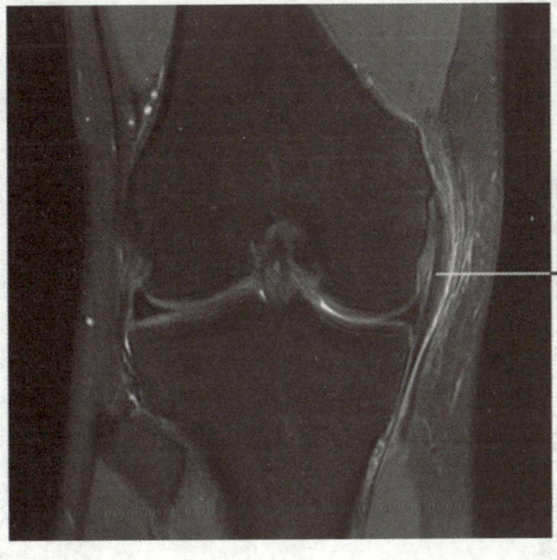

B

图 9-18　膝关节冠状位 MRI 片

附：膝关节骨性关节炎的诊断标准 ①1个月来大多数日子膝痛；②X线片（站立或负重位）显示关节间障变窄、软骨下骨硬化和（或）囊性变、关节缘骨赘形成；③关节液（至少2次）清亮、黏稠，红细胞＜2×10^9；④年龄≥40岁；⑤晨僵≤30分钟；⑥关节活动时有响声。具备以上①②或①③⑤⑥或①④⑤⑥，可诊断膝关节骨性关节炎。

【针刀治疗】

针刀对膝关节外软组织进行松解，对于改善软组织病变、缓解疼痛症状十分重要。同时，软组织病变的好转也有利于膝关节功能的改善，尤其是针刀对韧带、肌腱的松解，可以改善这些组织的高张力状态，对于纠正膝关节力线异常、降低关节内压都具有重要意义。从远期来看，力线改善、关节内压下降有利于关节软骨的再生，对于关节间隙的恢复也有一定的意义。

1. 体位 仰卧位，屈曲膝关节70°～80°，使足平稳放于治疗床上。

2. 体表标志 股骨内上髁、收肌结节、膝关节内侧间隙、胫骨粗隆、胫骨内外侧髁、髌骨。

3. 定点 胫侧副韧带、髌内侧支持带、髌韧带及周围、髌外侧支持带、腓侧副韧带及髂胫束、股四头肌腱及髌上囊、鹅足滑囊等处阳性反应点。

4. 消毒与麻醉 常规消毒，铺无菌洞巾，不麻醉或0.5%利多卡因局部麻醉，每点注射1～2mL，注入麻药时，必须先回抽注射器确认无回血。

5. 针刀器械 Ⅰ型4号针刀。

6. 针刀操作 参见图9-19。

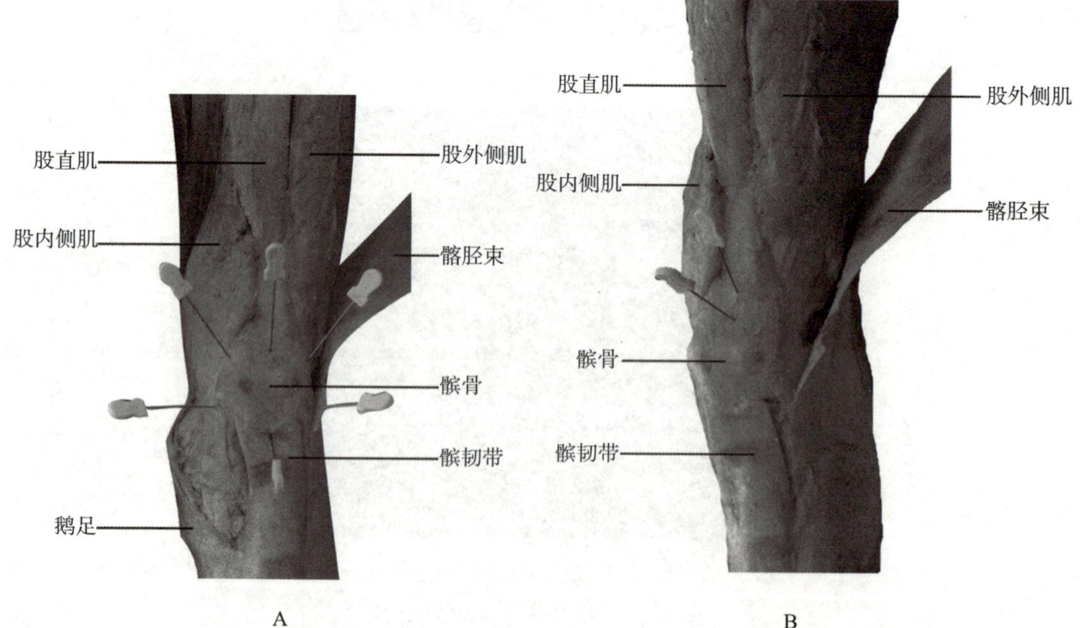

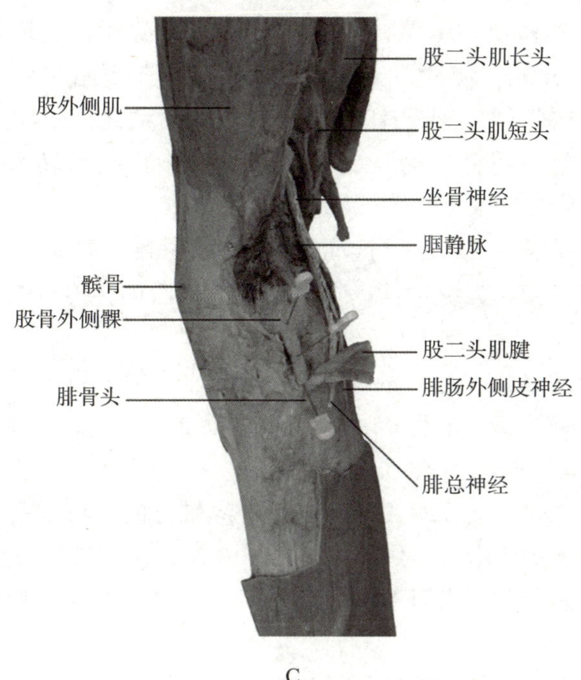

C

图 9–19　膝关节骨性关节炎针刀治疗

（1）胫侧副韧带点　刀口线与下肢纵轴方向一致，针刀体与皮肤垂直，按四步规程进针刀达胫侧副韧带，先纵横摆动 2 ～ 3 次，然后调转刀口线 90°，横行切开 2 ～ 3 次。

（2）髌内侧支持带点　刀口线与下肢纵轴方向一致，针刀体与皮肤垂直，按四步规程进针刀达髌内侧支持带，先纵横摆动 2 ～ 3 次，然后调转刀口线 90°，“十”字切开 2 ～ 3 次。

（3）髌韧带上、中、下三点

①髌韧带中点：仰卧位，患膝尽力屈曲成 80°左右。术者持 I 型 4 号针刀，刀口线与下肢纵轴方向一致，针刀体与皮肤垂直，按四步规程进针刀达髌韧带表面（可明显感到韧性阻力），稍用力下压针刀，使之穿越髌韧带（可有明显落空感），调整刀锋刺向髌韧带上 1/3 部深面，切割 2 ～ 3 下，切割深度约 2mm，以切开髌下深囊。再将针身向侧方倾斜下压，使针身紧贴皮肤表面（与皮肤夹角约为 15°），保持此角度推进针刀约 5mm，纵向扇形摆动针刀 45°～ 90°，以剥离髌韧带与髌下脂肪垫之粘连。术毕，将针刀提至髌韧带下方，将针身向另一侧倾斜，同样操作纵向扇形摆动 2 ～ 3 次。

②髌韧带上点（髌骨下缘处）：刀口线与下肢纵轴方向一致，针刀体与皮肤垂直，按四步规程进针刀达髌韧带表面，掉转刀口线与下肢纵轴成 90°，切割髌韧带 2 ～ 3 下。后将针身下摆，与皮肤约呈 45°，推进针刀到达髌骨尖端，沿髌骨内侧面探索切割 2 ～ 3 次，深度 5 ～ 10mm，将髌骨内侧面与脂肪垫之间的粘连剥离。

③髌韧带下点（胫骨粗隆上缘）：保持体位不变，在胫骨粗隆上缘压痛点处进针，刀口线与下肢纵轴平行，针刀垂直于皮肤表面刺入，直达胫骨粗隆上方骨面，先行提起针刀至髌韧带深面，再切向骨面 2 ～ 3 次，以切开胫骨粗隆腱下囊；再将针刀提至髌韧

带深面，将针身向侧方倾斜，下压针身使之紧贴皮肤表面（与皮肤夹角约为 15°），保持此角度推进针刀约 5mm，使针刀尖部进入髌韧带与髌下脂肪垫之间，纵向扇形摆动针刀约 45°～ 90°，以剥离髌韧带与髌下脂肪垫之间的粘连；同样操作另一侧，纵向扇形摆动 2 ～ 3 次。最后，将针刀提至皮下（髌韧带表面），调转刀口线 90°使其与下肢纵轴垂直，切割髌韧带 2 ～ 3 下。

（4）髌外侧支持带点　刀口线与下肢纵轴方向一致，刀体与皮肤垂直，按四步规程进针刀达髌外侧支持带，先纵横摆动 2 ～ 3 次，然后调转刀口线 90°，“十”字切割 3 次。

（5）腓侧副韧带及髂胫束点　刀口线与下肢纵轴方向一致，针刀体与皮肤垂直，按四步规程进针刀达腓侧副韧带和髂胫束，纵横摆动 2 ～ 3 次，再调转刀口线 90°，横行切开 1 ～ 2 次。

（6）股四头肌腱及髌上囊点　刀口线与下肢纵轴方向一致，针刀体与皮肤垂直，按四步规程进针刀达股四头肌腱，先纵横摆动 2 ～ 3 次，再调转刀口线 90°，“十”字切开 2 ～ 3 次，然后继续进针刀，当刀下有落空感时即已穿过股四头肌腱，纵横摆动 2 ～ 3 次，范围 0.5cm。

（7）鹅足滑囊点　刀口线与下肢纵轴方向一致，针刀体与皮肤垂直，按四步规程进针刀达骨面，纵横摆动 2 ～ 3 次。

（8）髌骨边缘阳性反应点　术者以右手拇指、食指捏持针柄，左手持纱布。辅助手拇指按在髌骨边缘，在定点处垂直进针，使针尖快速穿过皮肤达骨面（髌骨边缘），轻提针体 1 ～ 2mm，并调整刀口线使之与髌骨边缘平行，沿髌骨边缘切割 3 ～ 4 下，以松解髌内、外侧支持带等组织在髌骨边缘的附着处，减低其张力。每点操作相同。

术毕，拔出针刀，压迫止血，无菌敷料覆盖刀孔。

7. 疗程　每次治疗的治疗点数量视患者病情而定，一般每次定点不超过 10 个。如患者耐受能力差，可分多次完成治疗。同一治疗点治疗间隔 3 ～ 7 天，不同定点可于次日治疗。一般 4 次为 1 个疗程，视患者病情确定疗程。

【术后手法及康复】

1. 术后手法　股四头肌牵拉手法、膝关节助动手法。

2. 康复训练　股四头肌训练、腘绳肌训练、臀中肌训练、臀大肌训练。

【复习思考题】

1. 西医学和针刀医学对颈椎病病因病理的认识有什么不同？
2. 各种类型颈椎病的针刀治疗方法是什么？
3. 针刀治疗腰椎间盘突出症的方法是什么？
4. 骶髂关节紊乱的针刀治疗方法和术后手法有哪些？
5. 膝关节骨性关节炎的针刀治疗方法和康复方法有哪些？

第十章 周围神经卡压综合征

周围神经卡压综合征是指周围神经受到其周围组织的压迫，引起疼痛、感觉障碍、运动障碍及电生理学改变。神经周围的软组织是造成神经受压的重要因素之一，针刀松解神经周围的软组织是治疗周围神经卡压综合征的有效手段之一。

第一节 枕大神经卡压综合征

枕大神经卡压综合征是指因劳损、外伤等原因导致枕项部软组织渗出、粘连和痉挛，刺激、卡压或牵拉枕大神经，引起所支配区出现疼痛及感觉障碍的疾病。本病好发于长期低头伏案人员，如教师、学生、财务人员、银行人员等，发病年龄呈年轻化趋势。本病发病较急，容易反复发作。

【相关解剖】

1. 枕大神经的组成及分布 枕大神经即 C_2 神经后支的内侧支，自 C_2 神经后支发出，于寰椎后弓与枢椎椎板之间，绕过寰枢关节后向上行，穿过头半棘肌、斜方肌及枕后腱弓，在枕外隆突旁、上项线处，离颈后正中线 2.5 ～ 3cm 处穿出斜方肌肌腱膜及项部深筋膜至皮下上行，分成 2 ～ 5 支，与枕动静脉的分支伴行。枕大神经的分支较多，并且相互交织成网状，分布于上项线以上至颅顶部的皮肤，支配后头部皮肤的感觉。参见图 10–1。

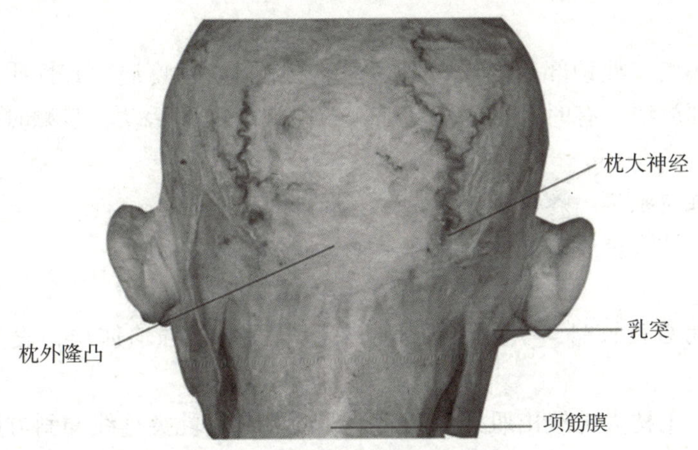

图 10–1 枕大神经周围解剖结构

2. 枕大神经的走行特点 根据其走行特点，可分为肌内段和筋膜内段。肌内段活动度大，不易受卡压；筋膜内段位于致密的骨纤维管内，此处有大量的腱纤维和筋膜束从不同方向缠绕神经和血管，且紧贴枕骨，不易分离。枕大神经在穿出肌肉进入筋膜内段处，称为枕大神经出肌处，近似于天柱穴，相当于两侧颞骨乳突连线与斜方肌外缘线交点稍偏外的软组织凹陷处。枕大神经在穿过头半棘肌与斜方肌之间的筋膜出处的小孔，称枕大神经筋膜出口，相当于枕外隆突与两侧颞骨乳突连线的中、内 1/3 交界处。枕大神经在此两处容易卡压。

【病因病理】

本病主要是由于枕大神经长期受到炎性物质刺激、牵拉或筋膜卡压，产生神经支配区域的疼痛。

1. 筋膜无菌性炎症 如由于长期的伏案工作，导致颈后部深筋膜的无菌性炎症，引起深筋膜炎性渗出、粘连，从而刺激和压迫枕大神经。

2. 骨关节错位 枕大神经绕行寰枢关节，当寰枢关节损伤、半脱位或脱位时，局部的炎性反应可以刺激或直接牵拉神经而引起症状。

3. 颈部肌肉病变 枕项部软组织长期劳损，颈肌挛缩，局部炎症渗出、粘连，结缔组织增生，枕大神经在穿经斜方肌、半棘肌时受到卡压。

4. 感冒 枕大神经穿出深筋膜的周围有淋巴结分布，如果感冒等引起淋巴结肿大，可导致枕大神经卡压而引起临床症状。

5. 上位颈椎炎性疾病 如风湿、椎间盘炎或肌腱、筋膜、韧带、软骨的炎性水肿，紧张挛缩，组织粘连，均可导致枕大神经受炎症刺激而产生相应的症状和体征。

6. 骶髂关节错位、胸腰椎压缩性骨折 也可因力平衡失调导致寰枢关节紊乱，颈项部肌肉、筋膜、韧带等紧张挛缩，组织粘连，可致枕大神经受炎症刺激或牵拉、卡压。

【临床表现】

1. 症状

（1）偏侧头痛 枕颈部一侧或双侧疼痛，多呈自发性疼痛，其性质为针刺样、刀割样；可向枕顶部放射，有时甚至放射到前额或眼眶；头部活动、咳嗽时可以诱发或加重疼痛的症状。

（2）局部肌肉痉挛 疼痛发作时常伴有局部肌肉痉挛。

（3）麻木 枕大神经支配区可有麻木感，偶尔感觉过敏。

2. 体征

（1）头略向后侧倾斜 头颅因颈部肌肉痉挛而处于强迫体位，表现为头略向后侧倾斜。

（2）压痛 ①枕大神经出肌处深压痛，即两侧颞骨乳突连线与斜方肌外缘线交点稍偏外的软组织凹陷中常有深压痛。②枕大神经筋膜出口处浅压痛，即枕外隆突与颞骨乳突连线的中、内 1/3 交界处压痛。③其他上项线处浅压痛，主要为中、内侧上项线处浅压痛。

（3）放射痛　各压痛点可向枕颈放射。

（4）感觉障碍　有时在枕大神经分布区尚有感觉过敏或感觉减退。

【鉴别诊断】

枕小神经卡压综合征　主要引起外侧枕部及耳郭背面等枕小神经所支配区疼痛及感觉障碍的疾病。枕小神经为颈丛分支，发自 C_2，有时有 C_3 纤维，上行经寰椎横突之前，在胸锁乳突肌后缘向后上方行走，至头下部穿出深筋膜继续上行，分布于枕部及耳郭背面上部的皮肤。压痛主要为枕外隆突与两侧颞骨乳突连线的中、外 1/3 交界处，乳突后缘，中、外侧上项线等处。

【针刀治疗】

1. 体位　患者取俯卧位。

2. 体表标志　枕外隆突、颞骨乳突、上项线。

3. 定点　枕大神经出肌处、枕大神经筋膜出口处。

4. 消毒与麻醉　常规消毒，铺无菌洞巾，不麻醉或 0.5% 利多卡因局部麻醉，每点注射 1 ～ 2mL，注入麻药时，必须先回抽注射器确认无回血。

5. 针刀器械　Ⅰ型 4 号针刀。

6. 针刀操作

（1）枕大神经出肌处　刀口线与人体纵轴一致，针刀体与皮肤垂直，按四步规程进针刀 1 ～ 1.5cm，纵行切开 2 ～ 3 次。

（2）枕大神经筋膜出口处　刀口线与人体纵轴一致，保持针刀体向脚侧倾斜 45°，与枕骨垂直，按四步规程进针刀达枕骨骨面，在骨面切开 2 ～ 3 次。调整刀口线 90°，铲切 2 ～ 3 次，范围 0.5cm。

术毕，拔出针刀，压迫止血，无菌敷料覆盖针口。

7. 疗程　每周治疗 1 次，4 次为 1 个疗程，视患者病情确定疗程。

【术后手法及康复】

1. 术后手法

（1）颈肌牵拉手法。

（2）颈椎整复手法，必要时胸椎整复手法、腰椎整复手法、骨盆整复手法。

（3）弹拨枕大神经、枕小神经周围肌筋膜，使其松弛。

2. 康复训练　颈部稳定性训练。

第二节　肩胛背神经卡压综合征

肩胛背神经卡压综合征，又称“肩胛背神经损伤”，是指在其走行中，肩胛背神经或C_5神经根因各种原因造成卡压或嵌顿等损伤而引起的疼痛，表现以颈肩背疼痛不适为主，偶尔伴有腋、侧胸壁的酸痛不适。常见于中青年女性，与天气有关，阴雨天、冬天加重，劳累后也可加重。

【相关解剖】

肩胛背神经来自C_5神经根，也常接受一部分C_4神经。在颈神经刚出椎间孔时发出，肩胛背神经为前斜角肌所掩盖，向后下方越过中斜角肌表面或穿过该肌与副神经并行，至肩胛提肌前缘，经该肌和菱形肌的深侧，沿肩胛骨内侧缘下降，到肩胛骨下角，分布于肩胛提肌及大小菱形肌（图 10–2）。

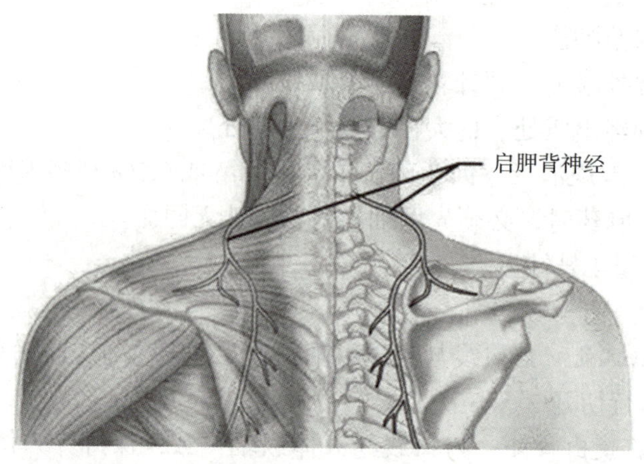

图 10–2　肩胛背神经

（1）*肩胛提肌*　位于颈项两侧，起自$C_{1\sim4}$的横突，肌纤维斜向后外下行，止于肩胛骨上角和肩胛骨脊柱缘的上部，肌肉上部位于胸锁乳突肌深侧，下部位于斜方肌的深面，为一对带状长肌。有上提、内收肩胛骨并使肩胛骨下回旋的作用。

（2）*菱形肌*　分为大、小菱形肌。小菱形肌起于颈椎$C_{6、7}$棘突，止于肩胛骨脊柱缘；大菱形肌起于$T_{1\sim4}$棘突，止于肩胛骨脊柱缘。大、小菱形肌之间有一层非常薄的蜂窝组织层。在临床常见的菱形肌损伤中，大、小菱形肌可同时发生损伤，也可单个肌肉损伤。

【病因病理】

本病主要是由于肩胛背神经长期受到炎性物质刺激、牵拉或筋膜卡压，产生神经支配区域的疼痛。

1. 筋膜无菌性炎症　如由于长期的伏案工作，导致颈肩背部深筋膜的无菌性炎症，引起深筋膜炎性渗出、粘连，从而刺激和压迫肩胛背神经。

2. 骨关节错位　肩胛背神经来自 C_5 神经根，也常接受一部分 C_4 神经。当颈椎中下段、胸椎上段损伤、错缝时，局部的炎性反应可以刺激或直接牵拉神经而引起症状。

3. 颈肩部肌肉的病变　颈肩部软组织长期劳损，斜角肌挛缩，局部炎症渗出、粘连，结缔组织增生，肩胛背神经在穿经中斜角肌时受到卡压。

本病的发生与颈椎、肩胛骨及其周围组织的平衡协调与否密切相关。在各种病因的作用下，颈椎及肩胛骨本身发生病理损害，其关节附属结构（韧带、相关肌肉）发生劳损，进而引起肩胛背神经周围软组织发生结节、瘢痕和挛缩等病变，导致肩胛背神经卡压引起的一系列症状，如颈肩背部不适、酸痛等。

【临床表现】

1. 症状

（1）常见症状　以颈肩背部不适、酸痛为主要症状。上臂后伸、上举时颈部有牵拉感。颈肩背部酸痛常使患者不能入睡。

（2）少见症状　少数病例可有肩部无力，偶有手麻和腋、侧胸壁的酸痛不适。

2. 体征　部分患者可有前臂感觉减退，少数患者上肢肌力特别是肩外展肌力下降。胸锁乳突肌后缘中点及第 $T_{3、4}$ 棘突旁 3cm 处有明显压痛点。

【辅助检查】

颈椎及肩胛骨的 X 线、CT 和 MRI 检查可了解颈椎及肩胛骨骨质改变情况、关节间隙的变化、关节本身的发育情况，同时还可进行鉴别诊断。

【针刀治疗】

1. 体位　俯卧位或侧卧位。

2. 体表标志　肩胛骨上角、肩胛冈、肩胛骨内侧缘、中下段颈椎棘突、$T_{1～4}$ 棘突。

3. 定点　肩胛骨上角、肩胛骨内侧缘、$C_{4～7}$ 棘突、$T_{1～4}$ 棘突、中斜角肌等处阳性反应点。

4. 消毒与麻醉　常规消毒，铺无菌洞巾，不麻醉或 0.5% 利多卡因局部麻醉，每点注射 1～2mL，注入麻药时，必须先回抽注射器确认无回血。

5. 针刀器械　Ⅰ型 4 号针刀。

6. 针刀操作

（1）肩胛骨上角点　患者俯卧位。刀口线与肩胛骨上缘平行，针刀体与皮面垂直，按四步规程进针刀达肩胛骨上角，沿骨缘切开肩胛提肌止点 1～3 次。

（2）肩胛骨内侧缘点　患者俯卧位。刀口线与肩胛骨内侧缘平行，针刀体与皮面垂直，按四步规程进针刀达肩胛骨内侧缘骨面，沿骨缘切开大、小菱形肌止点，纵行切开 2～3 次（图 10–3）。

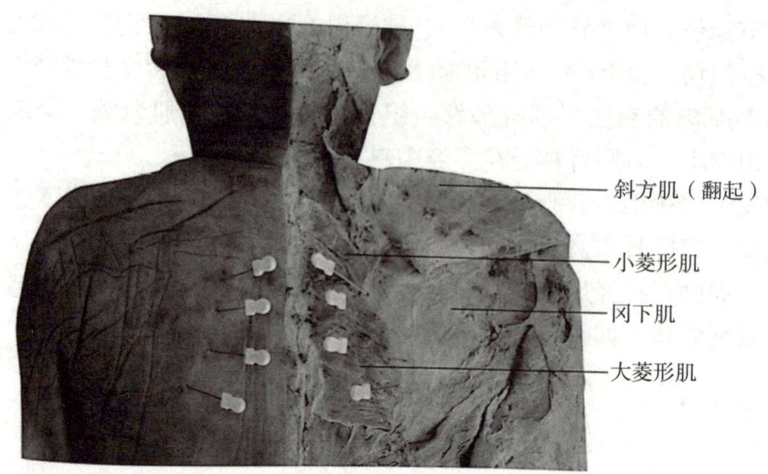

图 10-3 针刀松解菱形肌止点

（3）脊柱棘突点　患者俯卧位。刀口线与矢状面平行，针刀体与皮面垂直，按四步规程进针刀至棘突，纵行切开 2 ～ 3 次。

（4）中斜角肌阳性反应点　患者侧卧位，患侧在上。刀口线与颈椎纵轴平行，针刀体与皮面垂直，按四步规程进针刀至阳性反应点，纵行切开 2 ～ 3 次。

7. 疗程　每周治疗 1 次，4 次为 1 个疗程，视患者病情确定疗程。

【术后手法及康复】

1. 术后手法　患者坐于椅上。医生站在患者背后，先将患者双手拢胸抱住双侧肩部，再将患者双肘抱住向后上方端提，使胸椎复位。

2. 康复训练

（1）肩胛骨回缩法　只需站直并在躯干两侧弯曲肘部，形成 90°角。小心地将肩胛骨拉在一起，保持约 10 秒钟，然后重复上述动作，10 次 / 组。

（2）肩胛骨伸展法　以站立姿势开始，同时将双手放在头顶上方，肘部应弯曲并向外指向每一侧。保持肘部弯曲，将手臂向下拉，使肘部指向地面，同时将肩胛骨挤压在一起后重复上述动作，10 次 / 组。

（3）举臂法　保持放松站立，双腿分开与臀部的距离，准备一个阻力带。保持腿的距离，用脚底踩在阻力带的一端，同时手握住阻力带的另一端，手臂与躯干在同一平面上，从侧面慢慢抬起和放下手臂。然后重复上述动作，10 次 / 组。

第三节　臀上皮神经卡压综合征

臀上皮神经卡压综合征又称“臀上皮神经损伤”“臀上皮神经炎”，是指臀上皮神经经过髂嵴骨纤维管处，由于腰臀部各种急性、亚急性损伤或慢性劳损等原因造成的卡压或嵌顿等损伤而引起的疼痛，是引起腰腿痛的常见原因之一。臀上皮神经卡压的好发部位在其行程中的出孔点、横突点、入臀点等处。过去对该病没有清楚的认识，笼统地称为腰痛。针刀治疗对于诊断明确的臀上皮神经卡压综合征有确切的疗效。

【相关解剖】

1. 臀上皮神经的组成　由 T_{12} ～ L_3 脊神经后外侧支的皮支组成。腰神经后外侧支的分支分布于椎间关节连线外侧方的多个部位，如横突间韧带、髂腰韧带、胸腰筋膜和竖脊肌等，T_{12} ～ L_3 后外侧支分出皮支，这些皮支在竖脊肌外侧缘邻近髂嵴处穿出胸腰筋膜后层，组成臀上皮神经，然后越过髂嵴进入臀部浅筋膜层，支配臀部皮肤。

2. 臀上皮神经的分布　臀上皮神经一般分为前、中、后 3 支，它们从不同平面贯穿包括胸腰筋膜后层在内的不同结构后浅出，最终都进入臀部。高位穿出者位于最外侧，低位穿出者位于最内侧，其中中支最粗大，分布于臀中间大部，最长者可至股后部腘窝平面之上。从起始到终点，臀上皮神经大部分行走在软组织中，将其循行过程分为四段、六点、一管。“六点”和“一管”处是易被卡压而出现临床症状的位置，尤其是横突点、入臀点。这“六点”也是针刀松解治疗臀上皮神经卡压综合征的常用治疗点。

（1）四段　①骨表段：椎间孔发出后，沿横突背行走并被纤维束固定。②肌内段：进入骶棘肌，向下向外走行于肌内，走出骶棘肌。③筋膜下段：走行于胸腰背筋膜浅层深面。④皮下段：走出深筋膜，与筋膜下段成一钝角的转折，向下外走行，穿行于皮下浅筋膜。此段跨越髂嵴，经过由坚强的骶棘肌、腰背筋膜在髂嵴的上缘附着处所形成的骨纤维性扁圆形隧道进入臀筋膜。

（2）六点　①出孔点：腰神经后支的外侧支自发出到进入骨纤维孔处。②横突点：后外侧支出孔后沿横突的背面和上面走行，在横突处被纤维束固定。③入肌点：后外侧支离开横突后进入骶棘肌的入口处。④出肌点：在骶棘肌逐渐浅出胸腰筋膜处。⑤出筋膜点：由胸腰筋膜浅层深面穿出皮下浅筋膜处。⑥入臀点：越过髂嵴进入臀部处。

（3）一管　由坚强的骶棘肌、腰背筋膜在髂嵴的上缘附着处所形成的骨纤维性扁圆形隧道。其组成包括上下内外壁，上壁是竖脊肌骨筋膜鞘、背阔肌筋膜和深筋膜的横行纤维组成，下壁由髂嵴缘组成，内侧壁由竖脊肌处髂骨软骨突起组成，外侧壁由背阔肌处的软骨突起组成。前口开口于竖脊肌筋膜鞘，后口开口于深筋膜。

【病因病理】

1. 病因

（1）解剖因素　在臀上皮神经损伤的发病过程中，解剖因素占有十分重要的地位。臀上皮神经在行程中转折较多、角度较锐，神经又相对固定在筋膜鞘及骨纤维管和臀部浅筋膜的神经鞘中，竖脊肌在受损和痉挛时，神经易受牵拉与挤压，尤其是髂嵴处。臀上皮神经在穿出骶髂筋膜形成的卵圆形的孔隙处是一个薄弱环节。一旦腰部损伤，臀肌强力收缩而发生局部压力增高，可使筋膜深部脂肪组织从孔隙处向浅层疝出、嵌顿等，引起腰痛。

另外，当躯体做突然旋转、仰、俯等运动时，皮肤和浅筋膜等浅层结构的活动度较大，深层筋膜活动度则较小，容易造成深筋膜裂隙，或其固定臀上皮神经的边缘对后者的挤压或牵拉，从而使神经损伤。

（2）损伤因素

①外力直接作用：筋膜后层大多数由横行纤维组成，少量纵行纤维止于髂嵴后缘和竖脊肌腱膜，因此承受横行的力较大，而纵行的力较小。当外部暴力作用时，筋膜在髂嵴的止点处易撕裂，神经在这些撕裂处移位时可受到卡压。病程迁延，撕裂的组织形成瘢痕、与神经发生粘连，躯体活动时神经即可被牵拉而移位，从而受到刺激发生疼痛。

②躯干向健侧过度弯曲或旋转：躯干向健侧过度弯曲或旋转时，臀上皮神经受牵拉，可发生神经的急、慢性损伤，或向外侧移位，造成神经水肿、粘连而出现卡压。

③骨关节错位：腰椎小关节紊乱、腰骶关节错位、骶髂关节错位时，骨骼、肌肉、筋膜等位置相应地发生位移，臀上皮神经在横突点、入臀点处更易受牵拉、挤压等刺激而产生症状。

2. 病理 临床上触及的痛性筋束，肉眼观察呈小片状，较触及的短小，与臀中肌及臀腱膜粘连，为纤维性粘连。全部束状物均非神经，与肉眼所见的神经支也无粘连。这些束状结节，光镜下观察均系纤维脂肪组织，其中有小血管壁增厚、炎性细胞浸润。可见横纹肌纤维，偶尔夹有神经纤维。

【临床表现】

1. 症状 主要表现为一侧或两侧腰臀部或大腿外上方疼痛，呈弥散性刺痛、酸痛或撕裂样疼痛，而且疼痛常常持续发生，很少有间断发生。一般疼痛的部位较深，区域模糊，没有明确的界限。急性期疼痛较剧烈，并向大腿后外侧放射，但常不超过膝关节；患者臀部可有麻木感，但无下肢麻木；患者常诉起坐困难，弯腰时疼痛加重。

2. 体征 多数患者可以检查到固定的压痛点，其压痛点与臀上皮神经行程中的六个固定点基本相符，尤其在 L_3 横突（横突点）和骶髂终点（入臀点）及其下方压痛明显，按压时可有胀痛或麻木感，并向同侧大腿后方放射，一般放射痛不超过膝关节。直腿抬高试验多为阴性，腱反射正常。

【针刀治疗】

1. 体位 患者取俯卧位。

2. 体表标志 髂嵴、肋弓下缘、竖脊肌外侧缘。

3. 定点 L_3 横突、髂嵴中段阳性反应点。

4. 消毒与麻醉 常规消毒，铺无菌洞巾，不麻醉或 0.5% 利多卡因局部麻醉，每点注射 1 ～ 2mL，注入麻药时，必须先回抽注射器确认无回血。

5. 针刀器械 Ⅰ型 3 号针刀、Ⅰ型 4 号针刀。

6. 针刀操作（图 9–4）

（1）L_3 横突　刀口线与人体纵轴一致，针刀体与皮面垂直，按四步规程进针刀达横突骨面后，针刀体向外移动，当有落空感时即到达 L_3 横突尖臀上皮神经的横突点，在此切开筋膜 2～3 次。

（2）入臀点　刀口线与人体纵轴一致，针刀体与皮面垂直，按四步规程进针刀达髂嵴上缘骨面后，针刀体向上移动，当有落空感时，即到达髂嵴上缘臀上皮神经的入臀点，在此切开 2～3 次，深度 0.5cm。

术毕，拔出针刀，压迫止血，无菌敷料覆盖针口。

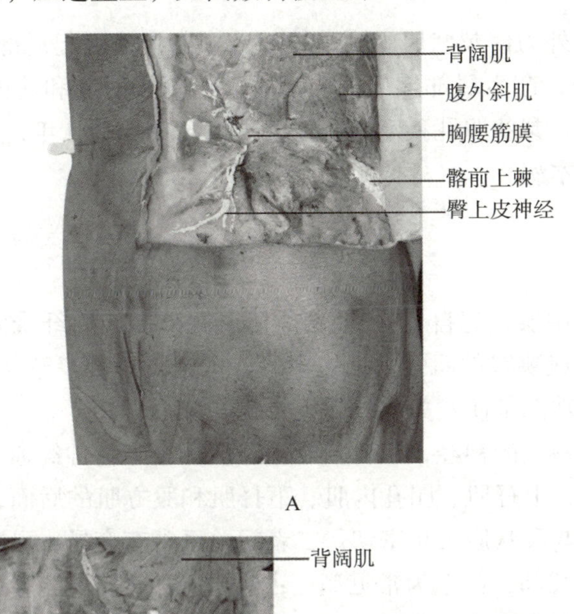

A

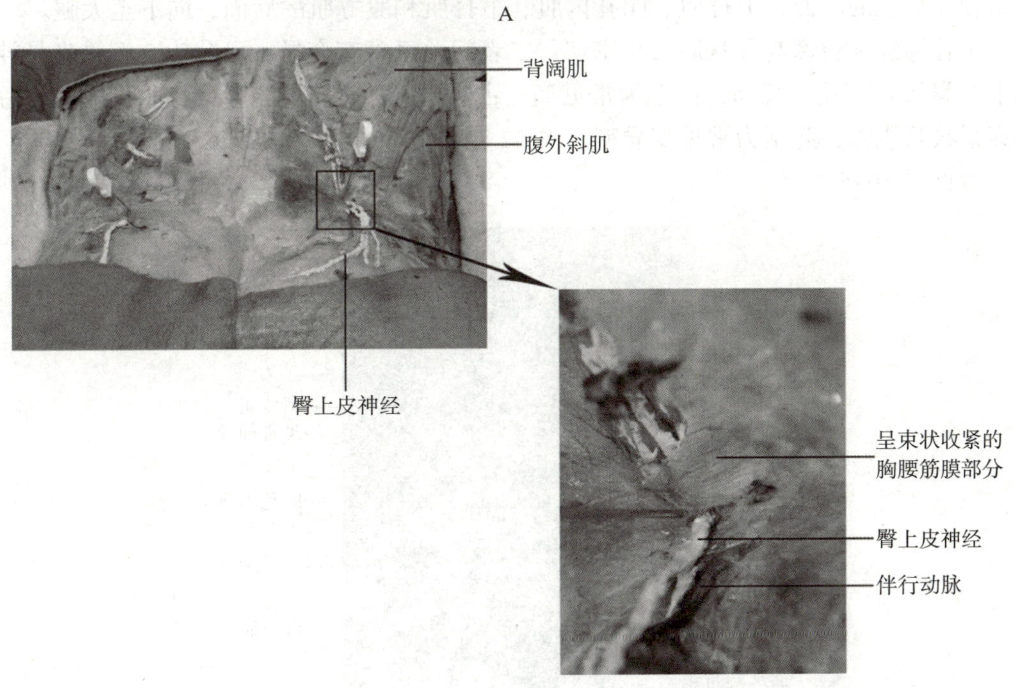

B

图 10–4　臀上皮神经卡压综合征针刀治疗

7. 疗程 每周治疗 1 次，4 次为 1 个疗程，视患者病情确定疗程。

【术后手法及康复】

1. 术后手法 骨盆整复手法、腰椎整复手法、腰背肌牵拉手法。
2. 康复训练 核心稳定性训练、臀中肌和臀大肌训练。

第四节　梨状肌综合征

本病是由于间接外力使梨状肌受到牵拉而造成撕裂，引起局部充血、水肿、痉挛，刺激或压迫坐骨神经，产生局部疼痛并向下肢后外侧放射痛和功能障碍等一系列症候群，又称梨状肌损伤、梨状肌孔狭窄综合征。本病多见于青壮年，男女比例为 2∶1，劳累、感受寒湿可诱发本病。

【相关解剖】

梨状肌位于臀部中层，起自 $S_{2\sim4}$ 前面的骶前孔外侧，肌纤维向外下方穿过坐骨大孔出骨盆至臀部，形成狭窄的肌腱，抵止于股骨大粗隆顶部。梨状肌为髋关节外旋肌，受骶丛神经支配，其功能是使髋关节外展、外旋。

坐骨神经为全身最大的神经，起自腰骶神经丛，经坐骨神经通道穿至臀部，位于臀大肌和梨状肌的前面，上孖肌、闭孔内肌、下孖肌和股方肌的后面，向下至大腿。

坐骨神经在臀部与梨状肌关系密切，二者间关系常有变异，可分为 9 型：坐骨神经总干穿梨状肌下孔至臀部，此型为常见型，占 61.19%；胫神经穿梨状肌下孔，腓总神经穿梨状肌肌腹，此型为常见变异型，占 32.89%；其余 7 型占 5.92%。

参见图 10-5。

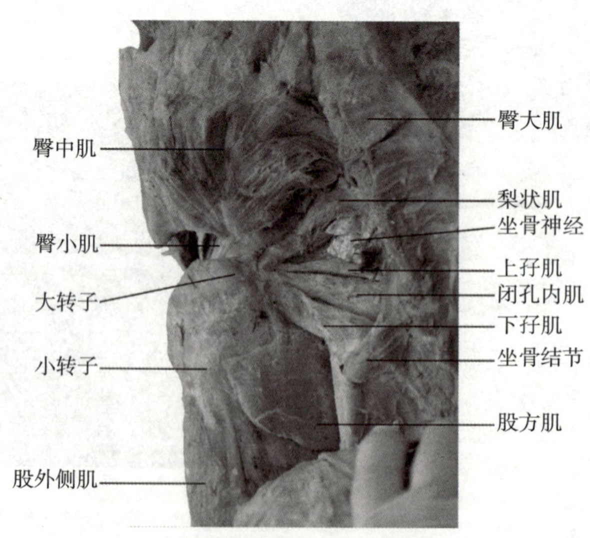

图 10-5　梨状肌与坐骨神经

【病因病理】

1. 梨状肌损伤 梨状肌损伤多由间接外力所致，如闪扭、跨越、下蹲等，尤其在负重时，髋关节过度外展、外旋或下蹲猛然直立用力，梨状肌突然过度收缩或牵拉而致撕裂损伤，或者跌仆闪扭致骶髂关节前下错位，骶骨与股骨大转子之间距离增加，梨状肌被过度牵拉而撕裂损伤，均可导致局部渗血、水肿，引起无菌性炎症，肌肉产生保护性痉挛，从而刺激或压迫周围的神经、血管而产生症状。

2. 梨状肌变异 在解剖学上，坐骨神经紧贴梨状肌下缘穿出为正常型。梨状肌变异是指坐骨神经和梨状肌的解剖位置发生改变。梨状肌变异有两种类型：一是坐骨神经从梨状肌肌腹中穿出；另一类是指坐骨神经高位分支，即坐骨神经在梨状肌处就分为腓总神经和胫神经，腓总神经从梨状肌肌腹中穿出，胫神经在梨状肌下穿出。在临床上梨状肌综合征好发于上述变异，显然和这一解剖结构上的异常情况有密切关系。一旦梨状肌损伤或感受风寒湿邪，即可使梨状肌痉挛收缩，导致梨状肌营养障碍，出现弥漫性水肿、炎症而使梨状肌肌腹钝厚、松软、弹性下降等，梨状肌上、下孔变狭窄，从而刺激或压迫坐骨神经、血管等出现一系列临床症状。

3. 骶髂关节的病变及梨状肌腱止端下方与髋关节囊之间滑液囊的炎症等 骶髂关节的病变或滑液囊的炎性病变可刺激梨状肌引起痉挛，并可通过炎性刺激梨状肌和坐骨神经产生坐骨神经痛。当神经根周围有瘢痕或蛛网膜炎时，从椎间孔到臀部一段坐骨神经发生粘连，导致坐骨神经张力增大，移动范围缩小，易被梨状肌压迫。

【临床表现】

1. 症状

（1）干性坐骨神经痛 大部分患者有外伤史，如闪、扭、跨越、负重下蹲；部分患者有受凉史。臀部深层疼痛，疼痛可呈烧灼样、刀割样或蹦跳样疼痛，且有紧缩感，疼痛逐渐沿坐骨神经分布区域出现下肢放射痛。

（2）活动受限 患侧下肢不能伸直，自觉下肢短缩，步履跛行，或呈鸭步移行。髋关节内收、内旋活动受限。

（3）麻木 病久，小腿外侧可有麻木症状。

（4）会阴部下坠不适 少见。

2. 体征

（1）压痛 沿梨状肌体表投影区有明显压痛，沿坐骨神经走行可有明显压痛。

（2）肌痉挛 在梨状肌处可触及条索样改变或弥漫性肿胀的肌束隆起。日久可出现臀部肌肉萎缩、松软。

（3）患侧下肢直腿抬高试验 在60°以前疼痛明显，当超过60°时疼痛反而减轻。

（4）梨状肌紧张试验阳性 患者仰卧位于检查床上，将患肢伸直，做内收内旋动作，如坐骨神经有放射性疼痛，再迅速将患肢外展外旋，疼痛随即缓解，即为梨状肌紧张试验阳性。

【辅助检查】

X线片可协助诊断骶髂关节错位，并可排除髋关节的骨性疾病。

【鉴别诊断】

1. 腰椎间盘突出症 腰痛伴一侧根性坐骨神经痛，当腹压增高（如咳嗽）时会加重麻木、疼痛，一般坐位时疼痛加重，而卧位时疼痛减轻。病椎旁深压痛，叩击放射痛，直腿抬高试验和加强试验阳性，挺腹试验阳性，屈颈试验阳性。CT和MRI检查等可显示腰椎椎间盘膨出或突出、脱出、游离。

2. 臀上皮神经损伤 疼痛以一侧臀部及大腿后侧为主，痛不过膝，在髂嵴中点下方2～3cm处有一压痛明显的条索状物，梨状肌紧张试验阴性。

【针刀治疗】

1. 体位 俯卧位。

2. 体表标志 髂后上棘、尾骨尖、股骨大转子。

3. 定点 坐骨神经出梨状肌下孔点，髂后上棘与尾骨尖连线的中点与股骨大转子连线的中、内1/3交点处。

4. 消毒与麻醉 常规消毒，铺无菌洞巾，不麻醉或0.5%利多卡因局部麻醉，每点注射1～2mL，注入麻药时，必须先回抽注射器确认无回血。

5. 针刀器械 Ⅰ型3号针刀。

6. 针刀操作 刀口线与下肢纵轴一致，针刀体与皮肤垂直，按四步规程进针刀经皮肤、皮下组织、浅筋膜、肌肉，当患者有麻木感时，已到坐骨神经在梨状肌下孔的部位，退针刀2cm，针刀体向内或者向外倾斜10°～15°再进针刀，有坚韧感时，即到坐骨神经在梨状肌下孔的卡压点，切开1～3次，范围0.5cm。

术毕，拔出针刀，局部压迫止血3分钟后，无菌敷料覆盖刀孔。

7. 疗程 每周治疗1次，4次为1个疗程，视患者病情确定疗程。

【术后手法及康复】

1. 术后手法 梨状肌牵拉手法，必要时骨盆复位手法。

2. 康复训练 核心稳定性训练、臀中肌和臀大肌训练。

第五节 股外侧皮神经卡压综合征

股外侧皮神经在其走行过程中因某种致压因素卡压引起大腿前外侧疼痛、麻木等一系列症状，称为股外侧皮神经卡压综合征。

【相关解剖】

股外侧皮神经由 $L_{1\sim3}$ 神经发出，通过腰大肌外缘向下跨过髂窝，先位于髂筋膜深面，至近腹股沟韧带处即位于髂筋膜中，神经于髂前上棘内侧下方 1.0 ～ 1.5cm 处穿出腹股沟韧带的纤维性管道。纤维性管道长 2.5 ～ 4.0cm，此处的神经干较为固定。股前外侧皮神经出腹股沟韧带的纤维性管道后行于大腿阔筋膜下方，于髂前上棘下方 3.0 ～ 5.0cm 处穿过阔筋膜，在此点神经亦相对固定。以上两处相对固定的神经段，正好位于髋关节的前方。随髋关节的屈伸，该段神经容易受到牵拉和挤压。另外，股前外侧皮神经在骨盆内行程长、出骨盆入股部时形成的角度大、穿过缝匠肌的途径有变异等，均可诱发神经卡压。在股部可将股前外侧皮神经分为主干型（占 42.5%）和无主干型（占 57.5%）两类。主干型以一粗大主干跨越腹股沟韧带至股部，再分为前、后两支（占 25%）或前、中、后三支（占 17.5%）；无主干型在股部直接以前、后支（占 35%）或前、中、后支（占 22.5%）两种形式出现。

【病因病理】

股外侧皮神经为感觉神经，由 $L_{1\sim3}$ 神经发出，通过腰大肌外侧缘，斜过髂肌，沿骨盆经腹股沟韧带之深面，在髂前上棘下穿出阔筋膜至股部皮肤。在股外侧皮神经走行过程中，任何一处都可由于急慢性外伤作用、先天解剖变异、骨盆骨折错位、妊娠、炎症、疝气、肿块、异物、衣裤过紧、受凉等原因导致股外侧皮神经受到压迫，而引起股外侧皮神经卡压。

脊椎退行性骨关节炎、强直性脊柱炎、腰椎间盘突出症、骶髂关节错位等也可压迫刺激 $L_{1\sim3}$ 神经而引发本病。

全身性疾病，如痛风、糖尿病、肥胖、动脉硬化、风湿热、梅毒、乙醇中毒，甚至流感都可导致股外侧皮神经发生炎症。

【临床表现】

1. 症状

（1）常为单侧发生，少数双侧发病。

（2）大腿前外侧感觉异样，如蚁行、烧灼、麻木、寒凉和刺痛感等。症状以夜间更为明显，常影响睡眠。

（3）发病初时疼痛呈间断性，后逐渐变为持续性，急性发作时疼痛较为剧烈。

（4）站立或行走时间过长、下肢活动时衣服摩擦患部可使感觉异常加重。

（5）无明显肌肉萎缩和活动受限。

2. 体征　髂前上棘内下方 1.5 ～ 3.0cm 有压痛，该处 Tinel 征阳性，股前外侧感觉减退或过敏。后伸髋关节、牵拉股外侧皮神经时，症状加重。

【辅助检查】

本病的局部X线片无异常。皮层体感诱发电位检查可示P1、N1波潜伏期较健侧延长。

【鉴别诊断】

本病应当与腰椎间盘突出症、腰椎管狭窄症及其他原因引起的坐骨神经痛等疾病相鉴别。

【针刀治疗】

1. 体位 仰卧位。

2. 体表标志 髂前上棘。

3. 定点 髂前上棘内下方1.5～3.0cm压痛点。

4. 消毒与麻醉 常规消毒，铺无菌洞巾，不麻醉或0.5%利多卡因局部麻醉，每点注射1～2mL，注入麻药时，必须先回抽注射器确认无回血。

5. 针刀器械 I型4号针刀。

6. 针刀操作 术者左手拇指按压于患者髂前上棘定点位置，右手持I型4号针刀，使针身垂直于髂前上棘骨面，刀口线方向与身体矢状面平行，按四步规程进针刀，将针刀刺入皮肤后谨慎深入并慢慢到达髂前上棘骨面，若有触电感出现（碰触股外侧皮神经），则立即向侧方稍移刀锋以避开神经，到达骨面后轻提针刀2～3mm，使刀锋移至腹股沟韧带表面，然后再切至骨面以将腹股沟韧带少量松解，每点切割2～3下。参见图10-6。

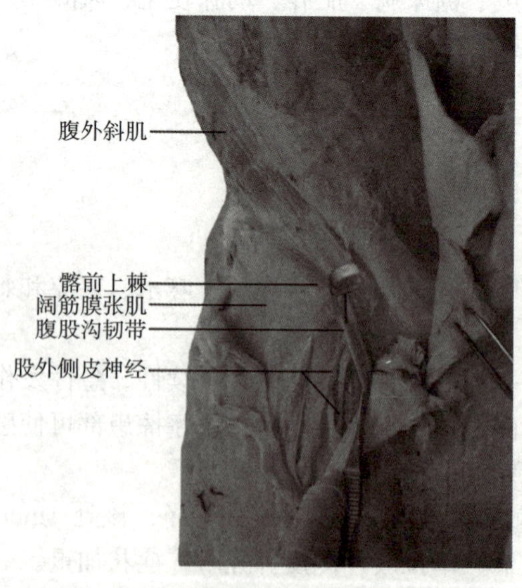

图10-6 股外侧皮神经卡压综合征针刀治疗

术毕，拔出针刀，局部压迫止血 3 分钟后，无菌敷料覆盖刀孔。

7. 疗程　每周治疗 1 次，4 次为 1 个疗程，视患者病情确定疗程。

【术后手法及康复】

1. 术后手法　弹拨神经出口周围肌筋膜，使其松弛。

2. 康复训练　核心稳定性训练、臀中肌和臀大肌训练。

第六节　腓总神经卡压综合征

腓总神经卡压综合征是因腓总神经在走行区域受到卡压或其他病理性刺激而引发相应临床症状的一种疾病。该病是下肢较常见的一种周围神经卡压性疾病，以小腿外侧及脚背的腓神经支配区域疼痛、麻木及不适感等为主要表现。腓总神经与腓骨小头相邻，各种原因引起腓骨小头变形或增大，以及解剖的变异，均可引起腓总神经卡压综合征的发生。

【相关解剖】

腓总神经由 L_4 ～ S_2 神经发出的纤维组成，坐骨神经在大腿中下 1/3 处分出胫神经及腓总神经，腓总神经经过腘窝外侧沟沿股二头肌后缘下行至腓骨头的后外侧，位置较为表浅，绕腓骨颈向前进入腓骨长肌，并在肌内分成腓浅神经和腓深神经。

腓总神经在腓骨头颈交界部与腓骨骨膜相连，并进入腓管。腓管是指腓骨长肌纤维与腓骨颈所形成的骨纤维管道，在腓管内腓总神经与腓骨颈的骨膜紧贴在一起，腓管的长度约为 27mm。腓管入口为腓骨长肌起始部及腘筋膜，一般均为腱性筋膜。腓管的出口可为腱性纤维，可为肌肉，也可为腱肌联合。

腓总神经在腓管有 3 个分支，即腓浅神经、腓深神经和胫前返神经。腓浅神经走行于腓骨长短肌之间，运动支支配小腿外侧肌群；感觉支于小腿中、下 1/3 处穿出深筋膜，分布于小腿下段外侧、足背和趾背皮肤。腓深神经走行于胫骨前肌和踇长伸肌之间，其肌支支配小腿胫前肌群，并有分支沿胫前血管及足背血管走行，穿出踝前“十”字韧带后，分出一支支配趾短伸肌，另一支沿足背血管分布于第 1 趾间隙背侧皮肤。

【病因病理】

因为下肢运动较多且频繁，腓总神经卡压的概率较高，发病情况和患者的运动习惯及姿势关系较为密切，部分患者甚至回忆不起外伤史，或否认不良生活习惯等。临床较为常见的病因有如下几点：

1. 较长时间的不当体位或姿势　如不良坐姿，或膝关节反复的急剧屈伸，导致腓总神经反复被腓骨长肌纤维弓挤压、摩擦，发生水肿而致受压，局部结缔组织增生会加重卡压症状。

2. 局部的急慢性软组织损伤 如长时间的运动引发局部的软组织劳损，或腓骨小头附近遭受外力损伤而出现局部的炎性水肿，时间较长后出现卡压症状。

3. 局部的占位性病变 如胫腓关节的腱鞘囊肿、腓骨上端的肿瘤、股二头肌腱腱鞘囊肿、外侧半月板囊肿等均可压迫腓总神经而致病。

4. 小腿上端骨折 如腓骨颈骨折、胫骨平台骨折等，关节结构紊乱，晚期可在骨痂形成过程中直接或间接地对腓总神经形成压迫。膝关节内侧脱位可引起腓总神经离断。

5. 踝关节内翻位扭伤 由于腓总神经被固定于腓骨颈上方腓骨长肌深面，强力的踝内翻引起突然的牵拉可损伤腓总神经，使之发生水肿而被卡压。

6. 医源性损伤 如全膝关节成形术后引起的腓总神经麻痹，石膏或小夹板使用不当，在妇科检查或分娩过程中受脚架压迫等。

【临床表现】

1. 症状 小腿酸软无力、前外侧麻木或足下垂等为主要临床表现。症状严重，出现足下垂者，行走时需高抬膝、髋关节，足向上甩，为特有动作。

2. 体征 在腓总神经走行区域容易受到损伤及卡压的部位，常常可以发现异常压痛点，胫前肌、趾长肌、长伸肌、腓骨长肌的肌力减弱，小腿外侧及足背部皮肤感觉减退。部分患者在腓骨头周围可扪及肿块，腓骨颈部 Tinel 征呈阳性。踇伸功能往往表现微弱和不完全麻痹。

【辅助检查】

肌电图检查可见无随意活动电位，刺激诱发电位可正常。

【鉴别诊断】

该病的诊断需要排除因腰部病变引起的腓总神经区域疼痛麻木症状，如腰椎间盘突出、$L_{4\sim5}$ 椎体骨折、骨病及局部占位病变等，临床上很多的腰椎间盘突出就是以腓总神经走行区域疼痛麻木为首要临床表现。

【针刀治疗】

1. 体位 仰卧位或侧卧位，患膝屈曲约 60°或伸直下肢均可。

2. 体表标志 腓骨头。

3. 定点 腓骨头附近的阳性反应点，腘窝外侧及胫前筋膜阳性反应点，小腿中、下 1/3 处阳性反应点。

4. 消毒与麻醉 常规消毒，铺无菌洞巾，不麻醉或 0.5% 利多卡因局部麻醉，每点注射 1 ～ 2mL，注入麻药时，必须先回抽注射器确认无回血。

5. 针刀器械 Ⅰ型 4 号针刀。

6. 针刀操作　参见图 10-7。

（1）腓骨头附近的阳性反应点　刀口线与腓骨纵轴成 45°，与腓总神经走行方向平行，针刀体与皮肤垂直，按四步规程进针刀达腓骨头颈交界骨面，纵行切开 2 ～ 3 次。

（2）腘窝外侧及胫前筋膜阳性反应点　刀口线与腓骨纵轴成 45°，与腓总神经走行方向平行，针刀体与皮肤垂直，按四步规程进针刀达筋膜层，纵行切开 2 ～ 3 次。

（3）小腿中、下 1/3 处阳性反应点　刀口线与腓骨纵轴平行，与腓浅神经走行方向平行，针刀体与皮肤垂直，按四步规程进针刀达深筋膜层，纵行切开 2 ～ 3 次。

术毕，压迫止血，无菌敷料覆盖刀孔。

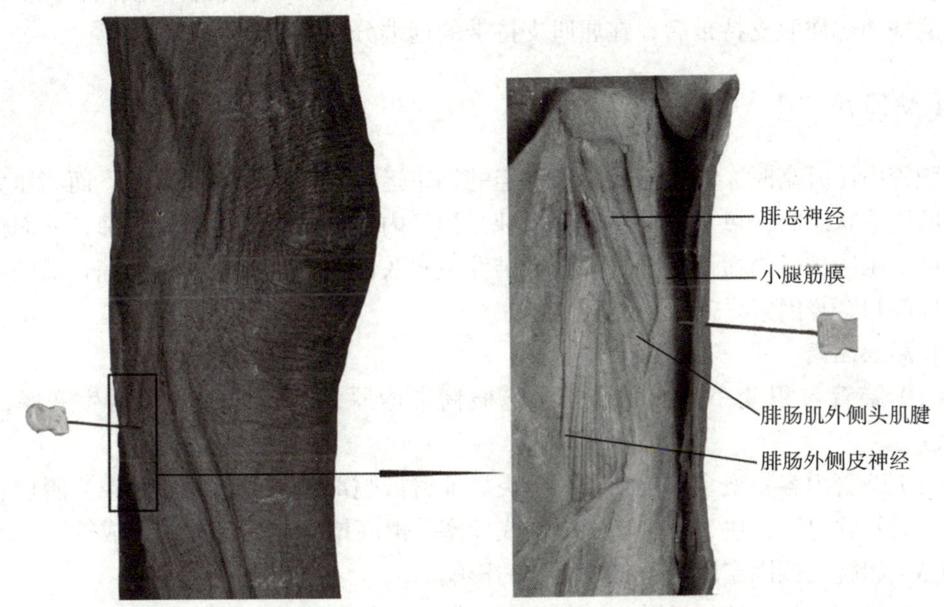

图 10-7　腓总神经卡压综合征针刀治疗

7. 疗程　每周治疗 1 次，4 次为 1 个疗程，视患者病情确定疗程。

【术后手法及康复】

1. 术后手法　弹拨神经出口周围肌筋膜，使其松弛。

2. 康复训练　核心稳定性训练、臀中肌和臀大肌训练。

第七节　腕管综合征

腕管综合征是指正中神经在腕管内受到挤压所引起的以桡侧 3 个半手指麻木、疼痛和感觉异常为主的一系列临床症状，可由多种原因引发。本病在临床上多发，是周围神经卡压中最常见的一种。多以重复性手部运动，特别是握抓手部运动者多见，如家庭妇女、用充气钻的工人、木工、铁匠等。该病中年人多发，占患者总数的 82%，多为 40 ～ 60 岁，女性多于男性。

【相关解剖】

1. 腕管 由腕横韧带及腕骨形成的一个管道。腕骨的桡侧界由手舟骨结节、大多角骨和覆盖于桡侧腕屈肌的筋膜隔组成，尺侧界由豌豆骨、三角骨和钩骨钩组成。腕横韧带起自舟状骨结节和多角骨桡侧突起，止于豌豆骨和钩骨钩尺侧。在其浅面由近端前臂筋膜、掌长肌和掌部远端筋膜组成。腕骨内容物包括屈指浅肌（4根肌腱）、屈指深肌（4根肌腱）、拇指长屈肌（1根肌腱）等9根肌腱及其滑膜和正中神经。

2. 正中神经 在前臂位于指浅、深屈肌肌腹间，常位于指浅屈肌深部的肌膜内。在前臂远端，神经浅出部位位于指浅屈肌和桡侧腕屈肌间，掌长肌后侧或桡后侧。当穿过腕管的桡掌部屈肌支持带后，在屈肌支持带的远端分为6支。

【病因病理】

腕管内压升高时，可减慢或中断神经的轴浆运输，使神经束膜水肿，而当压力成为持续的压迫状态时，可发生神经内膜水肿，神经内膜、束膜的通透性下降，从而使神经纤维束受压，神经内血供减少，神经纤维发生永久性的病理变化。腕管综合征的病因可分为局部和全身因素。

1. 局部因素

（1）腕管容积变小：腕骨变异，腕横韧带增厚，腕管内的筋膜增生变厚，肢端肥大。

（2）腕管内容物变多：创伤性关节炎、前臂或腕部骨折、腕骨脱位或半脱位、变异肌肉、局部软组织肿块、正中动脉损伤或栓塞、滑膜增生、局部血肿形成等。

（3）屈腕尺偏固定时间过长，睡姿的影响。

（4）反复的屈伸腕指活动，反复振动上肢，工作的影响。

2. 全身因素

（1）神经源性因素，如糖尿病性神经损伤，酒精中毒性神经损伤，工业溶剂毒作用，周围神经双卡、多卡综合征，淀粉样变。

（2）感染、非感染性炎性反应，如类风湿关节炎、痛风、非特异性滑膜炎、感染性疾病。

（3）体液失衡，如妊娠、子痫、绝经、甲状腺功能紊乱、肾衰竭、红斑狼疮行血液透析、雷诺病、肥胖、变形性骨炎。

在诸多病因中，发生率最高的为非特异性滑膜炎，其次为类风湿关节炎。

【临床表现】

1. 桡侧3个半指麻木、疼痛和感觉异常。这些症状也可在环指、小指或腕管近端出现，麻痛感可牵涉至前臂掌侧远端，但前臂症状明显较手指及掌部轻且不会超过肘关节。部分患者整个手掌及手指均有症状。

2. 常有夜间腕指痛及反复屈伸腕关节后症状加重。患者常以腕痛、指痛、指无力、捏握物品障碍及物品不自主地从手中掉下为主诉。

3. 病变严重者，可发生大鱼际肌萎缩、手指不能伸直、拇对掌功能受限。当症状进一步加重时，出现精细动作受限，如拿硬币、系纽扣困难。

【辅助检查】

1.Phalen 试验　双前臂垂直，双手尽量屈曲，持续 60 秒手部正中神经支配区出现麻木和感觉障碍为阳性；30 秒出现阳性表明病变较重。

2. 止血带试验　将血压表置于腕部，充气使气压达 20kpa(150mmHg)，持续 30 秒，出现麻木为阳性。该检查灵敏度、特异度较高。

3. 腕部叩击试验　腕部正中神经部叩击，灵敏度为 67%。

此外，肌电图、X 线、CT 和 MRI 检查对腕管综合征的辅助诊断和鉴别诊断具有重要价值。

【鉴别诊断】

在诊断时需要注意区别颈椎病引发的根性症状和该病的鉴别，从临床经验来看，如果 5 个手指均有发麻、疼痛、发僵等感觉异常，神经根型颈椎病的可能性不大；如果双手对称性出现以上症状，几乎可以排除神经根型颈椎病。

【针刀治疗】

1. 体位　坐位。

2. 体表标志　大多角骨、舟骨结节、豌豆骨、钩骨钩。

3. 定点　腕横韧带的掌长肌尺侧缘选取两个治疗点。

4. 消毒和麻醉　常规消毒，铺无菌洞巾，2% 利多卡因局部麻醉，每点注射 1 ~ 2mL，注入麻药时，必须先回抽注射器确认无回血。

5. 针刀器械　Ⅰ型 4 号针刀。

6. 针刀操作　刀口线与前臂纵轴平行，针刀体与皮肤垂直，按四步规程进针刀达腕横韧带，每个治疗点切开腕横韧带 3 ~ 4 次即可（图 10–8）。

术毕，局部压迫止血，无菌敷料覆盖刀孔。

该病往往需要多次进行针刀松解，勿追求一次性松解到位，一次性松解太过是临床上造成意外损伤的重要原因。

7. 疗程　每周治疗 1 次，4 次为 1 个疗程，视患者病情确定疗程。

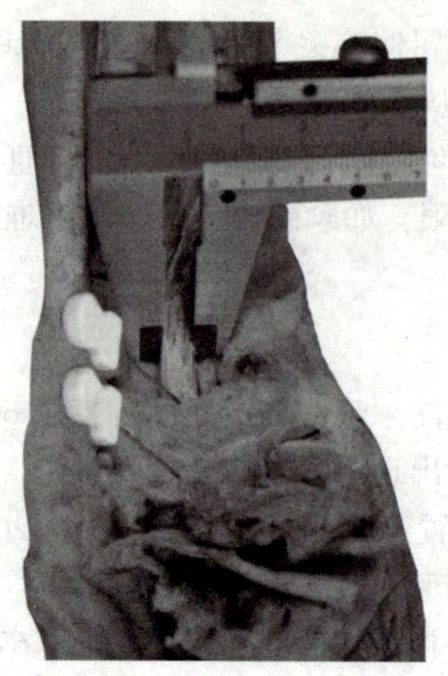

图 10-8 腕管综合征针刀治疗

【术后手法及康复】

1. 术后手法 腕横韧带牵拉术。

2. 康复训练 胸椎灵活性训练、颈部稳定性训练、肩部稳定性训练。

第八节 踝管综合征

踝管综合征又称跗管综合征，是指胫后神经在踝管内受到挤压所引起的一系列临床症状，可由多种原因引发。在针刀疗法出现之前，踝管综合征的治疗主要有踝管内注射、理疗及手术等。非手术治疗常不能取得理想的疗效，而手术治疗疗效优良者也仅占44%。针刀疗法的出现，给踝管综合征的治疗提供了新的选择，而且实践证明确有较好的临床疗效。

【相关解剖】

踝管是由内踝后下方和跟骨内侧面之间的深筋膜增厚形成的屈肌支持带，张于内踝与跟骨结节间而形成的骨纤维管状结构。其内走行（由前至后）胫骨后肌腱及腱鞘、趾长屈肌腱及腱鞘、胫后动静脉和胫神经、拇长屈肌腱及腱鞘。

1. 骨

（1）距骨　距骨和胫骨远端、腓骨下端共同组成踝关节，成为人体最大的负重关节。属短骨，位于胫骨、腓骨和跟骨之间，分头、颈、体三部分。

（2）胫骨　胫骨是小腿内侧的长骨，分一体两端。胫骨远侧端膨大，横断面呈四方形，外侧有一凹陷的关节面称腓切迹，与腓骨相关节形成胫腓连结；内侧有凸向下方的内踝。胫骨远侧端下面光滑，覆有关节软骨，与内踝的外关节面、外踝的内关节面一起形成踝关节的关节窝。

2. 骨连接　屈肌支持带，又称分裂韧带，是足踝部深筋膜在内踝的后下方增厚形成，近似三角形。此韧带在踝管部从其深面发出 3 个纤维隔，将踝管分隔为 4 个骨纤维管。屈肌支持带从内踝起一直延续到小腿的深筋膜，弹性差，边界不清，与深筋膜尤其深横纤维没有明显界限，屈肌支持带覆盖下便是踝管。

3. 相关肌肉

（1）胫骨后肌　为半羽状肌，位于小腿三头肌的深面，趾长屈肌和䠂长屈肌之间。起自小腿骨间膜上 2/3 及邻近的胫腓骨后面，向下移行于长的肌腱，该肌腱在内踝后方，经过屈肌支持带（分裂韧带）深面至足内侧缘，止于舟骨粗隆及三块楔骨的基底面。此肌收缩，使足跖屈、外旋及内收，还有维持足纵弓的作用，为小腿后群肌中最强大的足内翻肌。胫骨后肌受胫神经支配。

（2）趾长屈肌　位于小腿胫侧，起自胫骨上部后面，比目鱼肌线下方。至小腿下部踝关节上后方形成长腱，长腱先行于胫骨后肌腱内侧，至踝关节后方转至胫骨后肌腱后侧并与其共同包裹于一个纤维鞘内，行向足底。肌腱于楔骨远端发出 4 条肌腱，行向 2 ～ 5 脚趾，并止于 2 ～ 5 趾远节趾骨底。

（3）䠂长屈肌　位于小腿后方，起自腓骨后面下 2/3，其上是腘肌，肌腱经内踝后方至足底，止于䠂趾远节趾骨底，是小腿后肌肉群中的深层肌肉之一。䠂长屈肌具有屈踝关节和屈䠂趾的作用，帮助行走及运动。

4. 血管和神经

（1）动脉　胫后动脉为腘动脉的直接延续。在腘肌下缘分出后，向下行于小腿屈肌浅、深两层之间，经内踝后方，通过屈肌支持带深面转入足底，分为足底内侧动脉和足底外侧动脉两个终支。胫后动脉主要营养胫骨和小腿后群肌。胫后动脉为腘动脉的延续，是动脉末支中较大者，在小腿后面浅、深两层屈肌之间下行，至内髁与跟骨结节内侧突之间，分为足底内、外侧动脉两终支。胫后动脉全程均有两条伴行的胫后静脉。足底内侧动脉，为胫后动脉两终支中较小的一支，经䠂展肌和趾短屈肌之间前行，分布于䠂趾侧的肌肉和足底内侧的皮肤。胫后动脉的行程，相当于小腿后面的中线上起胫骨粗隆平面，下达内踝与跟骨结节内侧突的中点。

（2）神经　胫神经在踝管内一般呈圆柱状，直径 5 ～ 6mm，有两个主要分支，即足底内侧神经和足底外侧神经。胫神经远端分支类型多变，有研究者通过尸体解剖发现，绝大多数（93% ～ 95%）标本的足底内侧神经和足底外侧神经的分叉点依然位于踝管的解剖结构内，而一小部分（5% ～ 7%）的分叉点出现在踝管入口的上方，即踝管近端。足底内侧神经走行于䠂展肌和䠂长屈肌腱深面后分为 3 个趾神经；足底外侧神经直接穿过䠂展肌肌腹，走行于足底外侧缘。足底内侧神经和足底外侧神经为足底提供自主、感觉和运动神经纤维。

【病因病理】

1. 病因

（1）解剖因素　本病临床上21%～36%的患者不能明确病因，但从解剖结构来看，踝管综合征的发病有其相应的解剖学基础。踝管是一个无弹性的骨纤维管道。在管道内，神经、血管、肌腱等条索状的组织密集成束，被屈肌支持带约束在骨性的凹槽内，这一结构是其发病的基础。踝管的顶盖（即屈肌支持带）由小腿下部深筋膜增厚而成，这些增厚的深筋膜横跨在内踝与跟骨之间，形成屈肌支持带。踝管内从前向后的排列顺序依次为胫后肌腱、趾长屈肌腱、胫后动静脉、胫神经和踇长屈肌腱。踝管内有从内踝和屈肌支持带发出的两片间隔，分别形成包绕胫后肌腱和趾长屈肌腱的腱鞘，有腱鞘包绕的肌腱在胫神经的浅面进入踝管。胫神经在屈肌支持带深面近侧分为足底内侧神经和足底外侧神经，分叉后分别进入不同的解剖管道。这两个管道的顶为纤维性结构，覆盖足底外侧神经的纤维为跖筋膜，覆盖足底内侧神经的纤维构成踇展肌的起点，亦在踝管内。

（2）常见病因　任何引起踝管内压升高的因素都可直接或间接压迫胫神经及其分支而引起临床症状。常见的病因包括：①踝关节不稳，反复扭伤，导致踝管内肌腱摩擦增加而出现肌腱炎，肌腱因炎症而水肿、增粗。②踝管内肿物，如神经鞘瘤、腱鞘囊肿等。③先天性肌肉发育异常，如踇展肌肥厚、出现副踇展肌等。④先天性距骨骨桥形成、骨赘增生。⑤跟骨骨折移位。⑥跟骨严重外翻。⑦妊娠、心衰、骨筋膜室综合征等疾病导致体液积聚，出现胫神经周围的静脉怒张。

2. 病理　各种原因导致踝管内的内容物体积变大，造成踝管内压高，从而胫神经受到压应力刺激而出现临床症状。神经受压可挤压其营养血管导致神经组织缺血、水肿、渗出等无菌性炎症反应，日久则发生组织的粘连、神经脱髓鞘改变，神经束间形成粘连及瘢痕等。这种病变一旦发生，即便解除了神经的压迫因素，其功能也难以完全恢复。

【临床表现】

1. 症状　足底弥漫性放射痛、灼热痛、刺痛或是麻木感。1/3的患者存在向近端放射痛，这种现象被称为Valleix现象。通常情况下，踝管综合征的症状非常弥散，不会局限于踝周某一具体的肌腱。一些患者可能主诉症状位于踝部后内侧，或整个足部感觉异常。症状可于活动、锻炼时加剧，休息后好转。一些患者会诉存在夜间症状，由睡觉时某一姿势或踝管区的直接压迫引起。长期有症状性神经卡压可致足内在肌虚弱和萎缩，大多数情况下会形成高弓足和（或）爪状趾，也可能患侧下肢较健侧下肢稍短。

（1）近端型　症状源于胫神经在其移行为足底神经分支之前受压，踝部以下整个胫神经分布区受累。

（2）远端型　症状源于神经分支的末梢受压，一般为足底内侧或外侧神经受累。

①足底内侧神经卡压：发生于踇展肌和舟骨结节形成的纤维肌肉管道内。患者可能有扁平外翻足，患侧下肢可能较健侧下肢稍长，或者可能是长跑运动员，他们最易罹

患此种疾病，通常称为“慢跑者足”。症状为沿足内侧弓产生的烧灼痛，并放射至第一、二、三和部分第四足趾。

②足底外侧神经卡压：较足底内侧神经卡压常见，发生于神经行经足底处，可引起严重的足跟痛。足底外侧神经斜行通过足底的孤立通道内，相比足底内侧神经，这一段的足底外侧神经在管内发生急性弯曲，相对血供减少，导致其更易发病。

2. 体征　内踝后方肿胀、压痛，该处 Tinel 征阳性，足底痛觉减退。部分患者出现肌肉萎缩。

【辅助检查】

肌电图检查示跖部小肌肉纤颤。

【针刀治疗】

1. 体位　侧卧位。

2. 体表标志　内踝尖、跟骨内侧缘。

3. 定点　内踝后下缘点、跟骨内侧缘点。

4. 消毒与麻醉　常规消毒，铺无菌洞巾，不麻醉或 0.5% 利多卡因局部麻醉，每点注射 0.5 ～ 1.0mL，注入麻药时，必须先回抽注射器确认无回血。

5. 针刀器械　Ⅰ型 4 号针刀。

6. 针刀操作　参见图 10-9。

（1）内踝后下缘阳性反应点　刀口线与下肢长轴平行，针刀体与皮面垂直，按四步规程进针刀，在内踝后下缘的进针点刺入后到达内踝下缘骨面。然后提针刀至皮下，再将针刀切至骨面，切割 3 ～ 4 次，以充分松解屈肌支持带。

（2）跟骨内侧缘阳性反应点　刀口线与下肢长轴平行，针刀体与皮面垂直，按四步规程进针刀，在跟骨内侧缘进针点刺入后到达跟骨内侧骨面，然后提针刀至皮下，再将针刀切至骨面，切割 3 ～ 4 次，以充分松解屈肌支持带。

（3）其他阳性反应点　足底内侧神经卡压常在距骨头前方可扪及压痛点；足底外侧神经卡压常在该神经行经足底处扪及压痛点。刀口线与神经走行平行，针刀体与皮面垂直，按四步规程进针刀，切割 1 ～ 3 次，以松解局部卡压。

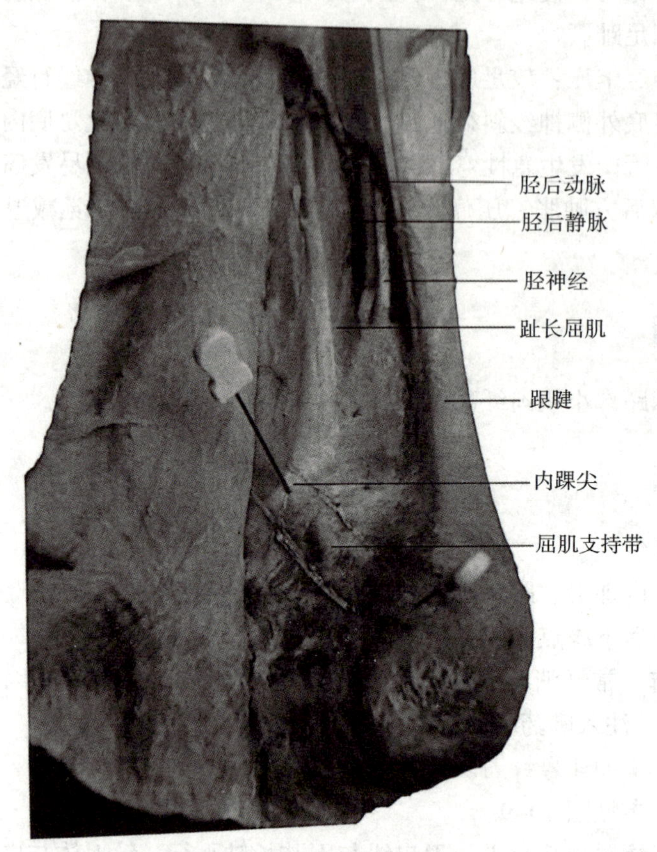

图 10-9 屈肌支持带的针刀松解

7. 疗程 每周治疗 1 次，4 次为 1 个疗程，视患者病情确定疗程。

【术后手法及康复】

1. 术后手法 患者仰卧位。术者立于床头，双手托握足部，牵拉踝关节 1 分钟；继而在牵引姿势下左、右摇转踝关节各十数次，并将踝关节背伸、跖屈、内翻、外翻活动数次。

2. 康复训练 足踝关节灵活性训练、足踝伸屈肌群训练。

【复习思考题】

1. 针刀治疗枕大神经卡综合征操作中的注意事项有哪些？
2. 针刀治疗臀上皮神经卡综合征操作中的注意事项有哪些？
3. 简述腓总神经卡压的针刀治疗方案。
4. 针刀治疗踝管综合征的方法是什么？

第十一章　针刀治疗各科杂病

除了慢性软组织损伤、骨关节病、周围神经卡压综合征等常见的针刀适应证之外，针刀还可以用于治疗其他疾病，包括内、外、妇、儿等各科疾病。本章挑选针刀治疗有切实疗效的部分疾病进行介绍。

第一节　痉挛性脑瘫

脑性瘫痪，简称脑瘫，2000 年 9 月第六届全国小儿脑性瘫痪学术交流暨国际交流会上新确定，脑瘫的定义应按照《脑瘫流行病学》（英文版）的规定，是指从出生前至出生后 3 岁以前，大脑非进行性损伤引起的姿势运动障碍。主要表现为中枢性运动障碍及姿势异常。痉挛性脑瘫患者占脑瘫的 70%，它引起的肢体畸形、关节功能障碍严重影响患者的生活质量。

目前，对痉挛性脑瘫患者治疗的重点是调节患儿身体功能和结构，改善运动障碍，纠正痉挛，强化活动能力，提高生活质量。中医康复治疗痉挛性脑瘫虽然取得了一定疗效，但疗效缓慢、治疗周期长、疗效不确切。西医矫形外科治疗该病手术创伤大、康复周期长，往往还导致矫枉过正。作为近年发展起来的治疗该病的一种新方法，针刀松解治疗痉挛性脑瘫创伤小、见效快、疗效确切，还避免了矫枉过正。

【相关解剖】

痉挛型脑瘫主要表现为肌张力异常增高，主要涉及上肢屈肌、下肢伸肌、内收肌。

【病因病理】

脑瘫的病因繁多，直接原因是在出生前、围生期、出生后造成的脑损伤和脑发育缺陷。胚胎期脑发育异常；孕妇妊娠期重症感染、风疹、带状疱疹、弓形体病、糖尿病等；出生时分娩时间长、脐带绕颈、胎盘早剥；产伤、出血性疾病等所致的颅内出血；新生儿高胆红素血症所致的核黄疸；中枢神经系统感染、呼吸障碍、惊厥、急性脑病等。

病理改变以弥散的、不对称的大脑皮质发育不良或萎缩性脑叶硬化为多见，其次是脑局部白质硬化和脑积水、脑穿通畸形。

痉挛性脑瘫的受损部位主要位于大脑皮层运动区和锥体束。伸张反射亢进是其基本特征，且对来自大脑的运动指令不能很好地完成。痉挛主要是人体上运动神经元损伤的阳性特征表现，以速度依赖性肌张力上升、合并腱反射亢进为临床特征。虽然脑损伤是非进行性损伤，但运动障碍及姿势异常却是进展性的，最终导致关节畸形、步态异常。

【临床表现】

1. 症状 主要是肌张力增强、姿势异常，可伴有智力低下、惊厥、行为异常、感觉障碍及其他异常。

（1）上肢 表现为手指关节掌屈，手握拳，拇指内收，腕关节屈曲，前臂旋前，肘关节屈曲，肩关节内收。

（2）下肢 表现为尖足，足内、外翻，膝关节屈曲，髋关节屈曲、内收、内旋，下肢大腿内收，行走时足尖着地，呈剪刀步态。

2. 体征 屈肌的张力通常比伸肌群的张力高，屈、伸肌力不平衡，特有的脑瘫姿态与肢体畸形；独特的剪刀步态。腱反射亢进、踝阵挛和巴宾斯基征阳性。

【鉴别诊断】

痉挛性脑瘫的确诊需要排除进行性疾病所致的中枢性瘫痪，以及正常儿童一过性的运动发育落后。

【针刀治疗】

1. 治疗原则 痉挛性脑瘫患儿存在运动障碍和姿势异常，软组织发生粘连、挛缩，限制了软组织的纵横运动，出现痉挛性挛缩，而致机体的力平衡失调。目前治疗多采用降低肌张力、缓解肌痉挛、改善关节活动度的方法。针刀治疗可以使关节周围的屈伸肌张力恢复动、静态平衡，有效地改善异常姿势、运动障碍。

脑瘫所造成的关节畸形及软组织的紧张挛缩，是由于脊柱、四肢的力平衡失调所致。通过针刀松解关节周围软组织，使组织恢复正常的力学平衡，从而有效矫正畸形及软组织的挛缩。

2. 针刀操作

（1）针刀切割纠正畸形 此法为针刀松解术最常用、最广泛的方法。针刀刺入软组织，对挛缩的肌肉进行松解，可以平衡肌肉力量，稳定不能控制的关节，矫正畸形。痉挛性脑瘫患儿前臂旋前挛缩者，行旋前圆肌、旋前方肌、骨间膜松解；拇指掌心位畸形者，尤其是拇长屈肌的痉挛，针刀切割松解拇长屈肌、拇短屈肌、拇展肌和第 1 骨间背侧肌；足跖屈畸形者，行跟腱延长术；膝关节屈曲畸形者，行腘绳肌止点、股二头肌切割术；髋内收畸形者，行股内收肌切割松解术；髋屈曲挛缩畸形者，切割松解挛缩的缝匠肌、股直肌、阔筋膜张肌。

（2）肌肉刺激术 肌肉刺激术可根据畸形的部位不同而施术，常选择的施术部位有腰大肌、肩锁关节、桡肱肌、梨状肌、髂胫束和阔筋膜。主要选择在肌腹处行针刀松解，出现异常感觉后，固定针刀深度，摆动针刀，加强刺激，增加肌肉舒缩频率，反射性抑制异常姿势和运动模式，消除或减轻痉挛症状。

（3）神经触激术　主要是通过针刀触及神经，增强神经致敏性，产生应激反应，抑制该神经所支配的肌群，降低其肌张力，消除或减轻肌痉挛。此外，可以加快局部血液循环，加强代谢产物的释放与分解，对肌原纤维的损伤起到修复作用，从而达到治疗目的。

①L_2交感神经触激术：选择在L_2棘突上缘旁开4～5cm处刺入。②股动脉外侧腰丛触激术：下肢痉挛定点选在腹股沟韧带下方股动脉外侧处，针刀沿股动脉搏动处外侧垂直刺入。③颈总动脉鞘处交感神经触激术：上肢痉挛定点选在甲状软骨外缘颈总动脉搏动处，针刀沿颈总动脉搏动处外侧处垂直刺入。

3. 疗程　每周治疗1次，4次为1个疗程，视患者病情确定疗程。

【术后手法及康复】

根据患者病情的具体表现，选择针对性的康复训练方法，包括运动训练、作业训练、语言训练、感觉统合训练、特殊教育、经络导推、矫形肢具等，改善残存的运动功能，抑制不正常的姿势反射，诱导正常的运动发育。

第二节　周围性面瘫

周围性面瘫，又称Bell麻痹、面神经炎或特发性面瘫，为面神经管内面神经的非特异性炎症引起的周围性面肌瘫痪。一般症状是口眼㖞斜，无法完成抬眉、闭眼、鼓腮等动作。它是一种常见病、多发病，任何年龄均可发病，20～40岁多见，男女发病率无差异。绝大多数为一侧性，双侧者甚少。任何季节均可发病，最常见于冬春、秋冬交替季节。该病的治疗分急性期治疗、恢复期治疗、后遗症期治疗。

【相关解剖】

面神经是第Ⅶ对脑神经，由两个根组成：一是较大的运动根，起自面神经核，出脑干，从脑桥延髓沟的外侧出脑；另一是较小的混合根，称中间神经，自运动根外侧出脑。两根进入内耳门合成一干，穿内耳道底进入与中耳鼓室相邻的面神经管，先水平行走，后垂直下行，由茎乳突孔出颅向前穿过腮腺达面，出各分支。

面神经的分支，分为面神经颧支、颞支、上颊支、下颊支、下颌缘支、颈支等。①颞支：自腮腺上缘浅出后进入颞区，支配额肌、眼轮匝肌。此神经损伤后可致眉下垂，患侧额纹消失。②颧支：自腮腺前缘浅出后于颧弓下前行，支配颧肌。③颊支：通常有2～5个分支，支配口轮匝肌、颧肌和笑肌、鼻翼肌、提上唇肌。因其与颧支有多处吻合，因此单支损伤不会出现明显后果。若总干损伤，会出现患侧鼻翼下垂、口角下垂㖞斜。④下颌缘支：此支支配下唇诸肌。损伤后出现两侧口角不对称，患侧流涎。⑤颈支：于腮腺浅出后垂直向下，支配颈阔肌。

【病因病理】

1. 病因 中枢性面神经麻痹的病因以卒中、肿瘤、颅内感染等为主。周围性面神经麻痹的病因以特发性面神经麻痹、感染、外伤等为主。所有面神经麻痹患者中，70%左右是由特发性面神经麻痹所致。特发性面神经麻痹的诱发因素为寒冷，其发病与季节更替存在相关性，冬天的发病率明显高于其他季节；气温越低，特发性面神经麻痹发病率越高。

2. 病理 受寒、病毒感染（如带状疱疹、单纯疱疹、流行性腮腺炎、巨细胞病毒等）和自主神经功能不稳等可引起局部神经营养血管痉挛，导致面神经缺血、水肿，由于面神经管为骨性腔隙，容积有限，如果面神经水肿明显，则使面神经受到压迫，可致不同程度的轴突变性，这可能是部分患者恢复不良的重要原因。

【临床表现】

1. 症状 急性起病，数小时或 1 ～ 3 天症状达到高峰，病初可伴耳后乳突区、耳内或下颌角疼痛。一侧面部表情肌瘫痪为突出表现，口角㖞斜，流涎，讲话漏风，鼓腮和吹口哨漏气，食物滞留于病侧齿颊之间。可伴有味觉丧失，唾液减少，听觉过敏，患侧乳突部疼痛，耳郭和外耳道感觉减退，外耳道或鼓膜疱疹。

2. 体征

（1）*茎乳孔以下的面神经支受累* 出现周围性面瘫，病侧额纹消失，不能皱额、蹙眉，眼裂变大，不能闭合或闭合不全，Bell 征（闭目时眼球向上外方转动，显露白色巩膜），鼻唇沟变浅，口角下垂，示齿时口角偏向健侧，鼓腮和吹口哨漏气，常见食物滞留于病侧齿颊间。

（2）*受损影响到鼓索以上的面神经支* 除周围性面瘫外，还出现同侧舌前 2/3 味觉障碍。

（3）*镫骨肌以上的面神经支受累* 发生听觉过敏、同侧舌前 2/3 味觉障碍和周围性面瘫。

（4）*膝状神经节受累* 除听觉过敏、同侧舌前 2/3 味觉障碍和周围性面瘫外，还有患侧乳突部疼痛、耳郭和外耳道感觉减退，外耳道或鼓膜出现疱疹，称 Hunt 综合征。

3. 并发症 本病一般预后良好，通常于起病 1 ～ 2 周后开始恢复，2 ～ 3 个月内痊愈。约 85% 的病例可完全恢复，不留后遗症。但 6 个月以上未见恢复者则预后较差，可能与糖尿病、寰枢关节紊乱有关，有的可遗有面肌痉挛或面肌抽搐。前者表现为病侧鼻唇沟加深，口角被拉向病侧，眼裂变小，易将健侧误为病侧；后者病侧面肌不自主抽动，紧张时症状更明显，严重时可影响正常工作。少数病例还可出现“鳄泪征”（进食时病侧眼流泪），可能为面神经修复过程中神经纤维再生时，误入邻近功能不同的神经鞘通路中所致。肌电图检查及面神经传导功能测定对判断面神经受损的程度及其可能恢复的程度有相当价值，可在起病两周后进行检查。

【辅助检查】

1.X 线检查 内听道 X 线片正常。外耳道、听觉等五官科专科检查。颈椎张口位 X 线片可有寰齿关节间隙不对称等寰枢关节紊乱征象。

2. 肌电图检查 检测面神经的兴奋阈值、复合肌肉动作电位和面神经的传导速度，评估面神经损害的程度和预后。

3. 面神经传导速度检查 判断面神经损害的程度和预后。

4. 头颅 MRI 检查 排除肿瘤、脑梗死等病变导致的面神经麻痹。

【针刀治疗】

1. 体位 侧卧位和仰卧位。

2. 体表标志 眉弓、眶下孔、颧弓、下颌角、乳突。

3. 定点

（1）翳风点 定点于乳突与下颌骨髁状突之间，松解皮下浅筋膜。

（2）颧弓下点 定点于颧弓压痛点处，松解咬肌、颞下颌韧带起点。

（3）咬肌粗隆点 定点于下颌角上方的压痛点处，松解咬肌止点。

（4）其他肌阳性反应点 包括口轮匝肌、上唇方肌等，按肌损伤处理。

4. 消毒与麻醉 常规消毒，铺无菌洞巾，不麻醉或 0.5% 利多卡因和 0.9% 的氯化钠注射液各等量局部麻醉，每点注射 1 ～ 2mL，注入麻药时，必须先回抽注射器确认无回血。

5. 针刀器械 Ⅰ型 4 号针刀。

6. 针刀操作

（1）乳突下颌骨髁状突连线中点处（相当于翳风穴） 侧卧位，患侧在上，在乳突与下颌骨髁状突做一连线，在连线中点处进针刀，针体与针刀刺入点平面垂直，针刀线与身体纵轴平行刺入，沿面神经干走行纵行剥离 1 ～ 2 次，针下松动即出针，压迫刀口确保无出血。

（2）瞳孔直上眉弓与额骨交界处（相当于阳白穴） 仰卧平视，斜向下刺入针刀，刀口线与身体横轴平行，纵行剥离，针下松动即出针。

（3）眶下孔凹陷处（相当于四白穴） 仰卧平视，刀口线与身体纵轴平行，针体与针刀刺入点皮肤平面垂直，刺入，先纵行再横行剥离 1 ～ 2 次，针下松动即出针。

（4）颏孔处（相当于夹承浆穴） 仰卧平视，刀口线与身体横轴平行，即刀口线与口轮匝肌的肌纤维平行，刺入，切开 1 ～ 2 次。

（5）颧骨下缘中央与下颌切迹之间的凹陷处（相当于下关穴） 侧卧，闭口，刀口线与身体纵轴平行，针体与该处皮肤平面垂直，按针刀四步规程刺入，先纵行再横行，剥离 1 ～ 2 次。

（6）耳垂前方 1 ～ 2cm 面颊处阳性反应点（相当于牵正穴） 该阳性反应点通常为一呈水平状、长 3 ～ 10mm、粗 1 ～ 2mm 的条索状物，有压痛。侧卧，闭口，在靠近耳垂方向的条索状物处进针刀，刀口线与条索状物平行，针体与该处皮肤平面垂直，按针刀四步规程刺入 2 ～ 3mm 进入条索状物内部后，纵行疏通、横行剥离 1 ～ 2 次；再退针 1mm 左右，并将针体向耳垂方向倾倒 45°，向口角方向再推切 2 ～ 4mm，出针。术毕，压迫止血。

此外，部分伴有上段颈椎疾病者，可相应地进行针刀松解。口腔面颊内有条索状物者，可针刀切割松解之。

7. 疗程 每周治疗 1 次，4 次为 1 个疗程，视患者病情确定疗程。

【术后手法及康复】

1. 术后手法

（1）伴有寰枢关节紊乱者，予以整复寰枢关节手法。患者正坐，采用定点复位法整复寰枢关节紊乱（以枢椎棘突偏右为例）：医生左手拇指先扣在枢椎棘突顶部，嘱患者微低头致左手拇指下有感觉，再将医生左手拇指移动到患者枢椎棘突右侧，余四指自然附于患者左侧耳颞部，嘱患者向左侧微偏头，然后右手掌托住患者左侧下颌，两手协调用力，右手向右边旋转，用左拇指拨正即可。

（2）整复颈椎手法。

2. 康复训练

（1）排除面部损伤等病因后，可加强面肌的运动，如协助患者从病侧的口角向上方用掌根提拉式按摩面部。

（2）鼓励患者多锻炼病侧的面肌，并加强表情肌的运动，如多做睁眼、撅嘴唇、鼓腮、吹口哨等动作。

第三节 颞下颌关节紊乱症

颞下颌关节功能紊乱症是指颞下颌关节及其周围的肌肉、韧带等组织病理性损伤导致颞下颌关节功能失衡，引起咀嚼与张口障碍、局部疼痛和关节弹响，严重者可引起颞下颌关节强直。其病名命名较多，如“颞颌关节紊乱综合征”“弹响颌”“颞下颌关节神经痛”等，中医学称之为“开合不利”，为口腔科的常见、多发、疑难病种。其发病率为 20% ～ 40%，好发于 20 ～ 40 岁的青壮年，女性多于男性。常发生在一侧，也可见两侧同时发病。我国学者按其病理发展过程将其分为四期，即肌应激增高期、肌平衡失调期、肌痉挛期、肌挛缩期。

【相关解剖】

颞下颌关节是位于耳郭前、颧弓的下后方，由颞骨的下颌窝和下颌骨的髁状突及位于二者之间的关节纤维软骨盘所组成的左右联动的关节，主司张口、闭口和咀嚼。

1. 骨

（1）颞骨　是位于枕骨、顶骨和蝶骨包围之下的不规则骨，其下方与下颌骨相关节；由外耳门前上方的颞鳞、内侧的岩部、前下方的鼓板和乳突部四部分构成。

（2）下颌骨　位于面部的前下方，借颞下颌关节连接于颞骨下颌窝。

2. 骨连接

（1）关节盘　位于关节窝与髁突之间，由坚韧的纤维组织构成，具有较好的抗压、抗摩擦、缓冲挤压作用，还可以调节关节窝、关节结节和髁突间解剖形态的不一致。

（2）关节囊　由纤维结缔组织组成的韧性很强的纤维囊，其松而薄，附着在关节周围，包裹整个关节，形成密闭的关节腔。关节囊外侧被下颌韧带加强。

（3）韧带　颞下颌关节每侧有5条韧带，即颞下颌韧带，茎突下颌韧带、蝶下颌韧带、翼下颌韧带和下颌锤骨韧带，其主要功能是悬吊下颌，限制下颌运动在正常范围之内。

3. 肌肉

（1）颞肌　颞肌是一个大的扇贝形肌肉，覆盖在头侧面耳的前、上和后方；起自颧弓上方颞窝的骨和筋膜，止于颌骨冠状突和下颌支前缘。其功能是提上唇。由颧支、颊支（Ⅶ）支配。

（2）咬肌　起自上颌骨颧突和颧弓，止于咬肌浅层至下颌角外表面和下颌支的下半部；深层至下颌支上半部，可能延伸至下颌角（咬肌粗隆）。其作用为上提下颌骨（闭口）。由咬肌神经（Ⅴ）支配。

（3）翼内肌　起自翼突，止于翼突下颌支内面。作用为上提下颌骨（闭口）。由翼内肌神经（Ⅴ）支配。

（4）翼外肌　起自颞下窝、翼突，止于下颌骨髁突翼肌凹、颞下颌关节囊。其作用为下拉颌骨向前（双侧），下拉颌骨移向对侧（单侧）。由翼外肌神经（Ⅴ）支配。

【病因病理】

1. 病因　本病的病因尚不十分明确，但按其病因性质不同，可分为原发性病因和继发性病因。

（1）原发性病因　包括两侧关节发育不对称、关节韧带先天性发育薄弱等先天、遗传因素。

（2）继发性病因　包括：①关节创伤和劳损因素，如夜间磨牙和紧咬牙等；②精神因素；③环境因素；④医源性因素；⑤寰枢关节紊乱、脊柱侧弯、骶髂关节紊乱等继发因素。

2. 病理　本病的发生与颞下颌关节及其周围组织的平衡协调与否密切相关。在各种病因的作用下，构成颞下颌关节的骨质本身发生病理损害及其关节附属结构（颞下颌关节的关节囊、韧带、相关肌肉）出现劳损，进而引起颞下颌关节的周围软组织发生结节、瘢痕和挛缩等病变，导致颞下颌关节的肌力平衡失调和牙齿的咬合功能发生紊乱等一系列症状。

其病理特点为由于各种因素引起的颞下颌关节骨质本身的病变、咀嚼肌群痉挛或高张力，关节内软骨盘磨损，关节周围韧带与关节囊粘连结疤，关节运动时牵扯周围病变组织而引起一系列症状，严重者可导致颞下颌关节活动受限或强直。

【临床表现】

1. 症状

（1）颞下颌关节疼痛　以局部钝性痛为主，偶见跳痛、灼痛或刺痛；大多数患者运动时疼痛加重，且与活动的幅度和力度呈正相关；也有少数患者可发生自发性疼痛。其疼痛部位以双侧耳部和嚼肌区最为常见，同时也发生于颞凹、外耳道、咀嚼肌、上颌区、腮腺区、颌下三角后份、胸锁乳突肌、下颌舌骨肌、咽壁等部位。

（2）颞下颌关节弹响或摩擦音　在张、闭口和咀嚼运动中，可出现一侧或双侧关节弹响。初期为轻微、清脆的单响声，病重后弹响声变大，或出现破碎声。

（3）关节运动障碍　主要为张口受限，即开口小于正常；张口型异常，即张口时下颌中线偏斜或歪曲、张口运动交锁等。

2. 体征

（1）面部外形异常　多为习惯单侧咀嚼者，咀嚼侧较丰满，或两侧颌部和咀嚼肌发育不平衡，面形两侧不对称。

（2）张闭口运动受限　包括张口运动受限或下颌运动偏斜、偏摆、震颤、弹响等。正常开口度为45mm左右（三指宽）。按程度可分为：①轻度，张口度不足三横指者；②中度，张口不足二横指者；③重度，张口不足一横指，或不能张口、牙关紧闭者。要检查两侧关节的情况，判定病变侧别。

（3）压痛　进行双侧肌的触诊，比较每对肌的触痛。

【辅助检查】

颞下颌关节的X线、CT和MRI检查可了解颞下颌关节骨质改变情况、关节间隙的变化、关节本身的发育情况，同时还可进行鉴别诊断。必要时可选择颈椎或全脊柱片检查。

【针刀治疗】

1. 体位　侧卧位。

2. 体表标志　下颌窝、颧弓、下颌角、下颌髁状突、冠突。

3. 定点

（1）关节囊点　定点于下颌窝与髁突颈之间，松解关节囊及翼外肌止点。

（2）颧弓下点　定点于颧弓压痛点处，松解咬肌、颞下颌韧带起点。

（3）咬肌粗隆点 定点于下颌角上方的压痛点处，松解咬肌止点。

（4）颧弓上点 为颞肌损伤的压痛点，松解颞肌。

（5）冠突点 定点于压痛点上，松解颞肌的抵止点。

（6）其他肌阳性反应点 包括胸锁乳突肌、斜方肌、斜角肌等，按肌损伤处理。

4. 消毒与麻醉 常规消毒，铺无菌洞巾，不麻醉或 0.5% 利多卡因局部麻醉，每点注射 1 ～ 2mL，注入麻药时，必须先回抽注射器确认无回血。

5. 针刀器械 Ⅰ型 4 号针刀。

6. 针刀操作

（1）关节囊点 刀口线与颧弓平行，针刀体与皮面垂直，按四步规程进针刀达颞下窝骨面，调整针刀刃至颞下窝骨缘，沿骨缘切开颞下颌关节囊 1 ～ 3 次。

（2）颧弓上点 以耳垂稍上方的点为“中心”，刀口线与“中心”的放射状线相平行，针刀体与皮面垂直，按四步规程进针刀达颅骨骨面，调转刀口线 45°（与颞肌腱纤维相平行），纵行切开 2 ～ 3 次。

（3）咬肌粗隆点：刀口线与下颌体下缘平行，针刀体与皮面垂直，按四步规程进针刀达下颌骨面，调转刀口线 45°，纵行切开 2 ～ 3 次。

（4）颧弓下缘点 刀口线与颧弓平行，针刀体与皮面垂直，按四步规程进针刀达颧弓骨面，调整针刀刃至颧弓下缘骨面，沿骨缘切开关节囊 2 ～ 3 刀。

（5）冠突点：刀口线与颧弓平行，针刀体与皮面垂直，按四步规程进针刀达冠突骨面，调整针刀刃至喙突顶端，沿骨端骨面切开颞肌腱 1 ～ 3 刀。

（6）其他相关肌肉损伤点 治疗参照相关肌肉损伤的针刀操作步骤。

参见图 11-1。

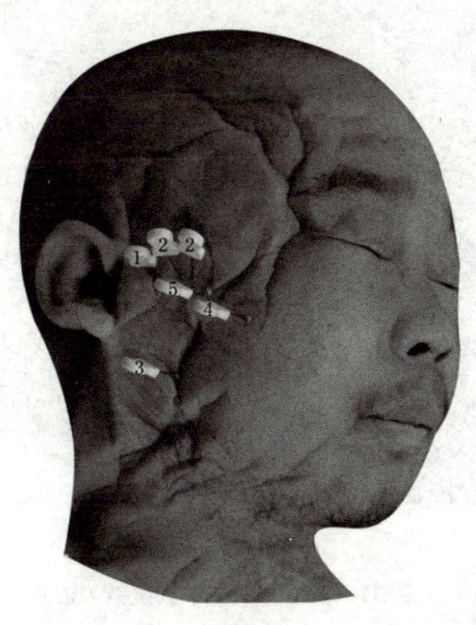

A

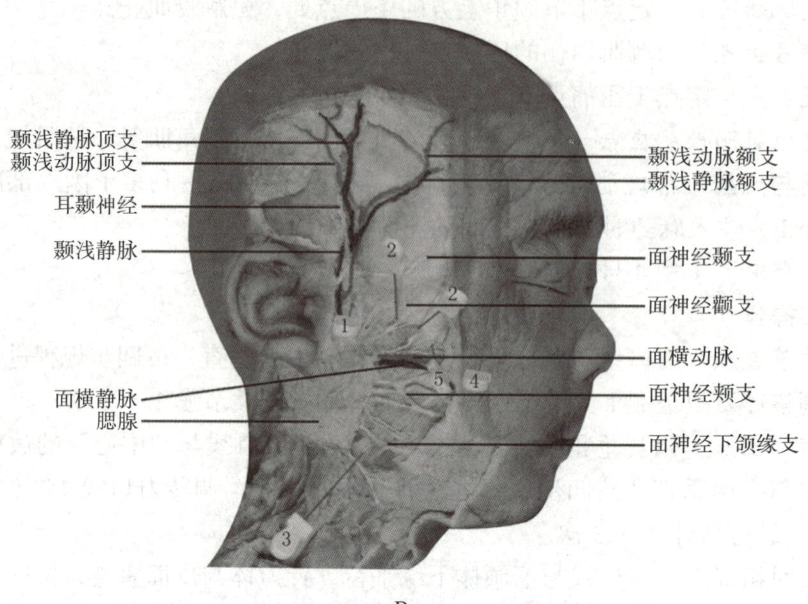

B

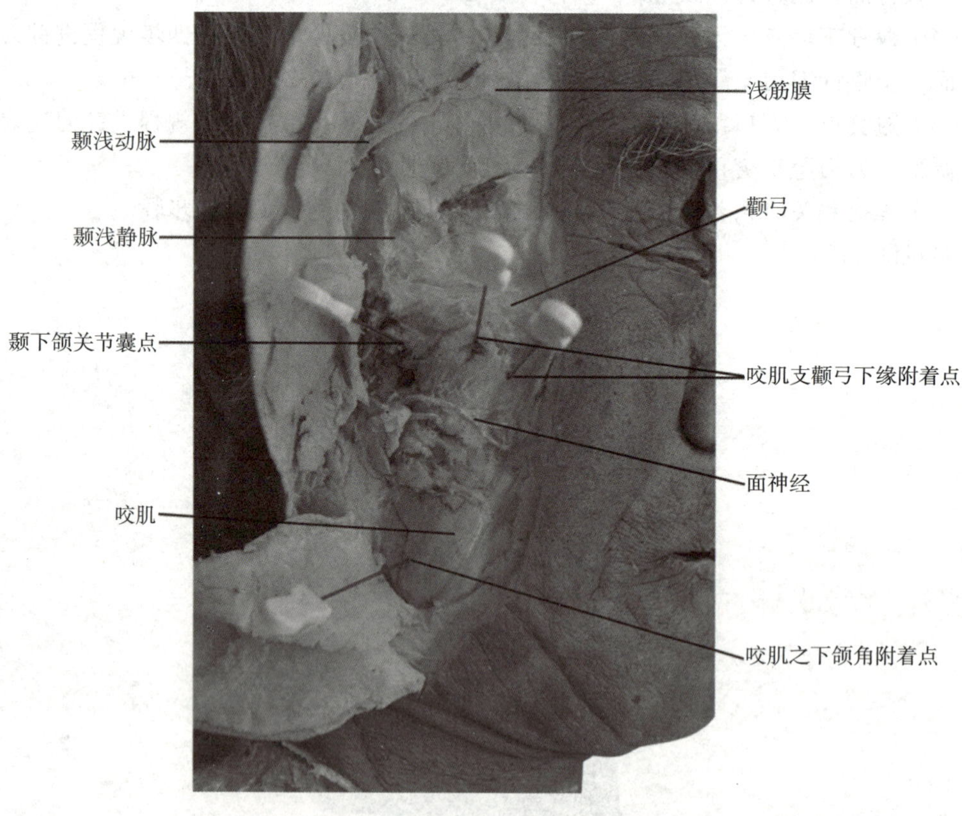

C

图 11-1　颞下颌关节紊乱针刀治疗

7. 疗程　每周治疗 1 次，4 次为 1 个疗程，视患者病情确定疗程。

【术后手法及康复】

1. 术后手法

（1）颞下颌关节复位法　患者坐于椅上，一助手站在患者背后将患者头部固定。医生两手拇指包上无菌纱布，放入患者口内两侧下槽牙上，将下颌关节下压，使下颌关节分离，然后双手端起下颌关节，向后上方推顶复位。

（2）三联疗法整复颈椎　伴寰枢关节紊乱、颈椎侧凸者，可推头拉颈侧扳法、颈椎斜扳法、定点复位法整复寰枢关节紊乱三法联用。

（3）整体正骨法整复脊柱　伴骶髂关节错缝源性脊柱侧弯者，可采用四步六招整体正骨法。

2. 康复训练　胸椎灵活性训练，颈深伸屈肌群训练。

第四节　过敏性鼻炎

过敏性鼻炎又称变态反应性鼻炎或变应性鼻炎，是鼻黏膜的Ⅰ型变态反应性疾病，以鼻痒、打喷嚏、流鼻涕等为主要临床表现。由于过敏原呈季节性增减或持续存在，所以本病有季节性和常年性两种临床类型。其发病与环境因素密切相关，发达国家的发病率为10%～20%，我国高发区达到37.74%，且呈逐年上升趋势。本病多发于青年人和儿童，无明显性别差异。本病相当于中医学的“鼻鼽”范畴。

【相关解剖】

1. 外鼻　位于面部中央，形如一个基底在下方的三边椎体，由骨、软骨构成支架，外覆软组织和皮肤，主要包括鼻根、鼻尖、鼻梁、鼻翼、鼻前孔、鼻小柱、鼻唇沟等。

2. 鼻腔　鼻腔为一顶窄底宽、前后径大于左右径的不规则狭长腔隙。前起自前鼻孔，后止于后鼻孔并通鼻咽部。鼻腔被鼻中隔分成左右两侧，每侧鼻腔又分为位于最前段鼻前庭和位于其后占鼻腔绝大部分的固有鼻腔。

3. 鼻窦　鼻窦是围绕鼻腔、藏于面颅骨和脑颅骨内的含气空腔，一般左右成对，共有4对。依其所在颅骨命名，即上颌窦、筛窦、额窦和蝶窦。窦的形态大小不同，发育常有差异。窦内黏膜与鼻腔黏膜相连续，各有窦口与鼻腔相通。

【病因病理】

1. 病因

（1）变应性体质　常与其他变应性疾病，如支气管哮喘、荨麻疹等同时或交替发作，多有家族史，可能与遗传有关。

（2）变应原接触　①吸入物：如尘埃、花粉、真菌、动物皮毛、化学粉末等。②食入物：许多食物均可以引起过敏，如面粉、牛奶、鸡蛋；药物如水杨酸磺胺类和抗生素等。③细菌及其毒素。④注射物如血清、青霉素、链霉素等。⑤接触物如油漆、皮毛、氨水等致敏原。

（3）其他因素　如冷热变化、温度不调、阳光或紫外线的刺激等。还可能有内分泌失调，或体液酸碱平衡失调等内在因素，如肾上腺素缺少，甲状腺素、卵巢素及垂体素失调或体液偏于碱性等。

2. 病理　过敏性鼻炎即变应性鼻炎，是指特应性个体接触变应原后，主要由 IgE 介导的介质（主要是组胺）释放，并有多种免疫活性细胞和细胞因子等参与的鼻黏膜非感染性炎性疾病。其发病有 3 个必要条件：①特异性抗原，即引起机体免疫反应的物质；②特应性个体，即所谓个体差异、过敏体质；③特异性抗原与特应性个体二者相遇。临床上分为常年性和季节性两型。

（1）常年性变态反应性鼻炎　早期鼻黏膜水肿呈灰色，病变属可逆性。此时病理检查，可见上皮下层显著水肿，组织内有嗜伊红细胞浸润，鼻分泌物中亦含有嗜伊红细胞。如过敏反应衍变为炎性反应，组织改变较显著，上皮变性，基膜增厚和水肿，有血管周围浸润和纤维变性，腺体肥大、膨胀、阻塞，也可囊肿样变性。慢性炎症的病变更为显著，有上皮增生，甚至乳头样形成。有继发感染者，病变黏膜呈颗粒状，分泌物转为脓性，多形核细胞增多，黏膜下有细胞浸润及纤维组织增生。

（2）季节性变态反应性鼻炎　病理主要为鼻黏膜水肿，有嗜伊红细胞浸润，分泌物呈水样，可有息肉形成。

【临床表现】

1. 症状

（1）鼻痒、喷嚏　多数患者鼻内发痒，花粉症患者可伴有眼痒、耳痒、咽痒；喷嚏多为阵发性发作，每次多在 3 个以上的连续喷嚏，且多于晨起、夜晚或接触过敏原后随即发作。

（2）清涕　大量清水样鼻涕，可不自觉地从鼻孔滴下。急性反应期过后可伴有鼻涕减少，若伴有感染可见黄稠鼻涕。

（3）鼻塞和嗅觉缺失　鼻塞症状轻重不一，单侧或双侧单发或并发，呈持续性、间歇性或交替性发作。嗅觉缺失或障碍是由于黏膜水肿引起，持续的水肿可导致嗅神经萎缩，引起永久性嗅觉丧失。患者得病后常伴有鼻黏膜的高敏状态，发病季节对任何强烈的气味、污染的空气，乃至气候温度的变化都会伴有症状的反复。本病后期患者常可发展成对多种抗原与刺激因素过敏，而呈终年鼻塞、流涕的状态。

（4）后枕部疼痛、酸胀不适　部分患者偶尔伴有后枕部疼痛、酸胀不适感。

2. 体征

（1）张口呼吸　发作期常呈一种张口呼吸的面容，儿童尤其明显。

（2）鼻梁部皮肤横纹、鼻翼肥大　因鼻痒而经常搓揉鼻梁，可见鼻梁部皮肤的横纹，鼻翼部分肥大。

（3）眼结膜轻度充血水肿　伴过敏性眼结膜炎者可见结膜的轻度充血水肿。

（4）压痛　后枕部压痛、酸胀感。

【辅助检查】

1. 窥鼻镜检查和镜下检查　可见本症患者鼻黏膜多苍白水肿，分泌物甚多，大都呈水样，镜下检查可见有多量嗜酸粒细胞。

2. 实验室检查　患者对相应的抗原皮肤试验常呈阳性速发反应（反应常在 10 ～ 15 分钟内发生）。在体外用放射性过敏原吸附试验（RAST）或酶联免疫吸附试验测定（ELISA），也可从患者血清内检出特异性 IgE 的存在。患者中 30% ～ 40% 有总 IgE 的升高，血象内嗜酸性粒细胞仅稍高或不增高。

【针刀治疗】

1. 局部治疗

（1）体位　取仰卧位。

（2）体表标志　鼻。

（3）定点　①鼻内点：固有鼻腔的外侧面鼻骨内侧壁定 1 点。②鼻外点：鼻翼外侧旁开约 5mm 处。

（4）消毒与麻醉　常规消毒，铺无菌洞巾，不麻醉或 0.5% 利多卡因局部麻醉，每点注射 1 ～ 2mL，注入麻药时，必须先回抽注射器确认无回血。

（5）针刀器械　Ⅰ型 4 号针刀。

（6）针刀操作　①鼻内点：针刀由鼻孔进入，刀口线与外侧壁平行刺入 0.5 ～ 1cm，进行局部小范围的先纵行后横行剥离。②鼻外点：刀口线与鼻唇沟平行，从下向上沿皮刺入，到达骨面后再将针刀提至皮下，反复切开至骨面 2 ～ 3 次，即可出针，压迫止血。

（7）疗程　每周治疗 1 次，4 次为 1 个疗程，视患者病情确定疗程。

2. 颈部治疗

（1）体位　采用俯卧位。

（2）体表标志　枕外隆凸，上项线，颈椎棘突，关节突关节。

（3）定点　①枕外隆凸下缘及上项线：枕部中、浅层肌肉及项韧带止点 1 点，两侧上项线、枕外隆凸两侧 25mm 各 1 点。②颈椎棘突点：自枕外隆凸沿后正中线向颈部摸到的第一个骨性凸起为枢椎棘突，沿后正中线向下可摸到其余各椎棘突。③关节突关节点：棘突旁开 15 ～ 25mm，平均为 20mm，关节突关节位于下位棘突水平线上。

（4）消毒与麻醉　常规消毒，铺无菌洞巾，不麻醉或 0.5% 利多卡因局部麻醉，每点注射 1 ～ 2mL，注入麻药时，必须先回抽注射器确认无回血。

（5）针刀器械　Ⅰ型 4 号针刀。

（6）针刀操作　①枕外隆凸下缘及上项线：刀口线与人体纵轴平行，针柄向足端倾斜，使针刀向头顶百会穴方向刺入，按四步规程进针刀至骨面，切开2～3次。②颈椎棘突点：刀口线与人体纵轴平行，针体与皮肤垂直，按四步规程进针刀至骨面，先行纵切开2～3次。③关节突关节点：刀口线与人体纵轴平行，针体与皮肤垂直，按四步规程进针刀至骨面，紧贴骨面行纵横摆动2～3次，然后缓慢退出针刀，并于中层和浅层切开2～3次。

术毕，出针刀，压迫止血1分钟，无菌辅料覆盖。

（7）疗程 每周治疗1次，4次为1个疗程，多数患者需要1～4次治疗。

3. 穴位治疗

（1）体位 仰卧位或正坐位。

（2）体表标志 耳、印堂。

（3）穴位 百会、神庭、印堂。

（4）消毒与麻醉 常规消毒，铺无菌洞巾，不麻醉或0.5%利多卡因局部麻醉，每点注射1～2mL，注入麻药时，必须先回抽注射器确认无回血。

（5）针刀器械 Ⅰ型4号针刀。

（6）针刀操作 ①百会穴：刀口线与矢状面平行、针体与身体纵轴一致，到达骨后面，向后各刺入0.5～1寸，纵行切开2～3次。②神庭穴：刀口线与身体横轴平行，针体与该处颅骨切面平行刺入0.3～0.4寸，纵行切开2～3次。③印堂穴：刀口线与额肌纤维平行，从上向下沿皮横刺入0.5～1寸，纵行切开2～3次。

（7）疗程 每周治疗1次，4次为1个疗程，视患者病情确定疗程。

【术后手法及康复】

1. 手法治疗

（1）传统推拿手法 局部治疗术后，用手在鼻腔外侧按压1分钟。点揉枕骨后小肌群，使之放松。

（2）颈椎整复手法 伴寰枢关节紊乱者，采用定点复位寰枢关节法整复。

2. 康复训练 颈深伸屈肌群训练。

第五节 小儿先天性斜颈

小儿先天性斜颈（肌性斜颈）是一侧胸锁乳突肌发生纤维性挛缩后形成的畸形，发病于婴儿出生时或出生后2周内，是新生儿畸形中较常见的一种，国内发病率为1.3%。一般认为，其发病原因是一侧胸锁乳突肌在难产时受伤，发生出血、机化，以致纤维变性后引起该肌的挛缩。如未能及早诊断、治疗，随着年龄的增长，可逐渐引起颊面部不对称、五官不正、脊柱侧弯、斜视等继发性畸形。

【相关解剖】

1. 胸锁乳突肌　位于颈阔肌的深面，起点有两个头，即胸骨头和锁骨头，分别起于胸骨柄的前面和锁骨的胸骨端，两头汇合后，肌纤维斜向后外上，止于颞骨乳突和上项线。一侧收缩时，使头向同侧倾斜，面部转向对侧；两侧同时收缩，可使头后仰或拉头向前。

2. 神经支配　胸锁乳突肌主要受副神经支配。

【病因病理】

1. 病因

（1）胸锁乳突肌损伤（产伤）　过去认为该病是由于难产及使用产钳等因素使一侧胸锁乳突肌产生血肿，肌纤维瘢痕、挛缩而引起。但经过对局部肿块进行组织观察，并未发现任何陈旧性出血痕迹，而且一些正常分娩的婴儿也发现有斜颈，故认为产伤并非斜颈的主要因素。

（2）头颈长期处于过度侧屈受压　有学者提出，胎儿在宫内头颈长期处于过度侧屈受压位置，肌内局部血运障碍，影响静脉血流供应，致使患儿在出生时胸锁乳突肌已产生挛缩。

（3）遗传或孕期不良因素　亦有研究者认为，由于遗传或孕期不良因素的影响，致使胸锁乳突肌发育不良，加上分娩时外力的因素，造成反应性的肉芽组织产生。

（4）其他因素　宫内压抑学说、炎症学说、胎儿运动学说、胎内负荷学说等。

2. 病理　胸锁乳突肌间质增生及纤维化，多数学者强调成纤维细胞、肌成纤维细胞是转归及预后的关键。

【临床表现】

1. 症状

（1）肿块　在婴儿出生后 1 ～ 2 周内，于颈部一侧的胸锁乳突肌中下段发现梭形或圆形、质硬、触之无痛的肿块；一般在出生后 2 周左右肿块急速增大，2 ～ 3 个月逐渐缩小，4 ～ 6 个月逐渐消退。

（2）斜颈　肿块消失后肌肉开始挛缩，颈部活动受限，出现斜颈（但亦有部分病儿由于病情较轻，不发生显著挛缩，亦无畸形出现）。到 1 周岁左右，斜颈畸形更为明显，头部向一侧倾斜，下颌转向健侧。如勉强将头摆正，可见胸锁乳突肌紧张而突出于皮下，形如硬索。

2. 体征

（1）胸锁乳突肌中下段梭形或圆形肿块　质硬、触之无痛。

（2）胸锁乳突肌紧张挛缩　肌紧张，形如硬索或无弹性的纤维索带。

（3）斜颈、头颈不对称性畸形　斜颈，脸部不对称、健侧饱满、患侧短小，颈椎侧凸，头部运动受限等头颈不对称性畸形。

【辅助检查】

颈椎 X 线检查可有颈椎侧凸、寰枢关节紊乱的表现。全脊柱 X 线片可有脊柱侧弯征象。

【针刀治疗】

1. 体位 患儿取仰卧位，肩颈处垫高，头后仰面向健侧。

2. 体表标志 胸骨柄、锁骨胸骨端、乳突、胸锁乳突肌。

3. 定点 根据胸锁乳突肌的挛缩轻重，选择胸骨端、锁骨端、肌腹进行松解。

4. 消毒与麻醉 常规消毒，铺无菌洞巾，不麻醉或 0.5% 利多卡因局部麻醉，每点注射 1 ～ 2mL，注入麻药时，必须先回抽注射器确认无回血。

5. 针刀器械 Ⅰ型 4 号针刀。

6. 针刀操作 刀口线与胸锁乳突肌纤维一致，针刀体与皮肤垂直，按四步规程进针刀达挛缩层次，调转刀口线 90°，横行切开 2 ～ 3 次。年龄大于 10 岁的患者，除胸锁乳突肌挛缩外，多合并有周围筋膜及肌群短缩。对挛缩的颈阔肌及颈部深筋膜，可在紧张处做适当松解。其他斜角肌、斜方肌、肩胛提肌损伤者可相应松解。

出针刀，局部压迫止血，无菌敷料覆盖刀孔。

7. 疗程 每周治疗 1 次，4 次为 1 个疗程，视患者病情确定疗程。

【术后手法及康复】

1. 术后手法

（1）传统推拿手法　推拿按摩，弹拨分筋，伸展肌肉，消除粘连，矫正畸形，重建力学平衡，帮助肌肉恢复血液循环，解除硬结，增加弹性。在胸锁乳突肌的胸骨头、锁骨头及乳突部反复指推，每日 2 次，持续 3 个月。

（2）脊柱整复手法　①推头拉颈侧扳法：以患者颈椎横突右凸偏歪为例。患者取端坐位。术者立于患者左侧，右手中指指腹抵住右凸偏歪的横突，其余四指并拢勾住患侧颈椎，右前臂置于患者左侧肩部固定。左手固定患者左侧颞部，双手相对用力使患者颈椎右侧屈，达到极限位时双手同时相对发力，快速小幅度地扳动，此时可闻及颈椎弹响声。②三联疗法整复颈椎：伴寰枢关节紊乱者，可推头拉颈侧扳法、颈椎斜扳法、定点复位法整复寰枢关节紊乱三法联用。③整体正骨法整复脊柱：伴骶髂关节错缝源性脊柱侧弯者，可采用四步六招整体正骨法。

2. 康复训练

（1）美国物理治疗协会儿科分会 2013 年版肌性斜颈临床实践指南　①颈部被动活动度训练：被动牵伸是康复治疗的首选之法，其作为一种良性机械刺激，可促进小月龄患儿胸锁乳突肌内肿块组织肌母细胞向正常的肌细胞转化，避免成纤维化。②加强颈部及周围肌群力量训练。③促进患儿对称性运动发育。④环境调适：在临床操作中让患儿健侧靠近墙面，患侧是喜欢之物等，嘱咐在家中喂奶变化位置，抱姿要经常变换，卧床时患侧处有光源、卧室门等。⑤家属指导参与：诱导患儿向患侧活动，促进对称性运动发育；鼓励患儿每天至少俯卧抬头1小时以上，俯卧位也有利于颅面部不对称的恢复，尤其是扁头。

（2）器械辅助　针刀术后可以选择患侧侧卧，佩戴矫形帽等持续地进行矫正。

第六节　慢性支气管炎

慢性支气管炎是气管、支气管黏膜及周围组织的慢性非特异性炎症。临床以咳嗽、咳痰为主要症状，每年发病持续3个月，连续2年或2年以上。需要进一步排除具有咳嗽、咳痰、喘息症状的其他疾病，如肺结核、尘肺、肺脓肿、心脏病、心功能不全、支气管扩张、支气管哮喘、慢性鼻咽炎、食管反流综合征等疾患。

【相关解剖】

1. 支气管　指由气管分出的各级分支。由气管分出的一级支气管，即左、右主支气管。右支气管较短而粗，长约2.5cm，直径为1.4～2.3cm，与气管纵轴的延长线成20°～30°角；右侧支气管约在T_5下缘进入肺门，分为3支进入各相应的肺叶，即上叶、中叶和下叶支气管。左支气管较细而长，长约5cm，直径为1.0～1.5cm，与气管纵轴成40°～45°角，左侧支气管约在T_6处进入肺门，分为上、下叶支气管。左主支气管与右主支气管相比较，前者较细长，走向倾斜；后者较粗短，走向较前者略直。

2. 肺和支气管的自主神经支配

（1）副交感神经　节前纤维发自神经背核，经迷走神经和肺丛而止于气管、支气管和肺内的神经节，其节后纤维分布于支气管的平滑肌和腺体。作用是使支气管收缩和分泌黏液。

（2）交感神经　节前纤维发自$T_{2\sim6}$胸髓侧角，经相应胸神经的交通支入交感干，上行止于星状神经节及上胸部交感神经节。节后纤维经肺丛而分布于支气管的平滑肌和血管。作用是扩张支气管。另外，膈肌的神经支配来源于$C_{3\sim5}$。

【病因病理】

本病的病因尚不完全清楚，可能是多种环境因素与机体自身因素长期相互作用的结果。以下主要针对颈胸椎外伤、退行性改变对肺和支气管的影响。

1. 病因

（1）颈胸椎外伤、退行性改变、小关节紊乱　造成颈部、胸部交感神经受到直接或间接的压迫，使交感神经分布于肺、支气管的作用受到抑制，而副交感神经的作用增强，使支气管平滑肌痉挛，分泌物增加，膈肌运动减弱。

（2）吸烟 吸烟是最重要的环境发病因素。烟草具有多种损伤效应：使气道净化能力下降；黏液分泌增多；刺激副交感神经而使支气管平滑肌收缩，气道阻力增加；使氧自由基产生增多，诱导中性粒细胞释放蛋白酶，破坏肺弹力纤维，诱发肺气肿形成等。

（3）职业粉尘和化学物质 可能促进慢性支气管炎发病。

（4）空气污染 可损伤气道黏膜上皮，使纤毛清除功能下降，黏液分泌增加，为细菌感染增加条件。

（5）感染因素 病毒、支原体、细菌等感染是慢性支气管炎发生发展的重要原因之一。这些感染因素同样造成气管、支气管黏膜的损伤和慢性炎症。

（6）其他因素 免疫功能紊乱、气道高反应性、自主神经功能失调、年龄增大等机体因素，以及气候等环境因素均与慢性支气管炎的发生和发展有关。

2. 病理 支气管上皮细胞变性、坏死、脱落，后期出现鳞状上皮化生，纤毛变短、粘连、倒伏、脱失；各级支气管管壁均有多种炎症细胞浸润，以中性粒细胞、淋巴细胞为主，急性发作期可见大量中性粒细胞，严重者为化脓性炎症，黏膜充血、水肿；杯状细胞和黏液腺肥大增生、分泌旺盛，大量黏液潴留。病情继续发展，炎症由支气管壁向其周围组织扩散，黏膜下层平滑肌束可断裂萎缩，黏膜下和支气管周围纤维组织增生；支气管壁的损伤－修复过程反复发生，进而引起支气管结构重塑，胶原含量增加，瘢痕形成。进一步发展成阻塞性肺气肿时，见肺泡壁变薄，肺泡腔扩大、破裂或形成大泡，血液供应减少，肺泡弹性纤维断裂。

【临床表现】

1. 症状

（1）缓慢起病，病程长，反复急性发作而病情加重 急性加重是指咳嗽、咳痰、喘息等症状突然加重，主要原因是呼吸道感染，部分随颈胸椎疾病发作、加重而加重。

（2）咳嗽、咳痰或伴有喘息 咳嗽、咳痰或伴有喘息为主要症状。

（3）颈肩背疼痛、酸胀 可伴有颈肩背疼痛、酸胀不适等。

2. 体征

（1）早期 多无异常体征。可有 $C_4 \sim T_6$ 棘突偏歪、棘突旁压痛，天宗、肩井、缺盆、天鼎穴压痛，大小菱形肌、肩胛提肌可有摩擦音等，头颈前屈、侧屈时受限，而转动时多无碍。

（2）急性发作期 可在背部或双肺底听到干、湿啰音，咳嗽后可减少或消失。如伴发哮喘，可闻及广泛哮鸣音并伴呼气期延长。

（3）阻塞性肺气肿征象 反复发作，病程进展到阻塞性肺气肿时可有相应体征。

【辅助检查】

1. X 线检查

（1）胸部 X 线检查 早期可无异常。反复发作者可发现肺纹理增粗、紊乱等改变，双下肺野可见网状或斑点状阴影。

（2）颈胸椎X线检查　$C_{4\sim7}$或$T_{1\sim6}$棘突偏离颈胸棘突连线之上，颈椎后缘连线出现中断、反张、成角及“双边”“双突”影像，或骨质增生侵入椎管，或椎间隙变窄、椎旁韧带钙化。斜位颈椎X线片示椎间孔横径变窄、变形。

2. 呼吸功能检查　早期无异常。如有小气道阻塞时，最大呼气流速－容量曲线在75%和50%肺容量时流量明显降低。当用支气管扩张剂后，第1秒用力呼气容积（FEV_1）与用力肺活量（FVC）的比值（FEV_1/FVC）< 0.70，提示已发展为慢性阻塞性肺疾病。

3. 血液检查　白细胞总数和（或）中性粒细胞可增高。

4. 痰液检查　可培养出致病菌。涂片可发现革兰阳性菌或革兰阴性菌，或大量破坏的白细胞和杯状细胞。

【针刀治疗】

1. 体位 俯卧位或仰卧位。

2. 体表标志　颈胸椎棘突、肩胛骨。

3. 定点　颈胸椎棘突、颈胸椎椎旁2cm、颈胸椎椎旁4cm处阳性反应点，菱形肌、肩胛提肌阳性反应点。

4. 消毒与麻醉　常规消毒，铺无菌洞巾，不麻醉或0.5%利多卡因局部麻醉，每点注射1～2mL，注入麻药时，必须先回抽注射器确认无回血。

5. 针刀器械　Ⅰ型4号针刀。

6. 针刀操作

（1）C_4～T_6棘突阳性反应点　刀口线与矢状面平行，针体垂直于皮肤表面，按四步规程进针刀达棘突，然后调转刀口线方向90°，将针刀提至皮下再切至棘突尖骨面，并继续沿棘突上缘或下缘切割棘间肌，幅度2～3mm，以上过程反复3～4次。

（2）C_4～T_6关节突关节点　距后正中线约2cm处，刀口线与矢状面成45°，针体垂直于皮肤表面，按四步规程进针刀达关节突关节骨面，将针刀提至皮下再切至骨面3～4次。然后在关节突关节骨面调转刀口线方向约45°使之与水平面平行至关节突关节缝隙，轻提针刀2～3mm至关节囊表面，再切开至骨面2～3次。

（3）T_3椎旁4cm处阳性反应点　俯卧位，刀口线与脊柱相平行，针刀体与皮面垂直，松解局部软组织的粘连瘢痕点2～3次。

（4）菱形肌、肩胛提肌阳性反应点　治疗参照相关肌肉损伤的针刀操作步骤。

术毕，出针，按压针刀口，外敷无菌纱块。

7. 疗程　每周治疗1次，4次为1个疗程，视患者病情确定疗程。

【术后手法及康复】

1. 术后手法　整复颈椎手法、整复胸椎手法。

2. 康复训练 呼吸训练。

第七节 原发性痛经

痛经是妇科临床常见疾病，是指女性经期前后或行经期出现周期性小腹疼痛、坠胀，或痛引腰骶部，影响工作及生活。在我国，30%～60%的女性行经期间伴有疼痛，7%～15%的女性疼痛较为剧烈，其中19～24岁未育者痛经者达72%，随着年龄的增长该病患病率降低。痛经一般分为原发性及继发性两种。前者是生殖器官无器质性病变者，占痛经90%以上；后者是指由生殖器官器质性病变而致的痛经。本节主要叙述原发性痛经（primary dysmenorrhea，PD）。

【相关解剖】

1. 骨盆 由2块髋骨、骶骨及尾骨组成，2块髋骨在前面以耻骨联合相连，在后面与骶骨相连，构成骨盆带。骨盆关节包括腰骶关节、骶尾关节、骶髂关节及耻骨联合，通过韧带及肌肉支持加固关节。骨盆的主要功能是对抗各种从上而下的压力，同时为肌肉提供附着点。

2. 盆腔韧带 包括主韧带、圆韧带、阔韧带、膀胱宫颈与膀胱耻骨韧带、子宫骶骨韧带等，主要是由结缔组织增厚而成，有的韧带中含有平滑肌。盆腔韧带有连接盆腔器官并支持各器官位置的功能。

3. 盆腔肌肉 骨盆前侧壁为闭孔内肌（起于骶骨的前面，经坐骨大孔，止于股骨大转子尖），骨盆出口为多层肌肉及筋膜构成的骨盆底。盆腔肌肉中含有丰富的神经和淋巴、血管等。

4. 盆腔血管 女性生殖器官的血流主要来自卵巢动脉、子宫动脉、阴道动脉及阴部内动脉。

5. 神经 盆部的神经支配主要来自骶神经、尾神经及自主神经系统。

（1）生殖器官 主要由交感神经与副交感神经所支配。交感神经在腹主动脉前形成含有神经节的腹主动脉丛，自上而下再分出卵巢丛、骶前神经丛、下腹下神经丛、骨盆神经丛。大部分盆腔各器官由骨盆神经丛支配，如子宫体、子宫颈、阴道、直肠及膀胱上部等。生殖器官除了有离心传导的交感、副交感神经外，也有向心传导的感觉神经，能将子宫的冲动传向中枢，从而可以反射性引起子宫收缩。

（2）外生殖器官 外阴部皮肤及盆底随意肌系由阴部神经支配。阴部神经由$S_{2\sim4}$神经的分支组成。

【病因病理】

引起痛经的因素有多种，如神经、精神因素、免疫功能的调节、卵巢内分泌因素及子宫因素等。

子宫肌肉强烈收缩，子宫血流量减少，使宫腔内压力升高而引起疼痛。子宫血流量减少，缺血缺氧也会引发剧烈的疼痛。此外，痛经还与前列腺素（PG）含量的升高有关。原发性痛经的子宫肌肉过强收缩与 PGF_2 大量释放有关。原发性痛经妇女的经血和子宫内膜中 PG 含量比正常人明显增多，严重痛经患者宫内膜中 PG 含量比正常人高十多倍。尤其在经期初 36 小时内，PGF_2 活性明显增加，引起子宫过强收缩，导致痛经。月经来潮时，子宫内膜的 PG 经子宫肌与阴道壁血管、淋巴管被吸收进入血液，引起胃肠泌尿道和血管平滑肌的收缩，从而产生一系列全身症状，如恶心呕吐、腹泻、晕厥等。PG 活性丧失后，症状消失。

此外，情绪因素、运动、饮食习惯、环境等与痛经的发生也有一定的相关性。

针刀医学认为，原发性痛经的主要原因是由于相应软组织受到内在或外在的慢性损伤后，出现粘连、挛缩、瘢痕、功能障碍，引起人体内生化成分的失调，从而导致局部无菌性炎症，引发区域性疼痛。经妇科检查未发现器质性病变的原发性痛经患者，在经期行软组织检查发现，多数患者在腰骶部肌群、腹直肌、棱锥肌、大腿内收肌群、耻骨上下及耻骨联合附着处存在固定的压痛点，部分患者存在骶髂关节错位、耻骨联合错位、腰骶关节错位等。

【临床表现】

1. 症状

（1）下腹部周期性疼痛　痛经的主要症状是周期性下腹部疼痛，疼痛常于经前数小时开始，也可于经前 1 ～ 2 日开始，经期加重。经前的疼痛多为下腹部坠胀痛或冷痛，经期疼痛多呈阵发性绞痛。持续时间长短不一，多于 2 ～ 3 日后缓解。

（2）放射痛　严重者疼痛可放射到外阴、肛门、腰骶部。

（3）全身症状　可伴有头晕头痛、恶心、呕吐、腰酸、腹泻、烦躁、四肢厥冷、面色苍白等全身症状。

2. 体征

（1）下腹部压痛　下腹部压痛明显，多数拒按，无反跳痛。

（2）耻骨上下及耻骨联合压痛　腹直肌、棱锥肌、大腿内收肌群、耻骨上下及耻骨联合附着处可多处压痛。

（3）剑突压痛　腹直肌起点可有压痛。

（4）腰骶部多处压痛　腰椎棘突、横突、骶正中嵴、骶髂关节、髂嵴、髂前上棘、髂前下棘、坐骨结节等，腰骶肌、股直肌、缝匠肌、腘绳肌，腰背筋膜，韧带附着处可多处压痛。

【辅助检查】

妇科检查（未婚者行肛诊）子宫及附件均无异常。B 超检查可排除生殖器官器质性病变。

【针刀治疗】

1. 体位 仰卧位、俯卧位。

2. 体表标志 剑突、耻骨联合、髂嵴、腰椎棘突、骶正中嵴。

3. 定点 剑突顶点、耻骨联合点、双髂嵴中点、$L_{3\sim5}$ 棘突及棘间、$L_{3\sim5}$ 横突、髂腰韧带止点、骶正中嵴旁、骶骨背面、骶髂关节等阳性反应处。

4. 消毒与麻醉 常规消毒，铺无菌洞巾，不麻醉或 0.5% 利多卡因局部麻醉，每点注射 1 ～ 2mL，注入麻药时，必须先回抽注射器确认无回血。

5. 针刀器械 Ⅰ型 4 号、Ⅰ型 3 号针刀。

6. 针刀操作

（1）剑突顶点 刀口线与人体纵轴一致，针刀体与皮肤垂直，按四步规程进针刀达剑突骨面，纵横摆动 3 次，然后调转刀口线 90°，向下铲切 3 次。

（2）耻骨联合点 刀口线与人体纵轴一致，针刀体与皮肤垂直，按四步规程进针刀达耻骨联合软骨骨面，纵横摆动 3 次，然后调转刀口线 90°，向上铲切 3 次。

（3）双髂嵴中点 俯卧位，刀口线与人体纵轴一致，针刀体与皮肤垂直，按四步规程进针刀达髂嵴骨面，纵横摆动 3 次，然后调转刀口线 90°，沿髂嵴骨面铲切 3 次。

（4）$L_{3\sim5}$ 棘突及棘间 俯卧位，刀口线和脊柱纵轴平行，针刀体与背部垂直，按四步规程进针刀达棘突顶部骨面，使针刀体向脚侧倾斜 45°，纵横摆动 3 次。在棘突间，刀口线和脊柱纵轴平行，针刀体与进针刀平面垂直刺入 1cm 左右，当针刀下有坚韧感，患者诉有酸胀感时，即为病变部位，先纵横摆动 3 次；再将针刀体倾斜，与脊柱纵轴成 90°，在上一椎骨棘突的下缘和下一椎骨棘突的上缘，沿棘突矢状面纵横摆动 3 次。

（5）$L_{3\sim5}$ 横突 以 L_4 横突为例。俯卧位，在 L_4 棘突中点旁开 3cm 处定位。刀口线和脊柱纵轴平行，针刀体与皮肤垂直，按四步规程进针刀达横突骨面，针刀体向外移动，当有落空感时，即达 L_4 横突尖，在此切开横突尖的筋膜 3 次。

（6）髂腰韧带止点 俯卧位，刀口线和脊柱纵轴平行，针刀体与皮肤垂直，按四步规程进针刀达髂后上棘骨面，贴髂骨骨板进针刀 2cm，然后纵行切开髂腰韧带 3 次。

（7）骶正中嵴 俯卧位，刀口线与脊柱纵轴一致，针刀体与皮肤垂直，按四步规程进针刀达骶正中嵴骨面，在骨面上纵横摆动 3 次，然后贴骨面向两侧分别纵行切开 3 次。

（8）骶骨背面阳性反应处 俯卧位，刀口线与脊柱纵轴一致，针刀体与皮肤垂直，按四步规程进针刀达骶骨骨面，在骨面上纵横摆动 3 次。

（9）骶髂关节三阳性反应点 参见第九章第三节相关内容。

术毕，出针，按压针刀口，外敷无菌纱块。

7. 疗程 每周治疗 1 次，4 次为 1 个疗程，视患者病情确定疗程。

【术后手法及康复】

1. 术后手法 内收肌牵拉手法、骨盆整复手法、腰椎整复手法、整体脊柱调整手法。

2. 康复训练　核心稳定性训练、内收肌训练、盆底肌训练。

此外，个别由骶髂关节后上错位导致顽固性痛经者，可针刀术后绝对卧床并配合下肢皮牵引治疗。

第八节　压力性尿失禁

压力性尿失禁是指腹压突然增加导致的尿液不自主流出，也称真性压力性尿失禁、张力性尿失禁、应力性尿失禁。特点是正常状态下无遗尿，而腹压突然增高时尿液自动流出。2006 年中国流行病学调查显示，压力性尿失禁在成年女性的发生率为 18.9%，是一个重要的卫生和社会问题。该病妊娠产后女性和中老年多见，部分与脊柱疾病相关。

【相关解剖】

膀胱是一个储尿器官。在哺乳类，它是一个由平滑肌组成的囊形结构，位于骨盆内，其后端开口与尿道相通。膀胱与尿道的交界处有括约肌，可以控制尿液的排出。

1. 神经分布　膀胱的神经为内脏神经所分布，包括交感和副交感神经。交感神经前神经节纤维，来自全部胸椎及第 1 ～ 3 腰脊髓段，它通过骶前神经即上腹下神经丛，在 L_5 处分为左右两支腹下神经。这两支神经和腹下神经节接合后，进入膀胱，使膀胱括约肌松弛，尿道内括约肌收缩而储尿。副交感神经，来自第 2 ～ 4 骶脊髓段，连合成为盆神经，供应膀胱及其颈部，支配膀胱逼尿肌，抑制尿道括约肌。体干神经来自第 2 ～ 4 骶脊髓段，以外阴神经为代表，其分支在男性分别支配膀胱、前列腺、会阴及尿道外括约肌，在女性则支配膀胱、尿道及阴道。自主神经和体干神经皆参与膀胱和尿道的排尿功能。这两个神经系统，均包含着感觉和运动神经。

2. 排尿反射　排尿是一种复杂的反射活动，大脑皮层、脑干等排尿反射高级中枢经常对骶髓排尿反射低级中枢施以易化或抑制性影响，以控制排尿反射活动。

（1）膀胱壁内牵张感受器兴奋：当膀胱内贮尿量达到一定程度（400mL 左右），膀胱内压升高到 15cm$H_2$0 以上时，膀胱被动扩张，使膀胱壁内牵张感受器受到刺激而兴奋。

（2）冲动沿盆神经传入纤维传到骶髓的排尿反射初级中枢。

（3）信息再上传至大脑皮层的排尿反射高级中枢，产生尿意。

（4）大脑皮层向下发放冲动传至骶髓初级排尿中枢，排出膀胱内的尿液至后尿道，引起盆神经传出纤维兴奋，同时抑制腹下神经和阴部神经，从而引起膀胱壁逼尿肌的收缩，内、外括约肌舒张，将贮存在膀胱内的尿液排出。

（5）膀胱逼尿肌持续收缩，提肛肌和会阴肌松弛，后尿道缩短并加宽，尿道阻力减小，尿液被送入后尿道。与此同时，声门关闭，膈肌下降和腹壁收缩，先是使腹内压增加，随后膀胱内压也升高，也加速了尿的排出。当逼尿肌开始收缩时，又刺激了膀胱壁内牵张感受器，由此导致膀胱逼尿肌反射性地进一步收缩，并使收缩持续到膀胱内尿液被排空为止。当尿液进入后尿道时，尿液还可刺激尿道的感受器，冲动沿盆神经再次传到骶髓排尿中枢，进一步加强其活动。

（6）排尿结束，尿道外括约肌立即收缩，随后内括约肌紧张性慢慢地增强，膀胱逼尿肌舒张，内压降低至零，再度使尿液进入膀胱。

【病因病理】

压力性尿失禁分为两型：大部分为解剖型压力性尿失禁，为盆底组织松弛引起；少数患者为尿道内括约肌障碍型，为先天发育异常所致。

1. 妊娠与阴道分娩损伤，膀胱自主神经功能失调，尿道括约肌功能减弱。

2. 跌仆外伤或产后致骶髂关节错位，膀胱自主神经功能失调，尿道括约肌功能减弱。

3. 中老年、绝经后雌激素水平降低，尿道括约肌功能减弱。

4. 肥胖、腹部脂肪堆积、久咳，膀胱压力长期处于增加状态。

5. 盆底支持结构缺损，提肛肌和会阴肌松弛，后尿道缩短，尿道阻力减小。

6. 尿道括约肌损伤，尿道内括约肌先天障碍。

7. 自主神经和体干神经功能障碍。

8. 脊柱病变导致自主神经和体干神经功能失调。

当咳嗽、运动等使腹压增加时，膀胱内压也升高，加速了尿的排出而形成尿急、尿频、尿失禁。儿童常因大脑发育不够，大脑皮层、脑干等排尿反射高级中枢对骶髓排尿反射低级中枢施以易化或抑制性影响不够而容易“遗尿”。

【临床表现】

1. 症状

（1）腹压增加时不自主溢尿是最典型的症状。

（2）尿急、尿频、急迫性尿失禁、排尿后膀胱区胀满感亦是常见的症状。

（3）阴道膨出：80% 的女性压力性尿失禁患者伴有阴道膨出。

（4）神经功能失常。

（5）脊柱病变症状：脊柱区疼痛酸胀、肢体疼痛麻木、感觉障碍、运动失常、神经反射异常。

压力性尿失禁临床上常用简单的主观分度：①Ⅰ级尿失禁：只发生在剧烈压力下，如咳嗽、打喷嚏或慢跑。②Ⅱ级尿失禁：发生在中度压力下，如快速运动或上下楼梯。③Ⅲ级尿失禁：发生在轻度压力下，如站立时，但患者在仰卧位时可控制尿液。

2. 体征

（1）颈椎病体征　颈椎棘突、横突多处压痛，寰椎、枢椎横突不对称，枢椎棘突偏歪，颈部活动受限等。

（2）骨盆错位体征 骶髂关节、耻骨联合、髂嵴、骶正中嵴、坐骨结节等多处压痛；双侧髂前上、下棘，髂后上棘位置不等高；腰骶关节隆起或凹陷；双下肢不等长，双足呈“阴阳脚”等。

（3）腰椎疾病体征 腰肌、竖脊肌紧张；腰椎棘突、椎旁、横突压痛，或硬结、条索状物；腰椎前凸增加，在棘突间触及“台阶感”，是腰椎滑脱的特征；腰骶部可出现皮肤折皱；腰椎活动受限等。

（4）胸椎疾病体征 胸椎棘突偏歪，棘上韧带肿胀或剥离，患椎棘突嵴、棘突间隙、棘突旁压痛等。

（5）其他 如压顶、扣顶试验，以及臂丛神经牵拉试验、挺腹试验、屈颈试验、“4”字试验、骨盆挤压分离试验、直腿抬高试验、坐立位弯腰试验、坐立位高低肩试验等可有相应变化。

【辅助检查】

1. 常规体格检查、妇科检查及相关的神经系统检查。

2. 相关压力试验、指压试验、棉签试验和尿动力学检查等辅助检查，排除急迫性尿失禁、充盈性尿失禁及感染等情况。

3. 尿道膀胱镜检查和超声检查可辅助诊断。

4. X 线检查：①颈椎张口位片，寰椎双侧的侧块不对称，寰齿侧块间隙及寰枢关节间隙左右不对称；侧位片寰椎后结节呈仰、倾式或旋转式错位。②胸椎 X 线片显示棘突偏歪、压缩性骨折等。病程较长或慢性者，胸椎、腰椎前缘可出现骨质增生等 X 线征。属椎体后移（假性滑脱）者，椎体后缘连线中断，患椎后移；反之，患椎前移为前滑脱。③腰椎斜位片可辨别崩裂滑脱或退变滑脱，腰椎侧弯或棘突偏歪等。④骨盆正位 X 线片显示患侧骶髂关节密度增高，两侧关节间隙宽窄不等；两侧髂嵴最高点连线与坐骨结节线不相互平行，与经 L_5 中点、骶骨中轴、耻骨联合面的连线不相垂直；骶骨“点头”或“仰头”。骨盆矢状位片显示两耻骨支不对称等。

【针刀治疗】

1. 体位 俯卧位、仰卧位。

2. 体表标志 脊椎棘突、横突、骶髂关节、骶正中嵴、骶后孔、坐骨结节、耻骨联合。

3. 定点

（1）棘突旁开点 定点于棘突旁开 1 ～ 2cm，松解局部硬结或压痛点及关节囊和竖脊肌起止点。

（2）骶后孔 定点在髂后上棘内下方 1.3 ～ 1.5cm，正中线旁开 2cm。

（3）骶髂关节点 患侧髂后上棘内侧骶髂关节间隙有一段走行表现为以髂后上棘为圆心的弧，将通过圆心的水平线与关节间隙相交处定位为骶髂关节点，弧形关节间隙上距该部位上下 1.0 ～ 1.5cm 处定为骶髂关节上、下点。

（4）耻骨联合点　松解腹直肌、耻骨肌。

4. 消毒与麻醉　常规消毒，铺无菌洞巾，不麻醉或 0.5% 利多卡因局部麻醉，每点注射 1 ～ 2mL，注入麻药时，必须先回抽注射器确认无回血。

5. 针刀器械　Ⅰ型 4 号针刀。

6. 针刀操作

（1）骶髂关节点　参见第九章第三节相关内容。

（2）$S_{2\sim4}$ 骶后孔处　患者俯卧位。用针刀向外呈 70°左右斜刺入骶后孔边缘骨面，切割松解后出针。

（3）骶管裂孔处　患者俯卧位。用针刀直刺骶管裂孔边缘骨面，切割松解后出针。

（4）棘突上和棘突间压痛点　患者俯卧位。刀口线与脊柱纵轴平行，针刀体与皮面垂直，按四步规程进针刀达棘突顶，在骨面上纵向切开 1 ～ 2 次，然后贴骨面向棘突两侧分别纵向切开 1 ～ 2 次，以松解两侧棘肌；调整针刀刃到达棘突顶，调转刀口线 90°，沿棘突上缘横行切开 1 ～ 2 次。

（5）L_3 横突尖压痛点　患者俯卧位。刀口线与躯干纵轴平行，针刀体与皮面垂直，按四步规程进针刀达 L_3 横突背侧骨面，在横突尖端背面将此处肌筋膜组织切开 1 ～ 2 次；移动针刀刃到达横突尖端，针刀刃沿横突尖端的边缘与软组织的交界处切开肌筋膜 2 ～ 3 次。

术毕，出针，按压针刀口，外敷无菌纱块。

7. 疗程　每周治疗 1 次，4 次为 1 个疗程，视患者病情确定疗程。

【术后手法及康复】

1. 术后手法　相应的颈椎、胸椎、腰椎、骨盆复位手法或助动手法，胯骨错缝源性颈腰椎病可以配合四步六招整体正骨法。

2. 康复训练　做缩紧肛门、阴道的动作，每次收紧不少于 3 秒，然后放松，连续做 15 分钟，每日 2 ～ 3 次。

第九节　陈旧性肛裂

肛裂是指齿状线下肛管皮肤层裂伤形成的小溃疡，以放射状分布于肛管，呈梭形或椭圆形，多发于后正中部（截石位 6 点钟方向），少数在前正中部（截石位 12 点方向），并以肛门周期性疼痛、出血、便秘为主要临床特点。肛裂为肛肠科常见疾病之一，其发病率仅次于痔疮，中青年人为多发人群，我国患者男女比例为 1.8∶1，多伴有长期便秘病史。

【相关解剖】

1. 直肠 直肠为消化管的末段，位于盆腔内，其上端在 S_3 平面与乙状结肠相接，向下沿骶骨和尾骨前面穿过盆腔，在会阴部终于肛门。

2. 肛管 肛管上端在盆膈平面与直肠相接，下端止于肛门，长约 4cm，平时处于收缩状态。肛管下口为前、后纵行的裂孔，前后径 2 ～ 3cm，称为肛门。肛门括约肌由内环外纵的两层肌构成。其中环形肌特别发达，称为肛门内括约肌；围绕在肛门内括约肌周围的骨骼肌称为肛门外括约肌，其又分皮下部、浅部、深部，有较强的控制排便的作用。肛门内括约肌，肠壁的纵行肌，肛门外括约肌的浅部、深部及肛提肌的耻骨直肠肌共同构成一围绕肛管的强大肌环，称为肛门直肠环，对肛管起括约作用。

【病因病理】

1. 解剖学因素 肛管前、后部组织发育强弱不一致，局部血供相对较差，同时肛管前、后、正中部所要承受的压力最大，因此在排硬便时易被撕裂，且伤后愈合较慢。

2. 外伤因素 粗大干硬的大便、异物或扩肛器等使肛管过度扩张，从而导致裂伤。

3. 感染因素 肛隐窝炎、肛乳头炎、肛门湿疹、直肠炎等炎症刺激及分泌物刺激可使肛管皮肤弹性减弱，脆性增加，容易裂伤。

4. 肛门括约肌因素 先天肛门狭小症、术后肛门括约肌挛缩或痉挛等。

附：肛裂的分期 ①Ⅰ期肛裂：又称初发肛裂、新鲜肛裂或早期肛裂，肛管皮肤表浅损伤，创口周围组织基本正常。②Ⅱ期肛裂：又称单纯肛裂，肛管已经形成溃疡性裂口，但无合并症，无肛乳头肥大、“哨兵痔”及皮下瘘管等。③Ⅲ期肛裂：又称陈旧性肛裂，裂口已形成慢性陈旧性溃疡，并发“哨兵痔”、肛乳头肥大、肛窦炎和隐瘘等病理改变。

【临床表现】

1. 症状

（1）肛门部疼痛 典型的周期性疼痛：排便时疼痛，便后数分钟后可缓解，随后再次发生疼痛可达数小时后缓解。

（2）便血 滴血或手纸染血，鲜血，量少，多发于后正中部（截石位 6 点钟方向）。

（3）便秘

2. 体征 陈旧性肛裂表现为肛裂、“哨兵痔”、乳头肥大同时存在的“肛裂三联征”：肛裂创缘不规则，增厚，弹性差，溃疡基底紫红色或有脓性分泌物；上端邻近肛窦处肛乳头肥大；创缘下端有哨兵痔，或有皮下瘘管形成。

【辅助检查】

直肠指诊和直肠镜检有助于诊断与鉴别诊断。

【针刀治疗】

1. 体位 俯卧位、截石位。

2. 体表标志 肛门。

3. 定点 肛门周边 1cm 处、腰骶椎至尾骨一线寻找阳性反应点。

4. 消毒与麻醉 常规皮肤消毒，以肛门为中心周围 15 ～ 20cm，戴无菌手套，铺无菌洞巾，各点以 0.5% ～ 1% 利多卡因注射液 1 ～ 2mL 局部麻醉，行退出式注入麻药。

5. 针刀器械 Ⅰ型 4 号针刀、肛肠特制针刀。

6. 针刀操作

（1）肛门周边 1cm 处 左手中指伸入肛门做导引，右手持针刀，刀口线与肛门外括约肌平行，针刀与皮面垂直，按四步规程刺入肛管 2 ～ 3cm，有韧性或紧缩感即为肛门内括约肌；调转刀口线 15°左右，将肛门内括约肌切开 2 ～ 3 次，左手中指感到肛管皮下有一凹陷无紧缩感即可出针刀；出针后用两个食指进行扩肛，持续 5 分钟，将部分未切断的肌纤维充分扩开。"哨兵痔"和肥大的乳头进行切除。

（2）腰骶椎至尾骨阳性反应点 刀口线与肌纤维平行，针刀体与皮面垂直，按四步规程进针刀 0.2 ～ 0.4cm 深，纵行切开 1 ～ 2 次，并行横行摆动 2 ～ 3 次。

术毕，拔出针刀，局部压迫止血，无菌敷料覆盖伤口。

7. 疗程 每周治疗 1 次，4 次为 1 个疗程，视患者病情确定疗程。

【术后手法及康复】

1. 术后手法 针刀术后应进行充分扩肛，使肛门括约肌充分松解。

2. 康复训练 盆底肌训练，持续收缩盆底肌（提肛运动）2 ～ 6 秒，松弛休息 2 ～ 6 秒，如此反复多次。

第十节 带状疱疹后遗痛

带状疱疹是由水痘 - 带状疱疹病毒感染引起的一种病毒性皮肤病，沿周围神经分布有群集性疱疹，并以神经痛为特征。带状疱疹的皮疹消退以后，其局部皮肤仍有疼痛不适，且持续 1 个月以上者称为带状疱疹后遗神经痛，表现为局部阵发性或持续性的灼痛、刺痛、跳痛、刀割痛，严重者影响休息、睡眠、精神状态等。

【相关解剖】

1. 皮肤 皮肤覆盖在人体的表面，直接与外部环境相接触。皮肤具有多种感受器和丰富的感觉神经末梢分布，能感受冷、温、痛、触和压等刺激。皮肤分为上皮性的表皮和结缔组织性的真皮两部分。从表皮衍生来的附属器官有毛发、指（趾）甲，表皮内有大量的脉管和神经；真皮内的皮脂腺、汗腺等腺体也属附属器官，真皮内有适应于各种感觉和生理代谢活动的感受器。

2. 浅筋膜　是肌的附属结构，是人体皮肤与固有筋膜浅层之间的疏松结缔组织。在固有筋膜浅层与真皮之间分布有与表面皮肤呈垂直方向的结缔组织，称为皮下支持带。浅筋膜中有皮神经、血管及淋巴管穿行，而它们的主干则位于脂肪较少的最深部，皮下的血管、神经与此皮下支持带交叉穿行。

【病因病理】

1. 病因

（1）水痘－带状疱疹病毒　本病的病原体水痘－带状疱疹病毒有亲神经和皮肤的特性。对该病毒无免疫力或有低免疫力的人群（多数是儿童）感染后，病毒经呼吸道黏膜侵入人体内，使人发生水痘或呈隐性感染。之后病毒侵入皮肤的感觉神经末梢，可长期潜伏于脊髓神经后根或脑神经节的神经元内。

（2）免疫功能减退　当宿主的免疫功能减退时，如患某些感染（如感冒）、恶性肿瘤，使用某些免疫抑制剂，经放射治疗、器官移植，发生外伤，处于月经期及过度疲劳等，神经节内的病毒即被激发活化，使受累神经节发炎或坏死，产生神经痛。同时，病毒沿感觉神经通路到达皮肤，即在该神经支配区内发生特有的阶段性疱疹。

（3）年龄因素　胸、腹部皮下支持带随年龄增长松弛，由于重力影响使皮肤形成沟褶，某些紧致部位随年龄增长，浅筋膜发生老化增生和退行性变。皮下支持带因老化而弹性改变，引起皮下血管、神经通道挤压，而产生临床症状。

2. 病理　病变区皮肤表皮层、真皮层、皮下组织及浅筋膜在急性病变愈合后遗留广泛的不规则纤维结缔组织粘连、挛缩，皮肤感受器及其附属结构排列紊乱，棘皮细胞坏死，玻璃样变，导致局部营养性微细血管管腔狭窄或闭锁，引起局部微循环不同程度的障碍，血液供应不足或已没有任何血液供应，乏氧代谢增多，末梢神经感受器不同程度地受损，疼痛皮区缺血、缺氧、酸性代谢产物聚集，局部氢离子浓度升高，刺激本已受损的神经末梢，引起局部剧烈疼痛。

【临床表现】

本病以剧烈的顽固性疼痛为主要临床表现。带状疱疹皮损消除后疼痛仍持续，轻微的刺激即引起疼痛发作。常见的疼痛表现有以下三种：

1. 激惹触痛型　对痛觉超敏感，轻轻触摸即可产生剧烈的、难以忍受的疼痛。

2. 痹痛型　以浅感觉减退和痛觉敏感为特征，触痛明显。

3. 中枢整合痛型　可兼有以上两型的表现，由中枢继发性敏感化异常为主要特征。患者在就诊时将疼痛形象地描绘为烧灼样痛、撕裂样痛、针刺样痛、刀割样痛、闪电样痛、绳索捆绑样绷紧痛等。

【针刀治疗】

1. 体位 俯卧位。

2. 体表标志 棘突。

3. 定点 棘突间点、关节突关节、皮损部位疼痛区。

4. 消毒与麻醉 常规消毒，铺无菌洞巾，不麻醉或 0.5% 利多卡因局部麻醉，每点注射 1 ～ 2mL，注入麻药时，必须先回抽注射器确认无回血。

5. 针刀器械 Ⅰ型 4 号针刀、肛肠特制针刀。

6. 针刀操作

（1）棘突间点 刀口线与脊柱纵轴平行，针刀体与皮肤垂直，按四步规程进针刀达棘间韧带，然后调转刀口线 90°，切开棘间韧带 2 ～ 3 次，注意勿进入椎管内。

（2）横突和肋横突关节 刀口线与脊柱纵轴平行，针刀体与皮肤垂直，按四步规程进针刀达肋骨横突骨面，然后将针刀小心移至关节突关节，微微转动刀口线，将关节突关节囊切开 2 ～ 3 次。

（3）皮损部位疼痛区 刀口线与局部神经、血管平行，针刀与皮面垂直，按四步规程进针刀到皮下后，使针刀和刀口线均与皮肤基本平行，在皮下浅筋膜内向外周呈放射状，广泛切开松解，反复几次。切开时能感到病变区域的皮下纤维结缔组织十分坚韧，当进入正常皮肤区域时，感到阻力明显减少。

7. 疗程 每周治疗 1 次，4 次为 1 个疗程，视患者病情确定疗程。

【术后手法及康复】

1. 术后手法 颈胸腰椎整复手法、局部指揉法。

2. 物理治疗 可在患处使用微波理疗，可预防和治疗感染，促进疱疹吸收和治疗刀孔恢复。

第十一节 鸡 眼

鸡眼是由于足部长期受挤压或摩擦而发生的脚趾增生性损害，好发于手掌及足跖，也有长在手掌指间的。病变部位的皮肤角质层楔状增生变厚，其根深陷，形如鸡眼。

【相关解剖】

本病多发生在足部。足部的解剖有自己的特点。足背的皮肤薄、移动性大。足底皮肤由于各区负重和承受的压力不同，其结构亦有不同，在重力支持点的足跟、踇趾基底及足外侧缘特别增厚，有时角化层形成胼胝，其他部分则较薄，并很敏感，富有汗腺。浅筋膜内致密的纤维束将皮肤与足底深筋膜紧密相连。足趾的皮肤背侧较薄，含有皮脂腺，活动度较大。跖侧皮肤较厚，深面有小的纤维束，将皮肤连在骨膜或腱鞘上，尤其是在趾间关节处，结合更为紧密。

足背皮肤神经支配有足背内侧皮神经、足背中间皮神经、足背外侧皮神经。足底皮肤神经分布由发自胫神经的跟内侧支分布足底内侧，足底内侧神经分布足底内侧 2/3，足底外侧神经分布外侧 1/3。

【病因病理】

多因足踝发育畸形致足底某一点受力不均，或穿不合适的鞋长期行走，长期挤压摩擦，导致皮肤脚趾增厚，略高于表面，尖端向下深入皮下，行走时由于间接挤压真皮乳头层附近感觉神经末梢而引起疼痛。

【临床表现】

1. 症状

（1）倒圆锥状角质栓　多见于足跖前中部、小趾外侧或趾内侧缘，也见于趾背，偶见于手掌指间。一般为针头至蚕豆大小的倒圆锥状角质栓。

（2）疼痛　由于其尖端压迫神经末梢，故行走或挤压时引起疼痛。

2. 体征　倒圆锥状角质栓表面光滑，与皮面平或稍隆起，境界清楚，呈淡黄或深黄色，嵌入真皮。

根据足跖、足趾等受压迫处出现圆锥形的角质栓，并伴有压痛，容易诊断。

【鉴别诊断】

1. 胼胝　扁平片状角质增厚，范围较广，一般不痛。

2. 跖疣　可散发于足跖各处，不限于受压部位，可多发，损害如黄豆大小，表面角质增厚，用刀削去表面角质层，可见自真皮乳头血管渗出血细胞凝成的角质软芯。

【针刀治疗】

1. 体位　仰卧位。

2. 体表标志　鸡眼处。

3. 定点　鸡眼两侧。

4. 消毒与麻醉　常规消毒，铺无菌洞巾，2% 利多卡因局部麻醉，每点注射 1～2mL，注入麻药时，必须先回抽注射器确认无回血。

5. 针刀器械　Ⅰ型 4 号针刀。

6. 针刀操作　从鸡眼的两侧进针刀，针刀体与皮肤平面垂直，按四步规程进针刀达鸡眼的根部，将鸡眼根部切开 2～3 次后至鸡眼中央，破坏鸡眼的营养血管，不必把鸡眼剔出。

术毕，拔出针刀，局部压迫止血，无菌敷料覆盖刀孔。

7. 疗程 1周左右鸡眼可自行修平脱落，大多1次即可治愈；如7日不愈者，可再做1次。

【术后手法及康复】

康复训练 核心稳定性训练、臀中肌和臀大肌训练、腘绳肌训练、感觉运动刺激训练。

第十二节 踇外翻

踇外翻是指踇趾趾骨向腓侧偏转超过正常生理角度的一种足部畸形，一般认为踇趾向外侧偏斜15°即为踇外翻畸形。踇外翻是临床常见病，发病率高，女性多见，患者的男女比例可达1∶40。

【相关解剖】

踇趾跖趾关节由第1跖骨头的凸行关节面与近节趾骨底的凹行关节面构成。此关节囊较为松弛，上方为伸肌腱所加强，两侧为扇形的侧副韧带所加强，侧副韧带起自跖骨头两侧的背结节，斜向前下方，止于近节趾骨底两侧及足底韧带；悬韧带从跖骨头两侧的背侧结节向跖侧止于两边的籽骨。关节下方有足底韧带参与构成关节囊，该韧带还与跖骨深横韧带相融合，横行连接各跖骨头。

跖趾关节关节囊的跖面，踇长屈肌腱位于内外侧籽骨形成的沟内，向远侧止于远节趾骨底。籽骨位于踇短屈肌腱内，踇短屈肌内侧腱与踇展肌腱相融合，外侧腱与踇收肌止点相融合，其共同腱与外侧籽骨相关。

生理状态下，踇指有一定的外翻角度，其范围在15°～20°之间，不伴有跖骨间角异常、踇趾旋转、籽骨及其他前足畸形。

【病因病理】

本病病因较多，尚无统一认识。多种因素如遗传因素、足部生物力学改变、足部关节炎症、神经肌肉病变后足部肌力不平衡、足部关节创伤等。

目前认为病因有以下几种：①鞋过窄或尖，或长期穿着高跟鞋，导致前足特别是踇趾外翻畸形。②平跖足引起踇趾外旋和第1跖骨内收。③跖骨内收，以第1～3跖骨内收明显，发生率为67%。④第1跖骨过长。⑤踇收肌和屈短肌腓侧部分肌张力过大，使踇趾近节基底受到肌力牵张过度，同时引起二籽骨向外移位或二籽骨分离。⑥第2趾或第2跖骨头切除，使踇趾失去了维持正常位置的重要因素之一，易导致本畸形。⑦类风湿引起的屈肌挛缩。

【临床表现】

1. 症状 第1跖趾关节向内突起，行走痛，穿鞋后有压痛，关节内突部分常有胼胝和红肿。

2. 体征 关节背、内方有压痛。跗趾外翻，压于第2趾背，第2趾常伴有锤状趾。第1跖趾关节跖面负重痛、触痛和胼胝，平跖足多见。

【辅助检查】

X线检查可见：①第1跖趾关节附近骨质增生，尤以跖骨头内侧为著，跗囊炎的阴影适位于增生骨部位；②籽骨移位或分离；③关节半脱位或脱位。

测量跗外翻角度大于20°，可做出诊断。

【针刀治疗】

用Ⅰ型针刀，从跖趾关节内侧将关节囊切开松解。针对具体畸形不同，可分别对第1跖趾关节胫侧、第1趾骨底腓侧缘、跗长伸肌腱过第1跖骨部分、第1跖跗关节、跗长屈肌腱止点等部分进行松解。

1. 体位 患者取仰卧位，足跟下垫枕，以保持足部舒适稳定。

2. 体表标志 第1跖趾关节、跗长伸肌腱、跗长屈肌腱。

3. 定点

（1）背侧 第1跖趾关节胫侧、第1趾骨底腓侧、跗长伸肌腱斜过第1跖骨的部分、第1跖跗关节胫侧、第1跖跗关节腓侧、第1跖跗关节背侧。

（2）跖侧 第1跖骨底腓侧缘点（跗收肌横头止点）、跗长屈肌腱止点、第2跖骨底点。

4. 消毒与麻醉 常规消毒，铺无菌洞巾，以1%～2%利多卡因局部麻醉，进针方法同针刀治疗，每点注射利多卡因0.5～1mL。

5. 针刀器械 Ⅰ型4号针刀。

6. 针刀操作

（1）第1跖趾关节胫侧 刀口线与足弓长轴平行，针刀垂直于皮肤，按四步规程进针刀达第1趾骨底胫侧缘骨面（已穿透关节囊），然后提针刀至皮下，再将针刀切至骨面，反复切开3～4次，以充分松解第1跖趾关节囊胫侧面。

（2）第1趾骨底腓侧 刀口线与足弓长轴平行，针刀垂直于皮肤，按四步规程进针刀达第1趾骨底腓侧缘骨面（已穿透关节囊），然后提针刀至皮下，再将针刀切至骨面，反复切开3～4次，以充分松解跗收肌横头止点及第1跖趾关节囊腓侧面。

（3）跗长伸肌腱斜过第1跖骨部分 刀口线与跗长伸肌腱垂直，针刀垂直于皮肤，按四步规程进针刀达跗长伸肌腱腓侧缘，在肌腱边缘切开1～2次。

（4）第1跖跗关节胫侧 刀口线与足弓长轴平行，针刀垂直于皮肤，按四步规程进针刀达第 1 跖骨底胫侧缘骨面（已穿透关节囊），然后提针刀至皮下，再将针刀切至骨面，反复切开 3 ～ 4 次，以充分松解第 1 跖跗关节囊胫侧面。

（5）第 1 跖跗关节腓侧　刀口线与足弓长轴平行，针刀垂直于皮肤，按四步规程进针刀达第 1 跖骨底腓侧缘骨面（已穿透关节囊），然后提针刀至皮下，再将针刀切至骨面，反复切开 3 ～ 4 次，以充分松解第 1 跖跗关节囊腓侧面。

（6）第 1 跖跗关节背侧　刀口线与足弓长轴平行，针刀垂直于皮肤，按四步规程进针刀达第 1 跖骨底腓侧缘骨面（穿透关节囊），然后提针刀至皮下，再沿第 1 跖骨近侧端边缘将针刀刺入跖跗关节间隙，反复切开 3 ～ 4 次，以充分松解第 1 跖跗关节囊背侧。

（7）第 1 趾骨底腓侧缘跖侧点　刀口线与足弓长轴平行，针刀垂直于皮肤，按四步规程进针刀达第 1 趾骨底腓侧缘骨面，保持针刀不离骨面，沿骨面腓侧缘切开 1 ～ 2 次，以松解踇收肌横头的止点。

（8）长屈肌腱止点　刀口线与足弓长轴垂直，针刀垂直于皮肤，按四步规程进针刀达肌腱表面，在肌腱腓侧缘切开 1 ～ 2 次，以切断少量肌腱纤维，从而松解其张力。

（9）第 2 跖骨头中点　刀口线与足弓长轴平行，针刀垂直于皮肤，按四步规程进针刀，当遇有坚韧阻力感时系趾短屈肌腱（其深面为趾长屈肌腱），稍向两侧移动刀锋以避开肌腱，然后继续深入探至第 2 跖骨头骨面。调转刀口线 90°并稍提针刀 2 ～ 3mm 再向下刺至骨面，以切开踇收肌横头肌腹，反复 2 ～ 3 次，切断少量肌纤维以降低踇收肌横头张力。

术毕，拔出针刀，局部压迫止血，无菌敷料覆盖刀孔。

参见图 11–2。

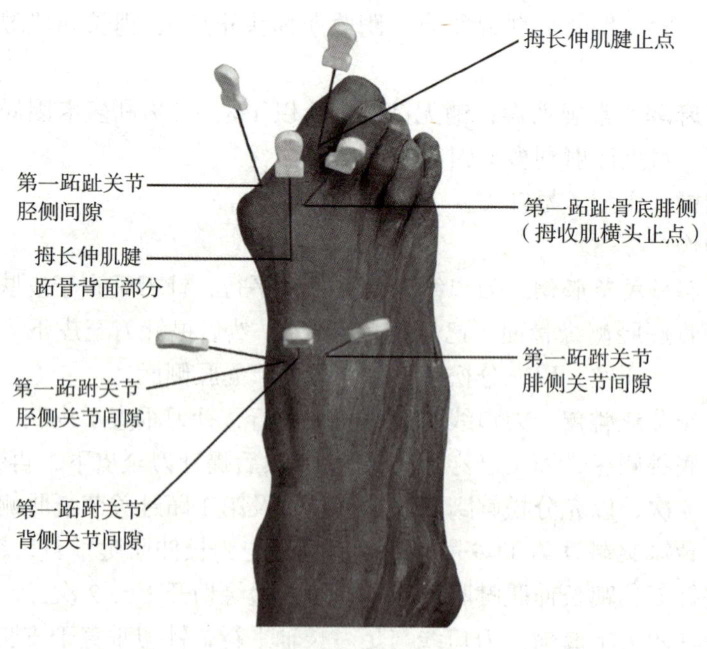

A

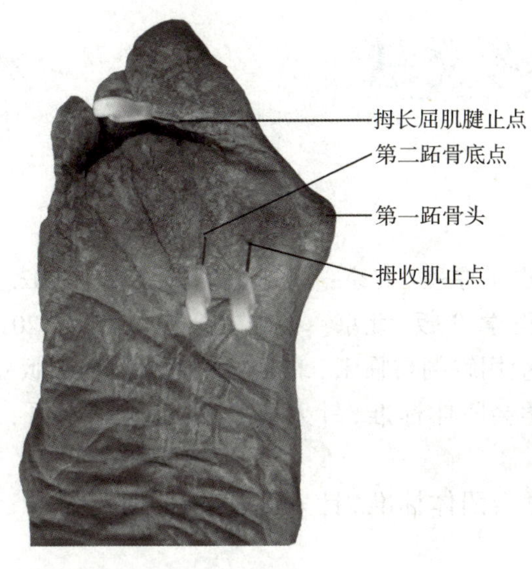

B

图 11–2 跗踇外翻针刀治疗

7. 疗程 每周治疗 1 次，4 次为 1 个疗程，视患者病情确定疗程。

【术后手法及康复】

1. 手法治疗 患者坐于治疗床上，将膝关节屈曲，足部略放平。助手将患侧踝关节固定。医生右手捏住大踇趾，左手扶持足背。先做对抗牵引，然后使大踇趾顺时针旋转 4 ～ 5 次，再逆时针旋转 4 ～ 5 次。接着再一次对抗牵引，持续 1 分钟以后，医生突然加大力度，拔伸大踇趾，力度要足够大，并使大踇趾内收，最后将大踇趾拉直（和第 1 跖骨在一条线上）。此手法将足第 1 跖趾关节囊充分松动，然后拔伸，使关节囊外侧的挛缩得倒恢复。

2. 康复训练 小腿肌肉训练，拉伸放松腓骨肌。

（1）小托板或石膏固定 术者使大踇趾内收，并将大踇趾拉直和第 1 跖骨在一条线上，用小托板或石膏固定，保持和跖骨在一条线上。2 周后拆除托板，进行功能锻炼。

（2）矫正鞋 踇外翻针刀松解以后，可穿特制的矫正鞋。

【复习思考题】

1. 简述针刀治疗痉挛性脑瘫的思路与方法。
2. 针刀治疗颞下颌关节紊乱的方法是什么？
3. 简述针刀治疗先天性斜颈的思路与方法。
4. 针刀治疗带状疱疹后遗症的方法是什么？
5. 针刀治疗踇外翻的方法是什么？

主要参考文献

1. 朱汉章 . 针刀医学原理 . 北京：人民卫生出版社，2002.

2. 郭长青 . 针刀医学 .2 版 . 北京：中国中医药出版社，2017.

3. 李石良 . 针刀应用解剖与临床 . 北京：中国中医药出版社，2014.

4. 中华中医药学会团体标准 . 针刀医学临床 基础术语 . 北京：中华中医药学会，2018.

5. 中华中医药学会团体标准 . 针刀医学临床 通用要求 . 北京：中华中医药学会，2018.